我们一起解决问题

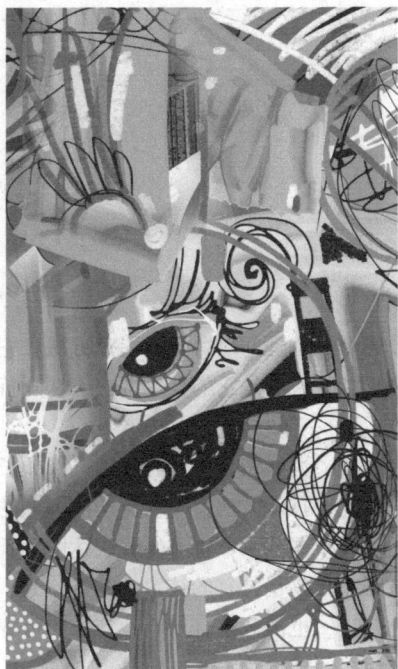

认知行为疗法
123项实用技术

郭召良◎著

人民邮电出版社

北京

图书在版编目（CIP）数据

认知行为疗法：123项实用技术 / 郭召良著. -- 北京：人民邮电出版社，2022.11
ISBN 978-7-115-59229-3

Ⅰ．①认… Ⅱ．①郭… Ⅲ．①认知－行为疗法 Ⅳ．①R749.055

中国版本图书馆CIP数据核字(2022)第072389号

内 容 提 要

认知行为疗法作为心理咨询的主流学派，已经成为众多心理问题首选的治疗方法，它的运用效果已经被大量研究证实。支持认知行为疗法干预效果的是它的技术方法，认知行为疗法专家为了提高咨询效果，从自身经验出发总结了不少有效的干预方法。

本书从识别与评估、心理教育、认知改变、行为改变、情绪调节、体验表达以及成长经验修复7大方面全面系统地讲解了123项实用技术。这些技术方法，不仅有解决问题的技术，也有解释心理问题成因的技术；不仅有言语沟通的干预技术，也有体验表达的干预技术；不仅有关注当下聚焦问题解决的技术，也有童年成长创伤修复的技术。并且，为了支持心理咨询师的现实工作，本书并未限于认知行为疗法，也部分整合了其他疗法中可配合认知行为疗法的方法。

希望本书能够帮助各位心理咨询师、认知行为疗法的学习者和爱好者有效掌握具体的咨询治疗技术，并在现实中合理应用。

◆ 　著　　　郭召良
　　责任编辑　姜　珊
　　责任印制　彭志环
◆ 人民邮电出版社出版发行　　　北京市丰台区成寿寺路11号
　　邮编 100164　　电子邮件 315@ptpress.com.cn
　　网址 https://www.ptpress.com.cn
　　涿州市殷润文化传播有限公司印刷
◆ 开本：700×1000　1/16
　　印张：19　　　　　　　　　　　　2022年11月第1版
　　字数：250千字　　　　　　　　　2025年11月河北第12次印刷

定　价：79.00元

读者服务热线：（010）81055656　印装质量热线：（010）81055316
反盗版热线：（010）81055315

自 20 世纪 20 年代起，在欧美国家的临床心理学领域，先后出现了精神分析、行为、人本及认知等心理治疗理论和方法。

20 世纪 70 年代后，将认知疗法与行为疗法有机整合在一起的认知行为疗法，因其科学实证、短程高效和结构清晰而被广泛认可，逐渐成为心理咨询与治疗的主流方法。

近 30 年来，已有学者将认知行为疗法引进我国，但成果大多是译作和简单应用，很少有人做系统而全面的研究。

我的学生郭召良博士对认知行为疗法情有独钟。他经过多年潜心研究和临床应用，特别是在认知行为疗法的推广与普及方面，收获颇丰，取得了令人瞩目的成绩。

这套"认知行为疗法心理咨询师实践必读丛书"就是召良多年心血的结晶。

这套书全面、系统地介绍了认知行为疗法的基本理论、技术方法、心理问题解决方案，以及在咨询技能培训中可能遇到的各种问题，熔理论与实践于一炉，铸科学性与实用性为一体，具有很强的可操作性。

作为召良读博士时的导师，我愿负责任地将这套书推荐给广大咨询师和心理咨询爱好者。

长江后浪推前浪，一代更比一代强！

我为弟子骄傲，我为召良"点赞"！

郑日昌

中国心理卫生协会常务理事

北京高校心理咨询研究会理事长

认知行为疗法是比较普及的心理治疗方法，其实用性已在多年的推广中被证实。郭召良老师一直是实践推广的一员，他将自己对认知行为疗法的理论认识与多年的实践结合，完成了这套"认知行为疗法心理咨询师实践必读丛书"。这套书最大的特点就是手把手教学——细致拆分每个知识点，并结合个案实践过程。这种讲解方法对认知行为疗法的学习者很有益处。

许燕
中国社会心理学会前任会长
北师大心理学部博士生导师

我们已经迈入 21 世纪 20 年代，随着我国经济的不断发展，人们的财富逐步增加，大家对心理咨询和心理健康的兴趣越来越大。许多人都希望通过学习心理学知识，帮助自己提升生活品质，帮助家人获得幸福，助力社会更加和谐。

心理咨询流派和疗法众多，令人眼花缭乱，对初学者而言，往往不知从何着手。许多心理咨询疗法在国内都有介绍，不仅有图书，也有培训课程。在阅读图书和参加培训课程的受众中，不仅有专业咨询师，也有心理学爱好者，更有存在心理困惑、希望从中得到解决方法的自助者。

在众多心理咨询疗法中，认知行为疗法（Cognitive Behavior Therapy，CBT）是目前国际心理学界主流的心理咨询疗法，是众多心理问题和心理疾病的首选治疗方法，在欧美等国家被广泛推广与应用。

认知行为疗法主要因其科学实证、短程高效和结构化而被认可和接受。与其他一些心理疗法相比，认知行为疗法能够治愈大多数心理疾病。研究发现，认知行为疗法在治疗抑郁障碍和焦虑障碍等方面有着很高的治愈率，在预防复发方面也有其优势。

认知行为疗法的科学实证还表现在它的理论观点和技术方法是以心理学知识为基础发展起来的。相比而言，有些心理咨询疗法缺少心理学理论和技术的支撑。从这个角度讲，认知行为疗法是一种科学的心理咨询疗法。

相当多的心理咨询疗法是创始人根据自己多年的实践经验总结出来的，与心理学知识之间并没有直接联系。这些研究者提出一些奇怪的名词术语，姑且不论这些疗法是否有效、有用，仅这些名词术语就已经增加了学习者和来访者理解的难度与障碍。相比而言，认知行为疗法的理论观点和技术方法易于在生活中实践，概念术语也容易理解，因此容易被大家所接受。

短程高效是认知行为疗法的重要优势之一。认知行为疗法强调对症治疗，会针对来访者存在的症状去规划治疗方案、安排咨询会谈。这样的会谈就非常有效率，普通的抑郁症、焦虑症、强迫症、恐怖症等心理问题经过十几次会谈一般就能得到解决。

相比其他一些疗法过多强调陪伴，而对心理咨询过程缺少规划，**认知行为疗法是非常结构化的**，它更关注明确的咨询问题和具体的咨询目标，有清晰的咨询计划。认知行为疗法从诊断来访者的问题开始，确定咨询目标，制订咨询计划，规划整个咨询进程。

结构化也就意味着标准化，它规范了心理咨询的各个阶段和环节。心理咨询机构可以制定各环节的规范和质量标准，对心理咨询进行质量管理，让心理咨询变得更加标准化。如果没有结构化优势，要把心理咨询过程规范化和标准化是不可想象的。

无论你是咨询师，还是心理学爱好者，如果你只想学习一种疗法，或者先学习某种疗法再学习其他疗法，我的建议就是先学习认知行为疗法。我从本科到博士都是主攻心理学专业的，博士阶段的研究方向就是心理咨询和心理测评，学习期间对心理咨询的各个流派有了一定的了解，比较各种疗法后我开始对这种短程高效的心理疗法感兴趣。我发现欧美等国家的主流心理咨询疗法就是认知行为疗法，又鉴于国内比较多的心理咨询培训是精神分析方向的，对认知行为疗法的推广甚少，因此我选择了认知行为疗法作为研究、培训和实践的主要方向。

有些人学习某个心理疗法后会发现自己不能完全解决来访者的问题，便去学习其他心理疗法，希望通过学习更多的心理疗法来武装自己。其结果就是，习得的心理咨询流派技术往往是零散的、不成系统的，对这个学派了解一些，从那个流派学习一些。这些人所学的理论和技术往往是杂糅的，应用时没有规划，咨询质量得不到保障，还美其名曰"折中"或"整合"。其实就像一堆砖头，如果没有系统、没有结构，就不能盖成一栋房子。这类咨询师遇到具体咨询个案的时候，想用什么就用什么，并且在多数时候回避自己解决不了的问题。

实际上，这不是因为他们学习的心理疗法不够多，而是因为对这些心理疗法的学习和训练不够系统。造成这种局面的原因是很多心理咨询类图书及培训不够系统全面，学习者自然难以提升自己的实践能力。

要解决这个问题，**我们需要系统的出版物和系统的培训课程。**

目前，国内也陆续出版了一些认知行为疗法的相关图书，但主要是国外的译作。对已经出版的图书而言（包括其他疗法的图书），它们的主要问题是，不同认知行为疗法专家的观点不同，所使用的概念术语差异很大。对于相同的内容，不同的研究者使用的词汇或概念不同，这就给读者带来了理解上的困难，妨碍了其进一步应用。此外，想深入学习的读者也难以只关注一位研究者，因为很多时候研究者针对认知行为疗法往往只出版一本专著，如果读者想进一步学习其理论与观点，也没有更多的书可读。

为了解决咨询师系统培训的问题，出版一本书是不够的，需要出版一套书，这样才可以解决图书之间概念术语差异的问题和心理疗法培训系统性问题。基于这样的思考，我撰写了这套"认知行为疗法心理咨询师实践必读丛书"，全面、系统地介绍了认知行为疗法的基本理论、技术方法、心理问题解决方案、咨询技能培训的方方面面。咨询师可以系统学习认知行为疗法的理论知识和实务技能，心理咨询爱好者也可以选择自己感兴趣的内容阅读，满足其对心理咨询的好奇心并解决自己的困扰。

心理咨询行业流行"江湖派"和"学院派"的划分，这样的称呼不过是为了肯定自己和否定对手的标签战术。当我们说对方是"学院派"，给对方贴上"学院派"的标签时，表面上我们的意思是指对方空有理论缺乏实践，实际上我们是想肯定自己具有丰富的实践经验；当我们说对方是"江湖派"，给对方贴上"江湖派"的标签时，表面上我们的意思是对方缺乏理论修养，实际上我们是想肯定自己的理论素养。你可以发现，当我们贬低别人的时候，我们只是想通过贬低别人来肯定自己。

如果从正面来解读"学院派"和"江湖派"，他们各有优势，"学院派"具有理论素养的优势，"江湖派"具有实践经验的优势。作为一位合格的咨询师，既要有实践经验也要有理论素养，二者都不可偏废。咨询师要在积累丰富实践经验的同时加强理论学习。行走江湖的人也要能登大雅之堂，而从事理论研究的人，也要通过积累实践经验来滋养理论研究，否则难有突破。

那我是什么派呢？我把自己定位在"学者行走江湖派"。

学者必须有研究，我在这套书中给大家介绍了自己多年来在认知行为疗法领域的研究心得。在一些人眼中，认知行为疗法是"治标不治本"的，其实认知行为疗法是"治标又治本"的。在这套书中，我从认知行为疗法的角度分析了心理问题的成因，这个成因既有当下的直接原因，也有源于童年的深层原因。认知行为疗法不仅仅关注当下的具体问题，它还可以深入，回到个人成长的过去，探究现在与过去之间的联结。

"行走江湖"必须有实践，接待来访者只是心理咨询实践的一小部分。作为咨询师，我们能接待的人数是有限的，因我们的咨询而受益的人数也是有限的。我们不仅要自己能做咨询，还要让更多的咨询师能做咨询，让更多人去帮助更多人。

为了实现这样的目标，我自 2015 年起在全国 20 多个城市巡回开展认知行为疗法的培训工作，经过这几年的努力，认知行为疗法已经被更多人了解、喜欢和使用。我还将把培训进行下去。

"认知行为疗法心理咨询师实践必读丛书"的出版是"昭良心理"整个努力工作成果的一部分。

为了培养更多认知行为疗法取向的咨询师，我将在本丛书出版的基础上开设有关认知行为疗法的网络学习课程，并逐步提供更多见习、实习和进修提升的机会。我们还将推出认知行为治疗师的注册和认知行为治疗师评级项目，建设认知行为治疗师的培养、评定和认证体系。你可以关注微信公众号CBTmaster，获取最新信息，了解相关进展。

在此基础上，我们将在全国建立以认知行为疗法为技术核心、以"昭良心理"为品牌的心理咨询连锁机构。欢迎经过认知行为治疗师系统培训的咨询师加入我们，成为认知行为疗法大家庭中的一员，共同推动心理咨询在我国的普及和提升。有着心理困扰并希望生活更加幸福快乐的朋友，我们将以正规的、可信赖的理念为你提供高质量的心理健康服务。

让我们共同努力，创造健康人生。

郭召良

2020 年 2 月于北京

/目录/

导读 ··· 001

第1章　识别与评估 ·· 003

1.1　识别情绪 ··· 003

1.1.1　提问技术 ··· 004

1.1.2　体验生理反应技术 ··· 004

1.1.3　情绪词汇表技术 ··· 004

1.1.4　情绪鉴别技术 ··· 005

1.1.5　区分两级情绪技术 ··· 007

1.2　评估情绪 ··· 009

1.2.1　情绪标尺评估法 ··· 009

1.2.2　情绪温度计 ··· 010

1.2.3　情绪生活事件标尺技术 ··· 011

1.3　识别自动思维 ··· 013

1.3.1　情景再现技术 ··· 013

1.3.2　提问技术 ··· 015

1.3.3　情绪引导技术 ··· 017

1.3.4　认知歪曲归类技术 ··· 020

1.4　识别信念与假设 ··· 022

1.4.1　直接识别技术 ··· 023

1.4.2　归纳技术 ··· 025

1.4.3　箭头向下技术 ··· 030

1.5　评估自动思维和信念 ··· 032

第 2 章　心理教育 ……………………………………………… 035

　2.1　针对症状的 CBT 模型心理教育 ……………………………… 036

　　2.1.1　具体化技术 …………………………………………… 037

　　2.1.2　讲故事技术 …………………………………………… 042

　　2.1.3　相反假设技术 ………………………………………… 044

　2.2　针对症状的 CBT 概念关系心理教育 ………………………… 045

　　2.2.1　区分情境与认知 ……………………………………… 045

　　2.2.2　区分事实与想法 ……………………………………… 046

　　2.2.3　情绪与行为关系 ……………………………………… 047

　2.3　核心信念与自动思维和中间信念关系的心理教育 …………… 048

　　2.3.1　核心信念决定自动思维的心理教育 ………………… 050

　　2.3.2　中间信念和核心信念关系的心理教育 ……………… 052

　2.4　心理问题形成过程的心理教育 ……………………………… 055

　　2.4.1　基于赏罚后果形成的内在人格缺陷 ………………… 056

　　2.4.2　外部环境改变导致补偿策略失效 …………………… 058

　　2.4.3　过度控制带来的心理问题 …………………………… 060

　　2.4.4　退缩回避带来的心理问题 …………………………… 061

　　2.4.5　焦点转移带来的心理问题 …………………………… 062

　　2.4.6　逃避沉迷带来的心理问题 …………………………… 064

　　2.4.7　偶然连接所带来的心理问题 ………………………… 065

第 3 章　认知改变 ……………………………………………… 067

　3.1　认知替代类技术 ……………………………………………… 068

　　3.1.1　语义法 ………………………………………………… 068

　　3.1.2　应对陈述法 …………………………………………… 070

　　3.1.3　反驳法 ………………………………………………… 071

　　3.1.4　自我指导训练 ………………………………………… 073

　　3.1.5　自我激励的应对思想技术 …………………………… 075

　　3.1.6　自我肯定陈述技术 …………………………………… 076

　　3.1.7　建构其他的选择 ……………………………………… 078

　3.2　经验实证类技术 ……………………………………………… 079

3.2.1 检查证据的质量 ……………………………………… 080

3.2.2 控辩方技术 ……………………………………………… 082

3.2.3 考察图式效度 …………………………………………… 084

3.2.4 发散性思维 ……………………………………………… 086

3.2.5 可能性区域 ……………………………………………… 089

3.2.6 检验负性预测 …………………………………………… 091

3.2.7 考察过去的负性预测 ………………………………… 093

3.3 逻辑辩论类技术 ……………………………………………… 094

3.3.1 苏格拉底式提问技术 ………………………………… 095

3.3.2 检查逻辑错误技术 …………………………………… 098

3.3.3 定义用语技术 …………………………………………… 101

3.3.4 区别行为和人技术 …………………………………… 104

3.3.5 理性辩论法技术 ……………………………………… 105

3.3.6 饼图技术 ………………………………………………… 109

3.3.7 多重环节技术 …………………………………………… 112

3.4 评价标准 ……………………………………………………… 115

3.4.1 区分进步与完美技术 ………………………………… 116

3.4.2 改变自我比较技术 …………………………………… 119

3.4.3 客体化-距离化技术 ………………………………… 120

3.4.4 双重标准技术 …………………………………………… 122

3.4.5 评估零点技术 …………………………………………… 125

3.4.6 认知连续体技术 ……………………………………… 128

3.4.7 多点比较法 ……………………………………………… 131

3.4.8 评价标准多元化 ……………………………………… 134

3.4.9 全部失去技术 …………………………………………… 137

3.5 激发动机 ……………………………………………………… 139

3.5.1 代价收益技术 …………………………………………… 140

3.5.2 检验信念利弊的技术 ………………………………… 141

3.5.3 检验情绪利弊的技术 ………………………………… 143

3.5.4 检验行为利弊的技术 ………………………………… 145

3.5.5 决策练习技术 …………………………………………… 146

3.5.6　问题与机会技术 ···························· 147

3.5.7　照见未来技术 ······························ 149

第 4 章　行为改变 ······························ 155

4.1　行为试验 ···································· 155

4.1.1　预言验证试验 ···························· 156

4.1.2　假设检验试验 ···························· 159

4.1.3　学习新行为试验 ························ 162

4.1.4　思维阻断法 ······························ 167

4.1.5　白熊试验 ·································· 169

4.1.6　担忧检验法 ······························ 171

4.1.7　积极行为预测法 ························ 173

4.2　暴露 ·· 176

4.2.1　想象暴露 ·································· 177

4.2.2　现场暴露 ·································· 180

4.2.3　担忧暴露练习 ···························· 183

4.2.4　打击羞耻练习 ···························· 185

4.2.5　满灌暴露 ·································· 187

4.2.6　系统脱敏 ·································· 189

4.2.7　眼动脱敏 ·································· 192

4.2.8　暴露反应阻止 ···························· 194

4.3　行为矫正 ···································· 196

4.3.1　惩罚 ···································· 197

4.3.2　强化 ···································· 200

4.3.3　消退 ···································· 202

4.3.4　差异强化 ·································· 204

4.3.5　习惯扭转疗法 ···························· 205

4.3.6　厌恶疗法 ·································· 207

4.4　促使求助者采取行动 ·························· 209

4.4.1　分级任务 ·································· 210

4.4.2　引导参与 ·································· 213

4.4.3　行为表演 ·································· 214

第 5 章　情绪调节 ·· 217

5.1　正念 ·· 218
5.1.1　食禅练习 ·· 219
5.1.2　观呼吸练习 ·· 220
5.1.3　安检机练习 ·· 221
5.1.4　锚定现在 ·· 223
5.1.5　全盘接受 ·· 226
5.1.6　避免诠释 ·· 227

5.2　情绪管理 ·· 229
5.2.1　情绪宣露法 ·· 229
5.2.2　安全岛 ·· 231
5.2.3　分心与再聚焦 ·· 232
5.2.4　增强正面情绪 ·· 233
5.2.5　情感启动法 ·· 236

第 6 章　体验表达 ·· 239

6.1　意象处理 ·· 239
6.1.1　意象完成 ·· 240
6.1.2　意象替代 ·· 243
6.1.3　意象改变 ·· 246
6.1.4　意象应对 ·· 248
6.1.5　连接童年与现在的意象对话 ·· 250
6.1.6　情绪表达意象对话 ·· 255
6.1.7　再抚育意象对话 ·· 257

6.2　角色扮演 ·· 260
6.2.1　理性情绪角色扮演 ·· 261
6.2.2　行为预演的角色扮演 ·· 264
6.2.3　新旧信念空椅子对话 ·· 266

第 7 章　成长经验修复 ·· 271

7.1　核心信念重建 ·· 271
7.1.1　监控核心信念运作 ·· 272

　　　7.1.2　核心信念作业表 ·· 274

　　　7.1.3　积极自我陈述记录 ·· 274

　7.2　成长经验重构 ·· 276

　　　7.2.1　发现早期记忆 ·· 276

　　　7.2.2　传记分析技术 ·· 277

　　　7.2.3　童年意象对话 ·· 279

　　　7.2.4　两个我对话技术 ··· 280

　　　7.2.5　写剧本技术 ·· 282

　　　7.2.6　隐喻技术 ·· 284

　　　7.2.7　给始作俑者写信 ··· 286

参考文献 ··· 289

认知行为疗法（CBT）作为心理咨询或治疗的主流学派，已经成为众多心理问题的首选治疗方法，它的咨询效果已经被大量研究证实。其中支持 CBT 干预效果的是它的技术方法。认知行为疗法专家为了提高咨询效果，从自身经验出发总结了不少有效的干预方法，这些技术方法散落在不同的 CBT 书籍中；为了拓展心理咨询师（特别是认知行为疗法咨询师）咨询的应用视野，作者特别搜集并整理了大量的认知行为疗法技术方法，供大家在咨询实践中参考使用。

作者对认知行为技术方法进行筛选，选择了干预效果好、适用范围更广的技术方法，并剔除效果不确定、适用范围小、方法相似度高的一些技术方法，对这些技术方法按照相似度进行梳理，安排为不同章节，以方便读者使用时查找。

对于读者来说，并不是干预方法越多越好。如果把所有方法都一一罗列出来，不仅会让读者感到眼花缭乱，也会困惑于咨询实践中应选择哪些技术方法。此外，还会导致篇幅增加，这不仅耗费金钱，也浪费阅读时间。对读者来说，技术方法够用就好。

本书不但囊括认知行为疗法技术的各个方面，也整合了其他疗法技术为我所用。本书所包含的技术方法，不仅有解决问题的技术，也有解释心理问题成因的技术；不仅有言语沟通的干预技术，也有体验表达的干预技术；不仅有关注当下聚焦问题解决的技术，也有关于童年成长创伤修复的技术。

- **识别与评估**：识别求助者问题情境中的情绪和认知（自动思维、信念、假设等）等内容，才可能应用认知技术进行干预。识别与评估是所有认知行为疗法技术的基础，对初学者而言，这些技术是基础，需要掌握。
- **心理教育**：认知行为疗法不太重视对求助者心理问题成因的解释，但许多求助者恰恰对此非常感兴趣，前来求助，希望得到一个解释；精神分析最擅长的就是解释，提出了多种理论和概念对求助者的问题进行解释。事实上，我们完全可以从认知行为疗法的角度进行解释，这样的解释比用精神分析来解释更为简单易懂，也更容易为求助者所接受。心理教育就是对心理问题成因进行解释的重要技术手段。

- **认知改变**：改变认知是疗法支柱之一，CBT 专家提出了多种多样的技术方法，本章分门别类介绍了逻辑辩论、经验实证、评价标准改变、认知替代和激发改变动机等五种类别的技术。

- **行为改变**：改变行为是疗法的另一个支柱，改变行为最重要的技术方法就是行为试验，以及基于行为试验的暴露技术方法。此外，行为矫正也是行为改变的重要手段，对于咨询师而言促使来访者采取行动也是需要考虑的内容。

- **情绪调节**：虽然情绪调整的主要思路是改变认知或改变行为，以接纳为主要思想的正念策略和 CBT 专家提出的一些改善情绪体验的技术方法也可以调节情绪，这些方法提供了新的思路和技术方法。

- **体验表达**：认知行为疗法以言语沟通为主要形式，它非常适用感性求助者。感性求助者偏向形象思维，对情绪有着深刻的体验；对他们而言，认知行为疗法可以应用体验表达策略进行干预，咨询师可以通过意象或角色扮演的技术帮助求助者。

- **成长经验修复**：回到求助者的过去，回到其童年成长过程的痛苦经验，修复这些痛苦经验可以巩固正性核心信念，重塑求助者健康人格，本章介绍了认知行为疗法的特色做法。

需要说明的是，有些非常基础的技术方法（如应付卡、情绪日志、自动思维监控等）没有被收纳在其中，一方面是由于本书篇幅限制，另一方面是因为这些技术在本套丛书的其他书中已有介绍，感兴趣的读者可以阅读相关书籍。

本书读者不限于认知行为疗法咨询师和爱好者，对于其他心理咨询学派的咨询师来说也非常有帮助。对于本书介绍的技术，读者可以信手拈来用于咨询实践，从而可以增强咨询效果。阅读完本书，若能学会一种方法就不虚此行了，何况大家还能掌握十种、二十种甚至更多方法！可以这样说，对于心理咨询从业者来说，本书应该人手一册，成为其书柜必备之物。

第 1 章
识别与评估

　　心理咨询师对求助者问题的干预从识别求助者的想法（或信念）和情绪开始。咨询师只有了解求助者的情绪和行为问题以及由此带来的社会功能受损的认知原因（即想法和信念），才能有针对性地采取措施改变求助者的不合理认知，使其得到替代性认知，求助者的情绪和行为就会产生积极改变，从而降低或避免社会功能受损。

　　咨询师还会邀请求助者对其想法（或信念）的相信程度和情绪强度进行评估。在这里评估的目的至少有两个：一是了解求助者对其想法（或信念）的相信程度和情绪的强烈程度处于何种水平；二是作为心理干预的前测和后测，通过比较干预前后两次的评估结果，咨询师就可以评估会谈干预的效果，改变越多则说明干预效果越好。

1.1　识别情绪

　　情绪是心理健康水平最直接的指标。一般而言，有心理问题的人常常会体验到情绪困扰，如焦虑、抑郁、恐惧、沮丧、躁狂等。一旦我们觉察到自己情绪异常，比如，该开心的时候却开心不起来（孩子出生带来的不是喜悦而是愁苦），不该感到害怕的时候却非常恐惧（对于宠物狗感到异常恐惧），就说明自己存在心理问题了。

　　既然情绪是健康的直接指标，那么心理咨询师通常就会从情绪入手，来判断心理问题的性质和严重程度，并借由情绪探究引发心理问题背后的原因（如认知原因、成长经验等）。

情绪识别就是了解求助者在某个特定情境下的情绪体验，邀请求助者用适合的情绪词汇标识自己情绪的体验过程。识别情绪通常使用的技术有：提问技术、体验生理反应技术、情绪词汇表技术、情绪鉴别技术和区分两级情绪技术。

1.1.1　提问技术

识别情绪最简单、最直接的技术就是提问，咨询师直接问求助者在某种情境中体验到什么情绪，比如，"当老师宣布两周后考试时，你体验到什么样的情绪？"

在这里，询问情绪可以使用的类似问句有："**你体验到什么样的情绪？**""**你是啥心情？**""**你是什么感受呢？**"

这种问句得到的答案可能不是情绪，而是态度或者想法。为了帮助求助者正确理解我们想要的答案，可以适当给求助者一些提示。咨询师在问求助者时，可以给出选项并附带开放式问题；比如，你也可以这样提问："**你体验到焦虑情绪，或是其他什么情绪了吗？**""**你感受到沮丧，还是其他呢？**"

1.1.2　体验生理反应技术

当我们询问求助者体验到何种情绪的时候，他们可能会感到茫然，报告说自己没有体验到什么情绪，因而无法给出情绪名称来。这个时候我们可以让求助者体验其生理反应，通过对生理反应的觉察，从而意识到自己的情绪体验，之后给出情绪名称。

比如，咨询师可以这样提示求助者："**你可以闭上眼睛，把自己置身于情境中，感受随之而来的情绪。把注意力集中在自己身上，注意你的呼吸，注意你的胸部感觉、身体其他部位的感觉，感觉你的身体姿态、手部状态、头部位置等。在你体验到身体感受以后，你觉得这种身体状态说明你处于什么情绪呢？**"

1.1.3　情绪词汇表技术

有时候，求助者能够觉察到自己的生理反应和情绪体验，但他们无法说清楚自己的情绪名称是什么，或者用一些笼统的词汇，如"烦死了""不开心"。

这个时候我们可以给出一个词汇表让求助者选择合适的词汇。

下面是作者总结的情绪词汇表,这个词汇表概括了日常生活中我们经常会体验到的情绪。在这个词汇表中,你会发现有关消极情绪的词汇比较多,这是因为心理咨询主要干预消极情绪的缘故。另外,你还会发现有些词汇的意义相近,这是因为每个人的文化程度和用词习惯不同,我们尽量给出一些符合求助者用词习惯的备选词汇。需要说明的是,许多讲解认知行为疗法的书中都有情绪词汇表,不同的作者给出的情绪词汇表不尽相同,大家在使用过程中可以参考(见表 1-1)。

表 1-1　情绪词汇表

担忧、郁闷、失望、抑郁、哀愁、悲伤、伤心、难过、沮丧、哀痛、焦虑、着急、烦恼、不安、担心、心烦、苦恼、害怕、紧张、恐惧、生气、愤怒、不满、恼火、仇视、憎恨、耻辱、尴尬、嫉妒、内疚、厌恶、恶心、讨厌、孤独、疑虑、自卑、自豪、羡慕、高兴、愉悦、喜欢、快乐、甜蜜、幸福、爱

咨询师应用情绪词汇表来帮助求助者识别情绪时,可以这样说明:"**下面我给你一个情绪词汇表,你看词汇表上的哪些词能够描述你的心情。你从这些词汇表中挑选一两个情绪词就可以。当然如果你体验到更多的情绪,挑选多个词也是可以的。**"这里限制选择一两个词的目的是希望求助者能够认真体会情绪,了解情绪体验之间的区别,如果求助者的确体验到多个情绪,这也是正常的。

1.1.4　情绪鉴别技术

当我们给求助者提供情绪词汇表(见表 1-1),或者求助者口头报告自己情绪的时候,求助者可能发现无法说清楚自己到底感受到的是什么样的情绪。比如,一个求助者面临即将到来的公司兼并重组,她不清楚自己的情绪体验是焦虑还是沮丧。另一个求助者明天即将参加硕士论文答辩,他不能确定自己的心情是紧张还是恐惧。

为了帮助求助者得到准确的情绪体验名称,咨询师有两种方式来鉴别。第一种方式就是和求助者解释不同情绪的意涵,通过向求助者澄清情绪的意涵,并结合对求助者的自动思维的分析,求助者就能了解自己的情绪是什么了(见

表 1-2）。

表 1-2　基本情绪的常见意涵

需要	情绪意涵	情绪词汇
愿望达成	心愿得以实现，心想事成	快乐、喜悦、高兴、愉快
	心愿落空，自己的期望没有达成	沮丧、失望
	心愿有可能实现	盼望、希望
	心愿能否实现不在掌控中，且有可能无法实现	焦虑、不安
	事情没有取得进展	烦躁、心烦、苦恼
	事情受阻导致愿望落空	生气、愤怒、气愤
	心愿已经不可能实现	抑郁、忧虑
	失去自己拥有的重要东西	伤心、悲伤、哀伤、难过
回避危险	面临或即将面临可能损害个人生命、财产和形象的事	恐惧、恐怖、紧张、害怕
	面临自己并不期望的事物或言语行为，虽然不会造成威胁或损害	厌恶、恶心、讨厌

前面我们谈到，求助者对于即将到来的公司兼并重组不清楚自己的情绪是焦虑还是沮丧。这个时候咨询师就可以告诉她："焦虑是对结果不确定性的担忧，沮丧则是心愿落空的感受。简单来说，在公司重组的情况下，焦虑的意涵是自己可能有好的结果，也有可能没有好的结果，这个结果不在自己的掌控之中；沮丧的意涵就是认为自己没戏了，不会有好的结果。"通过这样的澄清，结合求助者的自动思维，求助者认识到自己的情绪是沮丧而不是焦虑，因为她觉得自己不可能留在原部门了，没有人帮自己说话，自己只能任由他人安排了。

另一种方式则是寻找情绪的典型情形，将当下的情绪体验与之比较，从而确定自己情绪体验的名称。对明天即将参加硕士论文答辩的求助者，他不能确定自己是紧张还是恐惧，咨询师便采取了情绪典型情境鉴别的方法。咨询师邀请求助者分别说明在过去生活中体验到紧张和恐惧的三种情形（见表 1-3）。

表 1-3　情绪鉴别示例

紧张情形	恐惧情形
硕士入学面试	论文被导师批评
晚会表演节目	第一次乘坐飞机
大学时的体育测试	路遇恶犬狂吠

求助者从过去经验中分别找到了紧张和恐惧的三种情形。通过把自己当前参加论文答辩的体验分别与过去的紧张情形和恐惧情形的体验比较，求助者确认自己的情绪体验为"紧张"而非"恐惧"。

1.1.5　区分两级情绪技术

一位驾驶员在市内环路以 50 千米 / 小时的速度行驶，与前车距离保持不到 30 米。他一边开车一边与副驾驶上的妻子讨论孩子的教育问题，两个人争论不休。突然前车急刹车，他来不及反应，就与前车追尾，发生交通事故。幸好没有人受伤，只是车辆受损。他下车后感到非常愤怒，指责前车突然刹车导致自己来不及反应，认为是前方车辆的责任造成了这起事故。

这位驾驶员体验到的指向他人的情绪，在心理咨询中我们通常称为次级情绪（或二级情绪），这种情绪的功能掩盖了个体指向自身的情绪。这种指向自身的情绪会先产生，因此被称为初级情绪（或一级情绪）。次级情绪的产生是因为求助者不能接受自己的过失、脆弱或受伤，因而采取外归因的方式，认为是他人（或外界）造成了这一切，故而产生指向他人（或外界）的次级情绪。

对于这位驾驶员来说，由于他自己没有保持安全距离且驾驶的时候不专心，造成与前车追尾的事故。如果他认识到这一点，他很可能会感到内疚、自责或后悔，但他不愿意接受这一点，他把责任外置，认为是对方给自己造成损失，使得自己的车受损，也就产生了"愤怒"的情绪。他一旦产生愤怒的情绪，也就难以注意到自己的初级情绪——内疚、自责或是后悔了。

在心理咨询过程中，如果求助者外归因，只体会到针对他人（或外界）的次级情绪，这就不利于求助者问题的解决。因此，当求助者只体会到指向他人的次级情绪，咨询师就有必要让求助者觉察到自己的初级情绪。

初级情绪识别主要通过回溯的方式进行，咨询师需要求助者报告事情发生到次级情绪出现过程中自动思维变化的过程。比如，一位女士说上周三晚是他们夫妻结婚 10 周年纪念日，原来已计划好晚间的庆祝活动，结果临下班时老公来电话说单位员工发生伤亡事故，自己要出现场处理。求助者非常生气，抱怨老公不该冲在最前线，认为老公太老实，"被别人当枪使"，这些事情应该让他人去做。

咨询师确认求助者的情绪是"愤怒"，这是指向老公和单位同事的。于是咨询师想要了解求助者的初级情绪，便开始了下面这段对话。

咨询师：当你接到老公电话得知老公要出现场处理问题的时候，你当时的想法是什么？

求助者：今晚的结婚纪念活动搞不成了。

咨询师：当你意识到这一点，你体验到什么情绪呢？

求助者：非常失落、沮丧，我们为此策划讨论了一个多月。

咨询师：当你感到失落的时候，你又想到什么呢？

求助者：要是老公单位不出事，老公就不必冲在最前线，我们的活动安排还是可以进行的。

咨询师：于是你就感到……

求助者：我就感到愤怒，为什么这样的事情要落在我老公头上。

咨询师：通过回顾，我们发现你是先体验到失落和沮丧，然后再体验到愤怒的。

求助者：是的。

咨询师：当你感到愤怒的时候，你有没有觉察到自己的失落和沮丧呢？

求助者：没有。

咨询师：是的，因为纪念活动不能举行的初级情绪（沮丧）被衍生出来的次级情绪（愤怒）掩盖了。比起体验沮丧，体验到愤怒情绪更能让你感觉好些，是这样吗？

求助者：你说得有道理，还真是这样。

另外，当求助者同时出现针对自身和他人的两种情绪的时候，我们也可以对这两种情绪做出区分，了解每种情绪对应的自动思维，把与自我相关的自动思维所对应的情绪定性为初级情绪，把与他人或外界相关的自动思维所对应的情绪确定为次级情绪。

1.2 评估情绪

情绪及其强度不仅是心理健康状态的标志，同时它也是心理咨询取得进展的标志。因此，为了说明心理问题的严重程度（焦虑强度）和心理咨询取得的进展（焦虑情绪下降多少），我们有必要对情绪强度进行评估。

比如，一个恐惧狗的求助者，起初当她距离狗 5 米远的时候，能体验到明显的恐惧情绪。经过多次反复的暴露，她发现狗并没有伤害或威胁到她，在相同情境下（距离 5 米远），她的恐惧情绪有明显下降的趋势。这个时候如果用量化指标来说明暴露前后的情绪强度，就要精确得多。

1.2.1 情绪标尺评估法

求助者在距离 5 米远的情况下，对狗的恐惧情绪下降了多少呢？我们需要数量化的描述方式。情绪标尺就是数量化评估方式，情绪标尺是用 0 ~ 100% 之间的刻度来描述情绪的强度，0 表示一点没有某种情绪（至于是否有其他情绪不重要），100% 表示具有最强烈（或者无以复加）的情绪强度，也就是这种情绪到极点的状态（见图 1-1）。

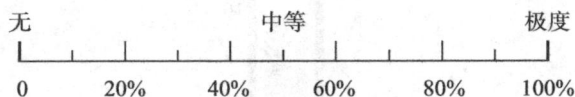

无			中等		极度
0	20%	40%	60%	80%	100%

图 1-1 情绪评定标尺

咨询师邀请求助者用 0 ~ 100% 之间的数字来描述当下体验到某种情绪的强烈程度。针对上面这位恐惧狗的求助者，咨询师在正式干预前邀请她评估距离 5 米远的情况下她的恐惧程度是多少："**这是一个刻画情绪强度的标尺，左边的 0 表示一点也没有那种情绪（在这里指恐惧），右边的 100% 指这种情绪达到极点时的状况（就是你感到最恐惧的状态）。0 ~ 100% 之间表示不同程度的情绪，数字越大（越接近 100%）表示情绪越强烈，数字越小（越接近于 0）表示情绪越弱。距离狗 5 米远的时候，你感受到的恐惧程度用百分数描述是多少？**"

求助者的回答是 50%。在多次重复暴露后，咨询师再次评估说："我们在距离 5 米远的情况下进行了多次暴露，你刚才说恐惧情绪有所下降。你能告诉我在相同情境中，用 0 ～ 100% 的情绪标尺评估，你现在的恐惧情绪百分数是多少？"

求助者的回答是 25%。从 50% 下降到 25%，我们就可以发现求助者的恐惧情绪强度下降了一半，可见数量化的描述要精确得多。

1.2.2　情绪温度计

对少年儿童求助者或其他文化程度不高的求助者来说，用温度计来说明情绪强度更容易理解些[①]。给求助者解释情绪温度计（见图 1-2）的时候，咨询师可以这样解释："你见过温度计吧，温度越高我们会感到越热，我们也就会越发难受。这里我们有一个情绪温度计，它与温度计类似，用数字来描述情绪强度，情绪温度计用 0 ～ 10 之间的刻度说明某种情绪强度（比如体验到的痛苦或焦虑）。它和温度计一样，数字越大表示情绪越强烈，就像温度计数字越大表示天气越热一样。在这里，0 表示一点也没有那种情绪；10 表示最为强烈的情绪，它可以是你经历过的或者想象的最为强烈的情绪强度。以此为基础，你可以用 0 ～ 10 之间的某个数字来说明你在特定情境中体验到情绪的强度。"

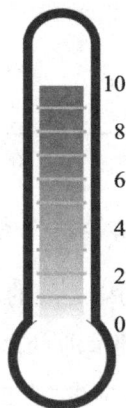

图 1-2　情绪温度计

---

① 约翰·佩森提尼 等 . 儿童青少年强迫症治疗师指南 [M]. 北京：中国人民大学出版社 ,2010:24-25.

1.2.3　情绪生活事件标尺技术

对于情绪强度的评估，如果求助者能够给出一个准确的数字（如50%）也就完成任务了。但如果求助者不能给出准确的数字，就需要应用情绪生活事件标尺技术了。应用情绪生活事件标尺技术的情形有两种：一是求助者给出两个或多个情绪强度数字，二是无法给出具体数字。

一位初中生在教室里上课担心老师点名让他发言，咨询师通过识别情绪的提问技术和情绪鉴别技术确定求助者的情绪是否焦虑。接下来，咨询师用情绪标尺技术询问焦虑情绪是多少，求助者感到困难，回答说："40%？60%？"他给出了两个分值，对这两个分值不确定。

在这种情况下，我们就可以应用情绪生活事件标尺技术来处理。情绪生活事件标尺技术是在情绪标尺的基础上，对某些情绪强度刻度值用相应生活事件来对应或代表，求助者可以通过将当下情绪体验的强度与标尺上不同刻度值的生活事件的情绪体验强度比较，做出比较准确的情绪强度评估。

应用情绪生活事件标尺方法，我们首先要做的工作是制作情绪生活事件标尺，然后才能应用这个标尺来度量当前情绪体验的强度。

对于这位初中生的焦虑来说，他不能确定在课堂上回答问题的焦虑值是40%还是60%，这时我们可以围绕"焦虑"情绪制作属于他个人的焦虑情绪生活事件标尺。具体做法如下。

第一步，让求助者回忆过去感到焦虑的生活事件，包括轻微焦虑的事件和非常严重焦虑的事件，最好不同程度焦虑事件都有。

第二步，确定最焦虑的情形，这可能是过去经历过的，也可能是求助者想象的，我们把这个最焦虑的事件确定为100%。

第三步，把求助者感到焦虑的所有生活事件按照焦虑程度从大到小排序，如果有两个或多个生活事件的焦虑程度相等，就保留一个（删除多余的），最后每个生活事件代表不同程度的焦虑水平。

第四步，参照100%焦虑程度事件，以及焦虑程度排序，赋予针对每个生活事件，求助者感到焦虑程度的分值。这样就完成焦虑情绪生活事件尺度表了。

咨询师围绕焦虑情绪，和这位初中生一起通过上述四步完成了焦虑情绪的生活事件标尺（见表 1-4）。在这个标尺基础上，求助者评估在课堂上担心被老师点名回答问题的焦虑值是 60%（高于老师在班会上不点名批评的 50%，低于担心父母可能离婚的 70%）。

表 1-4　求助者情绪生活事件标尺制作过程

第一步，列出相同情绪生活事件	第二步，确定 100% 情绪生活事件	第三步，排序并去除重复事件	第四步，生活事件赋予分数值
1. 看完电影后等车回家 2. 妈妈去医院看病 3. 把爸爸的笔记本弄坏了 4. 在全班聚会上表演节目 5. 有些发热，担心感染新冠病毒 6. 和好朋友争吵，对方不理我 7. 期中考试取得好成绩 8. 剪了一个糟糕的发型 9. 老师在班会上不点名批评 10. 父母可能会离婚	在全校聚会上代表本班发言（想象的）	1. 有点发热，担心感染新冠病毒 2. 在全班聚会上表演节目 3. 父母可能会离婚 4. 老师在班会上不点名批评 5. 把爸爸的笔记本弄坏了（与 4 相同，去除） 6. 和好朋友争吵，对方不理我 7. 期中考试取得好成绩（与 6 相同，去除） 8. 剪了一个糟糕的发型（与 9 相同，去除） 9. 妈妈去医院看病 10. 看电影后等车回家	• 在全校聚会上代表本班发言，100% • 有点发热担心感染新冠病毒，90% • 在全班聚会上表演节目，80% • 父母可能会离婚，70% • 老师在班会上不点名批评，50% • 和好朋友争吵，对方不理我，40% • 妈妈去医院看病，30% • 看电影后等车回家，20%

关于情绪生活事件标尺制作有几点补充说明：（1）心理咨询过程中制定情绪生活事件标尺的目的是帮助求助者给出确定的情绪强度值，只要求助者能够给出确定的情绪强度值，标尺中生活事件多少就不是关注的重点；（2）基于节约时间和评估效果考虑，列出的情绪生活事件应在 6 件以上，去除情绪强度相同事件后应在 4 件以上，这是比较合适的数量要求；（3）如果需要非常严格的话，完整的情绪生活事件标尺应该是 0、10%、20%……100% 的每个刻度（共 11 个）都要有一个对应的生活事件。

1.3　识别自动思维

自动思维是求助者在特定情境中的认知，是这个情境产生的具体想法，这种想法或认知是自动产生的，不是刻意思考的结果，亚伦·贝克把它叫作自动思维。认知行为疗法认为，认知歪曲是所有心理问题的共同原因，要帮助求助者解决面临的心理问题就需要修正求助者的认知歪曲。我们知道修正认知歪曲的前提条件就是要把求助者的认知找出来，才有可能进行修正。

针对特定情境的情绪问题、行为问题和社会功能受损后果的干预，咨询师首先需要做的是找出造成情绪和行为反应，并进而产生社会功能受损的认知（即自动思维）。由此可见，识别自动思维在心理咨询干预中非常重要：不能识别自动思维，我们就不能修正求助者的认知，认知歪曲得不到解决，心理问题也就无法处理。

识别自动思维的方法有情景再现、提问、情绪引导和认知歪曲归类等技术。这些技术分别应用在不同场合，在咨询实践中根据具体情况灵活应用。

1.3.1　情景再现技术

自动思维阶段的会谈常常会涉及过去发生事情的讨论，一旦过去的事件被列入议程，咨询师了解相关背景资料后，就需要具体化和概念化，确定在那个特定情境中求助者的自动思维、情绪和行为等具体内容。

由于这件事已过了些日子，咨询师与求助者讨论当时的自动思维时，求助者很可能无法报告，往往会表示"想不起来了"或"没有想什么"。在这种情况下，咨询师就可以应用情景再现技术。

情境再现技术就是求助者通过冥想的方式在头脑中再现事件发生的情境、想法、情绪体验、行为反应和整个事件过程。在再现过程中，求助者重新经历，并且再次体验了当时的情绪，觉察了当时的自动思维。有这样的再次体验，求助者就很容易报告自动思维和情绪了。

有一位 20 来岁男求助者向咨询师报告说自己在公厕小便时会感到非常紧张，咨询师询问他感到紧张时在想什么，他说不知道自己当时在想什么。咨询师决定应用情景再现技术，便询问了当时的情境和整个事件过程。咨询师了解清楚后，就应用冥想方式让求助者想象自己回到当时的情景，寻找自动思维。

咨询师：现在请你闭上眼睛，做几个深呼吸，我们通过想象的方式回到当时的情境。想象到了就点点头。

求助者：（照做，点头）。

咨询师：你能报告周围的情形吗？

求助者：公厕在高速公路休息区，里面进进出出的人很多，进门左手边是小号槽，右手边是大号坑位。大号坑位没有门，蹲在里面的人能够看见前面上小号的人。

咨询师：描述得很仔细，你在什么位置？

求助者：我挑了最里面的一个小号槽，这个位置不容易被人注意到。

咨询师：想象你已经在那个位置站立了，已经做好小号的准备，等待紧张的情绪出来。

求助者：我已经感到紧张了。

咨询师：紧张情绪是怎样出来的呢？

求助者：我在这里站了好一会儿，身边比我后进来的人都已经结束离开了，而我还没有尿出来。

咨询师：你觉察到自己的紧张了，你在这一刻头脑里想的是什么呢？

求助者：我尿不出来，身边的人会觉得我不正常，生理有问题。

咨询师：你是想到"身边的人会觉得你不正常，生理有问题"后感到紧张的吗？

求助者：应该是的，我刚进来的时候，没感到紧张。

咨询师：好的，我们找到了你当时的自动思维，现在请你把注意力集中在呼吸上，结束刚才的冥想，几次深呼吸后，睁开眼睛回到现实中。

通过情境再现咨询师和求助者发现，引发求助者紧张的是求助者的被评价体验，他觉得"身边的人会觉得我不正常，生理有问题"，这个自动思维引发了紧张的情绪体验。

1.3.2 提问技术

识别求助者的自动思维，最直接的方式就是提问，询问求助者在特定情境中的想法是什么。这里有三个层次的提问方式供参考。

第一个层次的提问就是开放式提问，直接询问求助者在特定情境中在想什么。比如，一个初中生说自己一上学就感到心烦，但他又说不清楚让他心烦的具体情境和自动思维，这时咨询师提问："昨天（也就是周五）上午数学老师讲课时你感到心烦吗？"求助者回答说："是的。"接着咨询师就用开放式提问来识别自动思维："数学老师讲课的时候，你感到心烦，这个时候你想到什么？"求助者想了想，回答说："听不懂课，老师又不让玩，自己无所事事。"

第二个层次的提问是给出自动思维选项的提问方式。虽然开放式提问最省事，但咨询师经常发现这样的提问得不到答案，求助者往往回答不知道自己在想什么。咨询师共情后了解求助者在这种情境中可能会有什么自动思维，然后把这些可能的自动思维说出一项或多项，让求助者选择，以此激发出求助者的自动思维来。

有一个学生在班上被老师公开表扬，说她的学习进步显著，并鼓励大家向她学习，当时这个学生体验到尴尬情绪。她的自动思维是什么呢？咨询师可以设身处地地想如果自己处于那种情境会是什么情绪？比如，感到高兴，因为自己被老师肯定和表扬；感到后悔，因为超过朋友了，会惹朋友不高兴；感到不安，因为怕被同学们嫉妒。

有了这样的可能情绪和自动思维的思考，咨询师就可以应用提供选项的提问方式来询问求助者："在老师表扬你，号召大家向你学习的时候，你当时的想法是怕被同学们嫉妒，还是会惹得自己的朋友不高兴，或者是其他呢？"经过咨询师对两种可能的想法进行提示，求助者报告说自己感到尴尬是因为她觉得："自己的学习并不好，虽然有进步，但排名还是落后，老师表扬自己实际上却让大家注意到自己糟糕的排名。"

咨询师设身处地地思考，可能会猜到求助者的情绪源于什么自动思维，也可能猜不到。这不要紧，只要咨询师给出自动思维的选项，可能就会引出求助者的自动思维。在上面这个例子中，咨询师没有设想到尴尬情绪的自动思维内容是什么，但经过咨询师提出了两种可能的自动思维的提示，求助者开始意识到自己当时的想法了。

如果通过上述两种方式都不能得到自动思维，我们可以用第三种提问方式——"三问法"，这种提问方式就是针对这种情境向求助者问三个问题：

- 怎么回事？
- 意味着什么？
- 会怎么样？

为什么通过提问这三个问题可以得到自动思维呢？这是因为自动思维是在特定情境中产生的，是个体关于情境的解释、分析和推论。这三个问题概括了求助者在特定情境中可能的自动思维方向。当我们问"怎么回事"时候，就是询问求助者对情境的解释，即为什么会出现这样的情况；询问"意味着什么"的时候，往往涉及情境的影响，特别是对自我或周围人的影响，进而影响到对自我（或他人）的评价；询问"会怎么样"时，关乎对事情未来发展的预期，影响这个事情发展的远期结局。

有个硕士研究生前来我的心理机构求助，他求助的问题是自己的拖延症，主要表现为对撰写论文的拖延。咨询师询问他："想到要从事与论文相关的工作的时候，你的情绪体验是什么？"他回答说："焦虑。"咨询师接着问他在想什么，他说："我只是体验到焦虑，其他啥也没想。"咨询师决定用三问法来了解其自动思维。

咨询师：（了解背景资料）想到要从事与论文相关的工作，这是一个什么样的时空背景呢？

求助者：我们正处于毕业论文的准备时期，三个月后要提交论文。大家都在准备论文，每天起床后最重要的事情就是查资料写论文。

咨询师：（具体化）你能举个例子，在某个具体的时间和地点，你想到要从事与论文相关的工作时感到焦虑吗？

求助者：这样的情形很常见，几乎天天都是如此。我吃完早餐，便到学校图书馆去学习，也就是去准备论文。我找好座位坐下来，打开笔记本电脑，准备开始论文工作的时候，就会感到非常焦虑。

咨询师：（第一问）这是怎么回事呢？

求助者：我没有思路，也没有写论文的状态。

咨询师：（第二问）现在没思路没状态，但论文要在三个月后上交，这意味着什么呢？

求助者：我写出来的论文的质量可能会不高。

咨询师：（第三问）如果是这样，又会怎么样呢？

求助者：论文质量不高，就可能导致论文无法通过盲审，也就没法参加答辩，自然也就无法毕业了。

咨询师：（确认引发焦虑的自动思维）让你感到焦虑最直接的想法是什么呢？是没思路没状态，还是觉得自己写出来的论文的质量不高，甚至是无法通过盲审，没法毕业呢？

求助者：没思路没状态。

求助者的自动思维通过三问，我们可以得到这样的结论："没思路没状态，在最后期限前勉强完成的论文的质量不高，可能导致论文无法通过盲审，进而无法毕业。"鉴于论文质量不高无法通过盲审和没法毕业等问题是未来的事情，我们需要处理的是与当前情境直接相关的，引发焦虑情绪的自动思维，因此，干预的重点可以聚焦在"没思路没状态"上面。

在特定情境中，求助者可能不具有三个方面的自动思维内容，而是有一个或两个方面内容，对于某个提问没有答案也是正常的。

1.3.3 情绪引导技术

在认知行为疗法模型中，情绪是由自动思维引起的，即想法决定情绪（这里的情绪实际上是情绪反应，它是对特定情境的反应）。事实上，情绪也可以引发认知（即自动思维），不过这个时候的情绪，不是情绪反应，而是情境，是引发某个自动思维的情境。

情绪引发认知，这在焦虑障碍患者身上表现得最为典型。

有一位广泛性焦虑患者，一天中的大部分时间都处于焦虑状态之中。在她的意识中，焦虑就意味着警报，有危险存在，需要自己提高警惕，严加防范。一天晚上她和老公一起，看一部热门电视剧，她看得非常投入。突然间她意识到自己有些焦虑，手心出汗，呼吸有些紧促，这让她感到不安，一定是有些什么不好的事情可能会发生，于是她的头脑就像雷达一样360度地扫描有没有什么潜藏的危险。

她站起来走进厨房，察看灶上是不是正在开火烧开水，而自己忘了关火，结果发现没有开火烧水。她巡视厨房四周，看到煤气阀没有关闭，她顺手把它关闭了，她瞬间感到的焦虑就下降了。在她看来警报解除，情绪恢复平静，于是她回到客厅继续看电视剧。

这位患者看电视的时候并没有什么自动思维，只是在她体验到焦虑的时候，产生了有什么危险可能发生的自动思维，这样的想法让她更加不安，在这种情绪驱动下，她开始行动，去寻找危险源并加以处理。

求助者往往会在觉察自己的生理变化（如呼吸、心跳和肌肉紧张）的时候，意识到自己的情绪（如焦虑、恐惧、悲伤），一旦出现某种情绪，求助者就需要对这种情绪体验做出解释**"为什么会这样"**或**"意味着什么"**，这个解释实际上就是情绪引发的自动思维。

情绪引导技术是在求助者体验到某种情绪的时候，询问这个情绪（属于情境性质）所引发的自动思维内容的做法。应用情绪引导技术，咨询师首先要确定的是求助者体验到的情绪名称，然后询问这种情绪让他产生了什么样的自动思维。

一位求助者因恐惧黑夜而前来咨询中心求助。心理咨询师与其讨论担忧黑夜里会发生什么令她恐惧的内容，她说担心有坏人闯入等情形。说完自己担心的内容后，她又补充道，其实我知道这些担心的事情也不太会发生，但我就是恐惧黑夜。咨询师应用情绪引导技术开展会谈。

咨询师：你通常会在什么情况下体验到对黑夜的恐惧呢？

求助者：下午，上午一般不会有这样的感觉。

咨询师：你是怎样知道自己恐惧的呢？

求助者：注意到自己肌肉紧张的时候，比如，不由自主地握紧拳头，走路轻手轻脚等。

咨询师：（确定引发恐惧情绪的情境）当你感到恐惧的时候，你发现周围有什么事情让你感到恐惧吗？

求助者：这个时候我可能是在家里，也可能在单位里，周围没有让我感到恐惧的地方。

咨询师：（情绪引导自动思维）当你体验到恐惧情绪的时候，你在想什么呢？

求助者：（自动思维）担心发生一些不好事情，我就想到晚上可能会发生不好的事情。

咨询师：（识别情绪反应）当你这么想，你的恐惧情绪变得怎样？

求助者：感到更加恐惧了。

咨询师：通过刚才的会谈，我们发现你觉得夜晚有危险，是因为你体验到恐惧情绪之后，对恐惧情绪的解释导致的，恐惧情绪让你觉得夜晚会发生不好的事情。

求助者：是这样的。

咨询师：假如整个下午你都感到心情愉悦，你还会认为晚上将发生不好的事情吗？

求助者：应该不会。

咨询师：由此可见，体验到的情绪不同，你的自动思维就是不同的，你的自动思维并不是对真实情境的反应，而是对情绪的解释。

求助者：有道理。

需要说明的是，使用情绪引导技术，是为了了解求助者的情绪体验引发了怎样的自动思维，更重要的是让求助者认识到其自动思维是对情绪的解释，而不是在现实世界真的面临危险或糟糕的事情。上面这位恐惧黑夜的患者，理性上知道自己不用担心黑夜，但她在体验到恐惧的情绪后，就认为夜晚是有危险的，这个自动思维是对恐惧情绪的解释，一旦她体验到的情绪是愉快时，就没有这样的自动思维了。

心理咨询师使用提问技术识别自动思维的时候，也常常询问求助者体验到某种情绪的时候在想什么，这种提问方式和情绪引导技术有何不同呢？它们之间最大的不同之处实际上是情境，在提问技术中，我们是在确认某情境的情绪体验之后，询问自动思维，而在情绪引导技术中，情绪体验本身就是情境。

比如，上面这位患者体验到恐惧的时候，我们确定在周围环境中有让他感到恐惧的对象；比如蟑螂，蟑螂的存在就是情境，恐惧就是情绪反应，这个时候提问体验到恐惧的时候在想什么，其自动思维就是关于蟑螂令人恶心之类的内容。

在上面的对话中，我们发现周围环境并没有引发她感到恐惧的对象，也就是说缺乏引发恐惧反应的情境，这个时候恐惧情绪本身就是情境了，针对恐惧体验的提问，就成为情绪引导了。

1.3.4　认知歪曲归类技术

认知行为疗法专家发现，引发求助者负性情绪的自动思维，是歪曲的，是对现实情境的歪曲。求助者的这些认知歪曲具有一些共同的特征，认知行为疗法专家对自动思维的认知歪曲进行了梳理，总结出了常见的一些认知歪曲类型。

在心理咨询实践中，我们在识别出求助者的自动思维后，常常会给求助者介绍认知歪曲及其类型，把求助者的自动思维归类到某种或多个认知歪曲类型中。这样做可以加深求助者对其自动思维是否歪曲的认识，帮其意识到既然自动思维属于特定的认知歪曲类型，想必自己的自动思维也是有问题的。

我们以前面这位恐惧黑夜的个案为例说明认知歪曲归类技术的应用。从前面的对话我们已经知道求助者恐惧情绪体验引发了"晚上可能会发生不好的事情"的自动思维。应用认知歪曲归类技术，咨询师就需要把她的自动思维归到一种或多种认知歪曲类型中。要做到这一点，咨询师就需要对她解释认知歪曲概念，并说明每个认知歪曲内容的含义，必要时举例说明。

咨询师可以这样对求助者解释："**日常生活中，我们有些想法并不符合客观事实，我们把这样的想法称作认知歪曲。心理咨询专家总结了常见的认知歪曲类型，你刚才的自动思维就属于情感推理的认知歪曲。情感推理是根据自己的感受和情绪来解释现实和预测未来。例如，我感到沮丧，所以我的婚姻不会幸福。**"

咨询师向求助者解释认知歪曲的概念，并且指出求助者认知歪曲的类型后，给求助者介绍其他认知歪曲类型的含义和示例，帮助求助者对认知歪曲类型有更多的理解（见表 1-5）。

以此为基础，求助者完成监控自动思维的家庭作业的时候，不仅要自己识别出自动思维，还要对自动思维进行归类，把它归到某个认知歪曲的类型中。另外，咨询会谈中咨询师与求助者完成横向概念化（确定情境、自动思维、情绪和行为内容）后，可以把自动思维归类到某个认知歪曲类型中。

表 1-5 认知歪曲一览表

1. 理想化：根据自己的主观愿望而不是实际情况对自己和周围的人提出要求。这种观念往往以"应该""必须"或"不能"等词语表现出来。比如，"我应该成功""我必须考第一名""我上台说话不能紧张""我丈夫应该爱我""我的孩子应该是有出息"等。

2. 最高标准：用过高的、不现实的标准来要求自己，用取得第一、达到最佳等标准来要求自己，生活中只关心那些超过自己的人，忽略不如自己的人。"我必须超越所有人""他比我成功得多""他们做得比我好，所以我是一个彻头彻尾的失败者""我某某大学同学比我做得好，所以我是一个失败者"等。

3. 读心术：在缺乏客观证据的情况下，就猜测他人想法和意图，主观以为自己洞悉他人的想法。比如，"他认为我是一个失败者""他一定看不起我""她是在嘲笑我""他就是在敷衍我，对我不是真心"等。

4. 担忧假设性问题：自己在头脑中想象出现各种问题的可能性，并对这些问题产生担忧，总是问一系列"如果……发生了，该怎么办"的问题。比如，"如果我不能控制紧张怎么办？""如果考试时忘了带准考证怎么办？"等。

5. 选择性负面关注：生活中发生许多事，只注意自己做得不好的，对自己评价不利的事情，而忽略那些积极的、正面的事情。比如，"我又被老师批评了，老师不喜欢我"（忽略了老师也表扬过我），"我昨天晚上又没有睡好，前几天也没有睡好"（忽略了有些时候睡得比较好）等。

6. 任意推论：推理依据和结论之间没有严密的逻辑关系，对事物随意地做出推论。例如，"常言道字如其人，这人的字写得很差，为人处世也会很差。""上学期期中考试考好了，结果期末考试没考好，这次期中考试考好了，这次期末考试又会考不好。"

7. 过度引申：将以往生活中曾经遭遇过的特殊事件推断为今后会经常发生。例如，"我上次发言讲错话，我以后讲话肯定还会出错。""我今天被领导批评了，今后领导还会批评我。"

8. 以偏概全：根据部分消极信息（不利信息），并忽略其他的积极信息，对自己（或他人）某个方面的品质和潜能做出消极预测。比如，"这次数学考试失败，说明我在数学方面很差。""孩子又哭又闹，说明我是一个失败的母亲。""老公不理我，说明我们的婚姻没戏了。"等。

9. 灾难化：认为自己现在的处境（或者即将发生的事情）太糟糕了，处在一个最悲惨的境地之中而难以承受。比如，"老公不爱我了，我觉得活着没有意思。""在众人面前被上司批评是天下最糟糕的事情。"等。

10. 内归因：将消极事件归咎于自己，认为是自己的原因造成了事件的发生，忽略了客观环境和他人的责任。比如，"他们不高兴是因为我做得不好。""她不爱我是因为我不够好。""儿子出车祸是因为我没能阻止他出门。"等。

11. 外归因：认为是他人导致了目前的问题，他人给自己带来了麻烦和灾难，他人应该为自己的困难和问题负责，忽略自己可能具有的责任。比如，"父母没有人脉关系导致我找不到工作。""丈夫不爱我，所以我不幸福。""父母不关心我，使我走上了违法犯罪的道路。"等。

12. 贴标签：根据个别事实就对自己或者他人进行整体评价，往往是负面的、消极的评价，经常用"某某是什么什么样的人"这样的句式。比如，"我是一个不受欢迎的人。""他是一个极讨厌的人。""我丈夫简直没有教养。"（我丈夫是没有教养的人）"我是一个失败者。"等。

13. 随意比较：不客观分析各方的具体情况，随意地进行人与人之间高低优劣的比较。比如，"我若处在他人的职位上，肯定会比他出色。""如果我们学校比他们的好，我们学校的升学率肯定会超过他们的。"

14. 情感推理：根据自己的感受（情绪）来解释现实和预测未来。比如，"我感觉沮丧，所以我的婚姻不会幸福。""我考前紧张，所以我高考一定会失败。""我感到恐惧，事情一定会出问题。"等。

15. 后悔倾向：后悔自己过去没有采取正确的行动，认为自己应该做得更好。比如，"我不应该那么说。""如果我努力的话，我会拥有一份更好的工作。""要是过去这样做的话，我的病早就好了。"等。

16. 消极预测未来：没有充分思考和分析，就对自己的未来感到悲观。比如，"我不会通过那场考试。""我的婚姻不会幸福。""没有人会愿意嫁给我。"等。

17. 苦算命运：对自己的未来感到悲观，认为一切已经命中注定，无法改变。例如，"看来我这一辈子都不会有什么出息。""我就是一个倒霉蛋，什么好事都不会在我身上发生。"

18. 拒绝相反证据：拒绝任何与你的消极想法相矛盾的证据或者观点。比如，"那不是真实的。""肯定有问题。""化验结果肯定是拿错了。"等。

19. 低估正面信息：认为即使自己取得了成功，但这些成功（即积极的事情）是微不足道的，算不了什么。比如，"（考试焦虑的学生认为）那些同学这次考高分不算什么。""（睡眠障碍的人认为）我昨晚睡得好不算什么。"等。

20. 黑白思维：以简单化的、非黑即白的方式来判断和思考问题，用完全肯定或者完全否定的方式下结论。比如，"这完全是浪费时间。""没有人喜欢我。""我丈夫对我一点不好。""我没有成功过。"等。

1.4 识别信念与假设

求助者关于具体情境的想法被亚伦·贝克称为自动思维，根据认知行为疗法的观点，自动思维是由情境和深层信念决定的，相同情境下不同个体的自动思维是由其中间信念和核心信念决定的。对于深层信念的内容，不同认知行为疗法专家的看法不同，在埃利斯的理性情绪行为疗法理论中，被称为"不合理信念"；在贝克的认知行为疗法中，深层信念被区分为中间信念和核心信念；在杰弗里·杨的图式治疗理论中这个深层信念被称为"图式"。

还有部分认知行为疗法专家则是把深层信念简单化为"信念"和"假设"两个概念。贝克认为，中间信念包括态度、假设和规则三个部分，核心信念是关于自我、他人和世界的一般性、概括性认知。以贝克的观点来看，这些专家所认为的"假设"实际上就是中间信念，比如，有人认为"如果努力就能成功"这个假设，就是个体中间信念的一部分，而"信念"则可以进一步区分为中间信念与核心信念。

鉴于贝克把深层信念区分中间信念（态度、假设和规则）与核心信念，相比其他认知行为疗法专家的区分更为全面，其他专家对于信念和假设的看法在贝克的中间信念和核心信念里能够找到对应的内容（实际上杰弗里·杨的图式概念更多对应的是核心信念），下面有关深层信念的识别讨论就以贝克的框架为主体。

信念和假设的识别有三种方式，一种是当求助者在报告自动思维过程中表达出来时被识别；一种是通过对多个情境中的自动思维归纳得到；还有一种是通过箭头向下技术（也被称为垂直向下技术）识别，它从自动思维开始，通过一系列提问挖掘这些想法背后的想法而得到识别。

1.4.1 直接识别技术

从求助者的自动思维（或与咨询师的对话）中识别信念和假设，就是在聆听求助者报告自动思维或者讲述自己对做人做事的观点或看法时，一旦其表达出符合中间信念和核心信念的内容，我们就能把它捕捉到，识别出信念和假设。这种方法就是直接识别技术。

求助者报告自动思维的时候，常常会引申出自己对待人和事的一般性信念和假设，一旦这些内容被陈述我们就可以加以识别。

一位新手作为管理者不敢处罚违反公司管理制度的员工。某天一位员工迟到达 1 小时以上，按照公司规定迟到需要扣掉 50 元，他本来是要按照公司规定处罚，但这位员工情绪激动，说自己并不是故意的，看到员工情绪激动的样子，这位管理者放弃了对员工的处罚。咨询师询问他当时的自动思维，他说："罚款让员工很不开心，他会对我有意见，会想办法报复我或者公司；如果员工对我有意见，就说明我是不称职的，我也就会一事无成。"

这位新手管理者报告的自动思维中"罚款让员工很不开心，他会对我有意见，会想办法报复我和公司"属于与情境相关的自动思维，这个自动思维涉及对员工情绪的解释，涉及对事情未来的预期。这部分内容可以在自动思维阶段进行干预。

后面的内容"如果员工对我有意见，就说明我是不称职的，我也就会一事无成"则与情境没有直接关系，它反映的是新手管理者的一般性看法，属于信念和假设部分内容。一方面，"如果员工对我有意见，就说明我是不称职的"这句话是中间信念的假设部分，这是因为它是"如果……那么……"的句型，另外，这里的假设不是具体情境的假设，而是一般性的假设，他用的是一般性意义的"员工"，而不是说某个员工。另一方面，"我是不称职的，我也就会一事无成"这句话是关于自我的核心信念，这是因为它符合核心信念的句型"我是……"这是关于我的概括性评价。

从自动思维或求助者的报告中直接识别信念和假设比较容易，求助者会在与咨询师的会谈中不经意地就流露出自己的信念和假设来。但对于认知行为疗法的初学者来说，识别信念和假设还是有相当大的难度的，究其原因，主要是因为求助者并不清楚什么是信念和假设。信念和假设已经出现，没有被识别而错过，也容易出现把具体想法误以为就是信念或假设的情形。

要准确把握信念和假设，作为初学者需要理解两点。

第一，无论是中间信念与核心信念（还是信念或假设），还是作为自动思维（或具体想法）背后的深层信念，它们都具有一般性，所表达的内容不限于当前的具体情境。

比如，"如果模拟考试失败，我就完了"这句话符合假设的句型"如果……那么"，但这里的内容"模拟考试"是指非常具体的一次考试，不具有一般性，这样的假设是具体情境下的假设，不是深层信念所要求的一般性假设，因此，它不是中间信念的假设。这句话如果把模拟考试变成一般性的"如果考试失败，我就完了"可能就成立了，在这里考试具有一般性，指的是求助者所面临的大大小小的考试，对于这些考试，他都希望考好，因为他认为考试失败就意味着完了。

对于信念部分（中间信念的态度与规则、核心信念关于自我、他人和世界）也是同样道理，它必须具有概括性、一般性，能够应用在多重场合或情形下。我们以中间信念的态度部分为例加以说明，其他的内容就不再赘述了。

对比"被人拒绝是糟糕的"与"老公拒绝我是很糟糕的"这两句话，就句型而言都符合态度部分要求"……是糟糕的"，但第一句话"被人拒绝"与第二句话"老公拒绝"相比，第一句话可以应用到更多人身上，而后一句话则只能应用在老公身上，因此，第一句话是中间信念没有问题。第二句话是不是中间信念呢？

中间信念是指向特定生活领域的，"被人拒绝是糟糕的"作为中间信念可以指向与人打交道的各种场合，适用于求助者的生活中的社交关系，"老公拒绝我是很糟糕的"，这句话虽然指的对象是老公，但它依然可以成为中间信念，特别是它用来描述亲密关系领域的时候，也就是求助者作为妻子与老公互动的过程中，被老公拒绝对她来讲是糟糕的。这样看来"老公拒绝我"也是符合深层信念一般性的要求，与老公拒绝我一般性相对应的具体情境可以有拒绝陪我逛街、拒绝配合教育孩子的要求，等等。

第二，咨询师总结的信念和假设符合我们所要求的句型规范。

中间信念的态度部分的句型是"……是糟糕的"，这是一个判断句句型，中间信念假设部分的句型是"如果……那么……"的条件句型，中间信念的规则部分句型是"我应该／必须／要……"的指令句型。至于核心信念部分，关于自我的核心信念为"我是……"的评价性句型，关于他人的核心信念为"他人／别人／人是……"的评价型句型，关于世界的核心信念为"他们／人们／人人／都是……"的评价型句型。

1.4.2　归纳技术

求助者可能在咨询会谈中没有陈述中间信念和核心信念的内容，这时咨询师可以通过归纳多个情境的自动思维得到。这个过程实际上是从具体到一般的过程，咨询师通过寻找求助者的自动思维的共性得到信念和假设。

使用归纳技术得到信念和假设有三种技术做法，如果咨询师希望得到中间信念（态度、规则和假设）和核心信念（关于自我、他人和世界），这三种方法都会用到。

1. 从具体到一般的概括

咨询师最好选择不同类型情境中的自动思维，从这些内容差异比较大的自动思维中概括出具有共性的信念来。比如，对于夫妻关系的咨询个案，我们就可以选取夫妻互动多个场景的自动思维来归纳，如关于孩子教育、家庭开支、家务分配、社会关系等方面。一位女性求助者在讨论夫妻关系的问题时，涉及下面这些不同类型的情境（和自动思维与行为反应），见表1-6。

表1-6　一位夫妻关系问题求助者的问题情境和自动思维

情境	自动思维	行为反应
• 给女儿辅导数学作业，问女儿"6+2=___"，结果女儿说"4"，自己很生气，老公却在一旁笑。	女儿怎么这么笨，一点儿都不像自己，没遗传到自己的优良品质，肯定是遗传他爹的基因了。他能行，却不来帮忙，还在一旁看笑话，难道女儿不是他的。	• 骂了老公几句
• 对家里最近攒了20多万元，自己希望拿去还房贷，老公却说要买车。	老公自以为是，固执己见，不可教，他不听我的，说明我在他心中不重要，说不服他，让我感到非常挫折，觉得自己很无能。	• 不再讨论
• 让老公承担家务，负责送孩子上学，老公说自己忙顾不上。	他心里就只有工作，一点儿不关心家里，好像这个家就是我个人的。当初怎么瞎了眼找了这么一个人做老公。	• 停止了讨论
• 还有一个月就是结婚10周年了，想和老公庆祝下，结果老公说："都老夫老妻了，搞这些没意思。"	他就是一个榆木疙瘩，一点儿浪漫都没有，怎么就找了这么一个人来结婚，跟这样的人一起过日子真没劲。	• 不再聊了

从上面不同的四个情境中可以得到中间信念和核心信念这些方面内容（见表1-5）。我们简单说明这些信念是如何归纳得出的。

（1）在四个情境中，老公都没有做出符合求助者期待的言行，对此她感到挫折，引发消极情绪，由此可见"老公不配合"是糟糕的。

（2）对于老公的不配合，求助者只是抱怨，他并没有强行要求老公同意或认可，我们可以看出她的规则是"我不能强行要求老公配合"或是"我应该接受老公"。

（3）关于假设部分，四个自动思维中均没有"如果……那么……"之类的具体假设，也就无法得出一般性的中间信念的假设了。

（4）关于自我的核心信念，求助者教不会女儿、说服不了老公，并且在自动思维中也有"觉得自己很无能"的内容，因此核心信念为"我是无能的"。

（5）关于他人的核心信念，在这里仅涉及老公，因为她认为老公不照顾她的感受，是自私自利的人，所以对于生活中的其他人，她可能也有相同的看法，但由于这些自动思维没有涉及更多的人，我们也只能是一种推测了。

（6）关于世界的核心信念，在这些自动思维中没有涉及，故而空缺（见表1-7）。

表 1-7　一位夫妻关系问题求助者的中间信念和核心信念

	态度	老公不配合是糟糕的
中间信念	规则	我不能强行要求老公（或我应该接受老公）
	假设	（无）
	关于自我	我是无能的
核心信念	关于他人	（可能）他是只顾自己的、自私自利的人
	关于世界	（无）

通过上述案例我们可以了解到，通过自动思维直接归纳信念的方式非常局限，如果求助者报告的自动思维并不丰富或者没有涉及信念的某些方面内容，我们就得不到完整的中间信念和核心信念的内容。在这种情况下，我们需要通过问一些假设性问题得出信念就显得很有必要了。

2. 从假设成真式提问中概括

假设成真式提问方式是我们假设求助者的想法是真的或者真的发生，询问求助者接下来会怎么样，进而把求助者真正担忧的内容找出来，找出来的内容通常是有关核心信念的部分。假设成真式提问方式实际上是箭头向下技术的一种提问方式。

在上面这个案例中，求助者给女儿辅导作业，结果老公在一旁看笑话，她的自动思维就是："他能行，却不来帮忙，还在一旁看笑话，难道女儿不是他的？"如果我们用假设成真式提问，就是这样的：

咨询师：如果这个女儿不是他的，会怎么样呢？

求助者：他就不用管了。

咨询师：然后呢？

求助者：就只能我自己操心了。

咨询师：如果只能你自己操心，结果会怎么样呢？

求助者：没有教好女儿。

咨询师：如果你真的没有教好女儿，会怎么样？

求助者：我就是一个失败的母亲。

从自动思维"难道女儿不是他的"出发，通过假设成真式提问得到"我是一个失败的母亲"。类似地，从自动思维"当初怎么瞎了眼找了这么一个人做老公"出发，通过假设成真式提问得到"我是识人不明"；从自动思维"跟这样的人一起过日子真没劲"出发，通过假设成真式提问得到"我无力改变婚姻的局面"。我们把三个自动思维推导出来的结论概括起来，就可以得到"我是无能的"这样的关于自我的核心信念。

3. 从相反假设式提问中概括

对于中间信念的消极假设部分的提问，通常是应用相反假设提问得出来的。基于求助者原来的行为反应，**相反假设式提问**就是询问求助者如果采取与原有行为相反的行为会导致什么样的结果。比如，我们还是以上面这位求助者为例。

咨询师：你辅导女儿作业，自己很生气，老公却在一旁感到好笑，你当时的反应是数落了他几句。你没有把辅导女儿作业的事情甩给他。

求助者：他不会管的。

咨询师：也就是说，如果你让他来辅导女儿作业，他是不会管的？

求助者：是的。

咨询师：对家里攒下的 20 多万元，你希望还房贷，老公却要买车，你们两个人有意见分歧，你选择了停止讨论。如果你继续讨论的话，会怎么样？

求助者：他不会听我的。

咨询师：也就是说，如果你继续和他讨论，他也不会听你的？

求助者：我想会是这样的。

咨询师：你希望老公早上负责送孩子上学，老公拒绝了，你同样选择了停止讨论。要是你们继续讨论呢？

求助者：没用的，他不会同意送孩子上学的。

咨询师：也就是说，如果你继续讨论，老公也不会同意送孩子上学的。

求助者：是呀！

咨询师：我们把这几种情况概括起来，把它总结为，"如果我试图影响老公，是会遭遇失败的。"你看可以吗？

求助者：可以。

咨询师：如果你用自己的话来表达这个意思，你会怎么说呢？

求助者：如果我想让老公听我的，这是行不通的。

咨询师：这个说法也说得过去，我们就用这句话来代表你的消极假设。

求助者：行。

在上面这段对话中，咨询师针对每个情境的行为反应，提出了相反行为的假设，询问求助者这样做会有什么样的结果，求助者都回答是不会成功的。针对具体情境中行为反应的假设是具体假设，它不是中间信念所要求的一般性假设，因此，咨询师对这三个假设进行了归纳，得出"如果我试图影响老公，是会遭遇失败的"，这句话得到了求助者的认可。鉴于每个人文化程度不同，用词用语习惯不一样，咨询师请求助者用自己的话来表达，这样求助者的话更能代表自己的中间信念。求助者就用了"如果我想让老公听我的，这是行不通的"代表自己的中间信念的消极假设。

在这里附带说明，对于积极假设的归纳更为容易一些，咨询师只需要直接询问求助者，你采取这样的行为会有什么结果就可以了。比如，咨询师可以与求助者逐一讨论，20 万元用来还房贷还是买车、让老公送孩子上学和庆祝结婚十周年的纪念过程中，她选择了停止讨论，咨询师就可以直接问她："如果停止讨论会怎么样？"求助者回答的大致意思是"避免争吵"。对于辅导女儿作业时老公在一旁看笑话情境，求助者骂了老公几句，咨询师问她："如果骂老公几句会怎么样？"求助者回应说："老公就不再笑话了。"咨询师接着问："如果老公不再笑话了，会怎么样呢？"求助者回答："我恢复平静了。"通过讨论求助者采取行为的预期结果讨论，我们就可以归纳出求助者的积极假设："如果不坚持自己意见，夫妻就能避免争吵。"

1.4.3　箭头向下技术

在识别中间信念和核心信念方面，箭头向下技术最为常用。它从求助者最表面的具体想法（自动思维）开始，探索这个想法背后的想法，然后探索后面更为深层次的想法，就这样一步一步探索下去，最后就能发现决定个体所有想法的根源——核心信念。这个过程中如果使用一些特殊的问句，就可以得到中间信念的内容。

箭头向下技术提问句型包括两个部分，前半部分为假设部分"**如果……是对的/真的/真的发生**"，后半部分为结果部分"**意味着什么/会怎么样/是什么意思**"。我们通过一段咨询对话来说明箭头向下技术的应用：

> 咨询师：（询问会怎么样，希望得到一个最糟糕的结果）中午和同事饭后逛街散步，谈到某个话题后停顿下来，你觉得："要是我不说点什么的话，他会不高兴，会影响我们的关系。"如果真是这样，接下来会怎么样？
>
> 求助者：他不高兴，就不想搭理我。
>
> 咨询师：如果他的确不想搭理你，这样下去会怎么样？
>
> 求助者：我会不开心。
>
> 咨询师：（澄清并指示答案方向）不开心是你的情绪感受，我想问的是这件事发展下去，你们之间的关系会怎样？
>
> 求助者：关系变得疏远，以后就不再来往了。
>
> 咨询师：（得到糟糕结果后，询问意味着把什么答案指向自我评价）如果你们真的不再来往，这对你意味着什么呢？

求助者：意味着我不会说话。

咨询师：（澄清并指导）这是你对造成问题的原因的反思，我想了解你对自己的总体看法，也就是你会因为发生了这样的事情后，你会怎样看待或评价自己？

求助者：我不招人待见吧。

咨询师：（确认核心信念）这样说可以吗？我是不招人喜欢的？

求助者：是这个意思。

通过询问假设成真"会怎么样"得到求助者最担心的糟糕结果，然后应用"意味着什么"引向自我评价，最终得到"我是不招人喜欢的"（即不可爱的）核心信念。在此基础上，我们可以通过几个特定的问句得到中间信念的内容。

- 态度：……对你来说，非常糟糕吗？
- 规则：通常用什么方式来避免糟糕的事情发生？
- 积极假设：要是你具体做什么，就能实现目标呢？
- 消极假设：要是你做了什么，你担心的事情就会发生呢？

我们接着看咨询对话。咨询师已经明确求助者的核心信念是"不招人喜欢的"，求助者的中间信念是在社交关系领域，咨询师找到求助者在社交关系领域担心的最糟糕结果——关系变得疏远，以后就不再来往了，以此作为中间信念讨论的起点。

咨询师：（询问态度）两个人关系疏远对你来讲，糟糕吗？

求助者：嗯。

咨询师：（询问规则）你通常会用什么方式来避免这样的事情发生呢？

求助者：我尽量不要让对方不高兴。

咨询师：（澄清并表述为规范句式"我应该/必须……"）是不是可以这样表述"我应当避免惹他人不高兴？"

求助者：是的，不去惹人不高兴就会没事儿。

咨询师：（询问积极假设）具体怎么做，能实现这个目标？

求助者：我让着点对方，注意察言观色就行。

咨询师：（澄清并表述为规范句式）也就是说，"如果我让着他人并注意察言观色，关系就能维系？"

求助者：对，对。

咨询师：（询问消极假设）你具体怎么做，就可能出现你担心的情形——关系变得疏远？

求助者：怠慢他们。

咨询师：（澄清并表述为规范句式）也就是说，"如果你怠慢他人，两人关系就会疏远"？

求助者：是的。

在这里我们讨论了识别信念和假设的方法，如果大家希望了解中间信念和核心信念的识别方法，可以进一步阅读《认知行为疗法入门》和《认知行为疗法进阶》的相关章节。

1.5　评估自动思维和信念

无论是自动思维，还是中间信念或核心信念，认知行为疗法咨询师都是用刻度为0 ~ 100%的观念评定标尺说明求助者相信程度。

在应用观念评定标尺来量化求助者对自动思维和信念的相信程度之前，咨询师要预先告诉求助者：用0 ~ 100%之间的数字来表示自己对某个想法或信念的相信程度（并呈现如下图的标尺）。0表示毫不相信，100%表示完全相信，而50%则表示半信半疑。数字越接近于0就表示自己越不相信，数字越接近于100%就表示自己越相信，相信程度越高，就给出更高的分数，相信程度越低，就给出越低的分数。

下面我们以一段对话来说明如何对自动思维进行评估。

咨询师：（画一个信念程度标尺）我们把信念程度用0 ~ 100%的数字来描述，0就表示一点也没相信，100%就表示完全相信，一点也不怀疑。在 0 ~ 100% 之间就表示不同程度的相信。

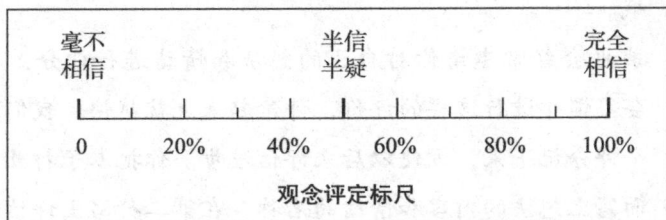

在这个图尺中，左边"毫不相信"表示 0 的相信，就是完全不相信，右边"完全相信"表示你 100% 相信，中间的刻度表示不同的相信程度。很多时候，我们既不是完全相信，一点都不怀疑（100%），也不是完全怀疑，没有一点相信，根据你的相信和怀疑的程度，对你的信念进行评价。

求助者：听起来有点复杂。

咨询师：你可以这样想，如果一个想法不可能有相反的情况出现，就是完全相信，评定为 100%，或者一个想法根本不可能是真的，就是完全不相信，评定为 0，多数情况下，有可能对，也有可能不对。请做出判断，你觉得它对的可能性有多大，越大给的分数就越高。

求助者：我明白了。

咨询师：那么你会对"不能在数学考试上再次失败，再失败的话高考就没有希望了"这个想法的相信程度给多少分？

求助者：100%。

咨询师：这么高？

求助者：我完全相信这件事，事实也是如此，数学考试失败的话，我的高考就完了。

咨询师：好的，你按照自己的相信程度进行了评分。我们以后还会对你的想法进行评分，也会对情绪进行评分。你知道为什么要这么做吗？

求助者：不清楚。

咨询师：评分就是为了帮助你和我了解咨询的进展和效果。看看你的消极情绪指数有没有下降，以及信念的变化情况。

求助者：哦。

咨询师：我也会经常邀请你对自己的想法和情绪进行评分，越往后你越会习惯于进行这样的评价，评价起来也就越快。我们现在把这两个评分记下来，方便以后来评估进步。你把本子打开，在本子后面写上想法的内容和情绪的名称，在第二行写上评估的时间和次数，再记上刚才的评分。

求助者：（照做。）

第2章
心理教育

在心理咨询过程中，为了解答求助者的困惑，或者希望得到求助者合作以推进心理咨询进程，心理咨询师经常需要给求助者介绍心理咨询方面的知识，解释心理咨询原理、说明心理问题成因，必要的情况下咨询师还可能介绍更为广泛的心理学知识。认知行为疗法把给求助者介绍心理咨询知识（和心理学知识）的过程，称为心理教育。

心理教育是心理咨询工作开展的基础。在认知行为疗法实践中，咨询师需要向求助者说明 CBT 模型，通过模型的说明，帮助求助者理解想法决定情绪的认知行为疗法原理，通过模型说明改变认知可以改变情绪，改变行为可以改善问题情境的干预策略。通过这些心理教育工作，求助者理解 CBT 的原理，就能够更好地配合咨询师的工作，双方建立合作的咨询同盟关系。如果得不到求助者的理解和合作，心理咨询就没法取得进展。因此，在心理咨询各阶段（自动思维、中间信念和核心信念）初期，咨询师会有一项重要工作就是心理教育；心理教育取得进展后，咨询师才开始心理干预工作。

心理教育还有一个重要功能就是回答求助者为什么会得心理疾病的问题。许多求助者回顾四周，发现只有自己有这样的心理问题（如强迫症、社交焦虑、抑郁症、双相障碍），他们求助咨询师，希望得到这个问题的答案。如果心理咨询师不能很好地解释求助者为何会有这样的心理问题，以及心理问题是怎样形成的，那么求助者对咨询师和心理疗法可能就会不满意。一旦求助者有不满，会影响心理咨询的推进，求助者可能就会半途而废，在问题没有得到解决的情况下结束咨询。

本章给大家介绍心理教育中的主要内容，包括 CBT 模型的心理教育，CBT 模型中关键概念之间关系的心理教育，心理问题本源的信念形成心理教育，以及心理问题形成过程方面的心理教育。在这些心理教育内容中，尤其要引起大家重视的是心理问题病因方面的心理教育内容。精神分析（或心理动力学）最吸引人的地方就是它能对所有心理问题的成因有一个说法，尽管这些说法不一定会被证实，心理问题也不一定能够得到解决。但对于求助者而言，有一个说法就好像意味着问题能够解决。对于一些疑难心理问题，咨询师在咨询过程中经常会反复给求助者解释心理问题成因和认知行为疗法干预的原理，加深求助者的理解，促进求助者的合作。若需要学习中间信念和核心信念阶段的心理教育内容，大家可以参考《认知行为疗法进阶》的相关内容，在此不再重复了。

2.1 针对症状的 CBT 模型心理教育

认知行为疗法首次咨询性会谈的工作之一，就是给求助者介绍 CBT 的基本原理和干预策略。CBT 的基本理念可以概括为：**想法决定情绪，行为影响后果**。而干预策略可以概括为：**改变想法即可改变情绪，改变行为可以改善问题情境**。给求助者解释 CBT 理论和干预策略最好的方式就是借助 CBT 模型。

用来解释心理问题临床症状的具有代表性的 CBT 模型是流程型认知行为模型（见图 2-1）和基本环式认知行为模型（见图 2-2）。

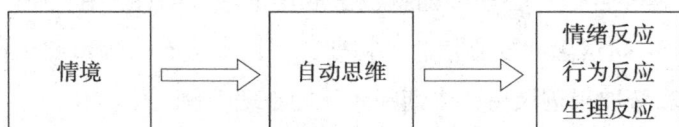

图 2-1 亚伦·贝克的自动思维模型

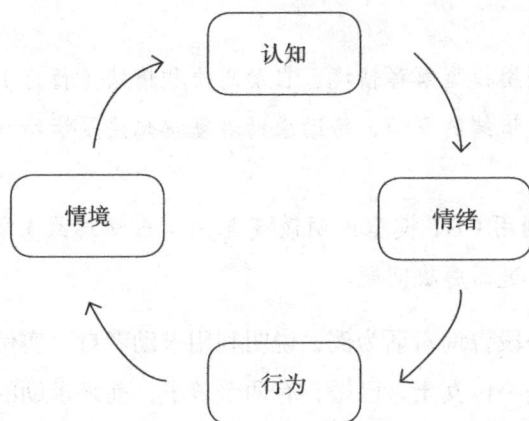

图 2-2　基本环式认知行为模型

就这两个模型而言，前一个模型（见图 2-1）主要说明想法（即自动思维）影响情绪、行为和生理反应（这些反应是求助者心理问题的临床症状表现），它说明了想法是心理问题的直接原因；后一个模型（见图 2-2）则进一步说明了认知、情绪、行为及其后果（新的情境）之间的关系，利用这个模型，除了可以说明想法决定情绪之外，还能解释情绪驱动行为，行为后果构成新的问题情境。

心理咨询师选择用哪个模型向求助者解释认知行为疗法的基本原理呢？一般而言，在咨询初期特别是自动思维阶段，我们只要说清楚想法决定情绪和行为即可，这个时候可以用流程型模型（见图 2-1）。如果我们需要强调行为改变对后果的影响，比如，对于抑郁障碍、焦虑障碍等心理问题的干预，这个时候我们通常会应用环式模型（见图 2-2），这个模型说明不同的行为会导致不同的后果（新的情境）。

2.1.1　具体化技术

心理咨询师通常会用求助者自身的例子说明 CBT 模型，借由 CBT 模型概念间关系来解释 CBT 基本原理和干预策略。从求助者身上找到实例，并利用这个实例进行自动思维心理教育，具体操作流程如下：

- 第一步，具体化与概念化；
- 第二步，用 CBT 模型图示概念化内容（情境—自动思维—情绪—

行为);

- 第三步，利用模型解释情境、自动思维和情绪（行为）之间的关系，说明想法决定情绪的原理，帮助求助者理解想法是情绪和行为等问题的直接原因；
- 第四步，利用 CBT 模型说明改变想法（自动思维）就可以改善情绪、改变行为，进而解决问题。

下面我们以一段咨询对话为例，说明利用求助者自身实例进行自动思维心理教育。求助者是一位女士，已婚，有两个孩子，前来求助的问题是对丈夫不满，主要不满丈夫不会关心人，十几年没有送过礼物，现在丈夫越来越忙，对自己忽略的情况更严重了。她想要离婚，但离婚会伤害孩子，况且夫妻两个人表面上和谐，感情基础也不错。如果不离婚，自己想要的情感关怀和浪漫一点也得不到。她在选择离婚与不离婚上陷入了两难。

咨询师：接下来，我们花几分钟说明认知行为疗法的咨询理念和干预策略，帮助你理解心理咨询是怎样开展的，以及心理问题是怎样得以解决的。

求助者：好的。

咨询师：（具体化）你还记得最近这些天在与丈夫的互动过程中，有让你感到不开心的事情吗？

求助者：有的。

咨询师：（具体化）这是一件什么事情？发生在什么时候呢？

求助者：周二早上，我问老公下周一是什么日子，他回答："不知道。"我告诉他是情人节，然后他哦了一声，就没有了下文。我问他："你不表示一下吗？"他说："都老夫老妻了，情人节没意思，要买东西的话，钱都交给你了，自己买就是了。"说完以后就出门上班去了。

咨询师：（概念化：情绪）老公表示没兴趣并离开后，你是什么样的心情呢？

求助者：我感到生气和失望。

咨询师：（概念化：自动思维）你生气和失望的时候，你注意到自己在想什么吗？

求助者：他太不注重我的心愿，这个人不可救药了，他就是一块木头。

咨询师：（概念化：行为）后来你做什么了吗？

求助者：他都走了，我想也就罢了。

咨询师：晚上他回来后，你没有再提这件事了吗？

求助者：没有。

咨询师：没有再提这事请，你的愿望就没有实现？

求助者：是的。

咨询师：（概述）我们把刚才的内容梳理一下：老公表示对情人节没兴趣并出门后，你产生了这样的想法，他不注重你的心愿，他不可救药，于是你体会到生气和失望的情绪，接下来，你没有继续要求老公，结果愿望没有实现。是这样的一个过程吗？

求助者：是的。

咨询师：（图示）我们把刚才的内容用一个图表示出来（开始在 A4 纸上画，见图 2-3）。

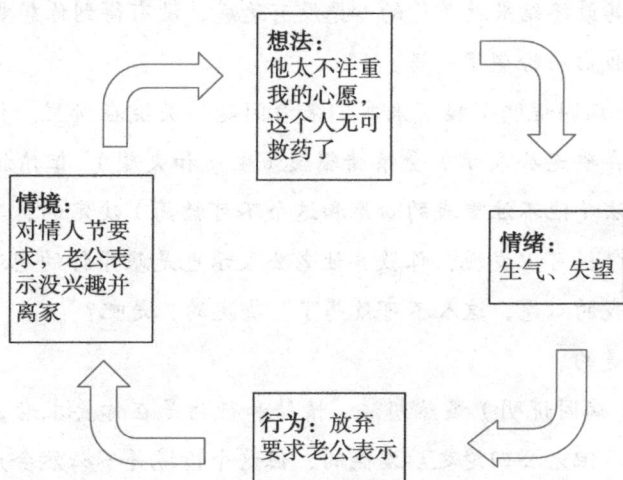

图 2-3　求助者的 CBT 模型心理教育图

求助者：（注视咨询师绘制过程。）

咨询师：（解释 CBT 原理）这是认知行为疗法关于心理问题成因和干预原

理的模型，这个模型中有四个概念：情境、想法（也叫作自动思维）、情绪和行为，我把刚才的内容填在对应概念后面了（见图2-3）。从这个图形中我们可以看到几个要点：1.情境引发想法。这里的意思就是你认为"他不注重我的心愿，这个人不可救药了"，这个想法是在你要求他在情人节给你表示，但他又不愿意表示的情况下发生的。这一点你同意吗？

求助者：嗯，是的。

咨询师：（解释CBT原理）2.想法引发情绪。在这里，是因为你觉得"他不注重我的心愿，这个人不可救药了"，这个想法导致了这样的情绪，换句话说，如果你不这样想，你就不会有这样的情绪了，这一点你能理解吗？

求助者：应该是这样的，我能理解。

咨询师：（解释CBT原理）3.情绪驱动行为。这里的意思是你感到"生气和失望"，于是你不再继续要求老公了。你同意吗？

求助者：（点头。）

咨询师：（解释CBT原理）4.行为产生后果。当你放弃与老公继续沟通后，其最终结果就是你的心愿没有达成，没有得到你想要的东西。

求助者：我白白盼望了一场。

咨询师：（病因说明）接下来我们来看问题的关键在哪里。你的行为（放弃要老公表示）受情绪驱使（生气和失望），但情绪本身又是想法（他不注重我的心愿和这个不可救药）决定的，实际上你仔细分析可以发现，你放弃让老公表示也是基于你的想法"他不注重我的心愿，这人不可救药了"决定的，是吧？

求助者：是的。

咨询师：（病因说明）虽然想法、情绪和行为是在你要求老公在情人节表示但老公回绝之后发生的，但这个情境并不必然会产生后面的想法、情绪和行为。情境并不是这个过程的关键，它只是想法、情绪和行为发生的背景，这一点你能理解吗？

求助者：要是老公同意在情人节表示的话，后面的想法、情绪和行为不就改变了吗？

咨询师：（病因说明）你这么理解是有道理的。只是在心理咨询过程中，我们通常会把情境看成外在的、客观的存在，也就是情境不在我们的控制中。我们只能讨论自己能够控制的东西：我们的想法、我们情绪和我们的行为。在这里，想法决定了情绪和行为。因此，想法是情绪问题和行为问题的原因。你能理解吗？

求助者：是的。

咨询师：（干预策略说明）既然如此，认知行为疗法认为，我们可以通过改变想法来改变情绪和行为。你看，如果改变想法，比如，老公没有意识到情人节的礼物对我很重要，你会有什么样的情绪呢？

求助者：我会有些失望。

咨询师：你还会生气吗？

求助者：不会。

咨询师：如果你这样想，接下来，你又打算做什么呢？

求助者：等他晚上回家好好跟他说说。

咨询师：（干预策略说明）认知行为疗法还认为，改变行为可以改善问题情境。比如，你跟老公好好沟通，聆听他的想法，表达自身愿望，让老公对你的诉求重视起来，最后的结果是什么呢？

求助者：他应该会同意在情人节给我表示。

咨询师：如果他在情人节给你表示了自己的爱意，在未来的日子里你再提出类似需求的时候，他同意的可能性会不会更高呢？

求助者：有可能。

咨询师：这样一来，你刚才提到的情境"你要求老公在情人节表示的时候他不拒绝"的假设就成立了。

求助者：哦。

咨询师：（寻求反馈）你来总结一下，你对心理问题原因的理解，在情境、想法、情绪和行为中，什么是心理问题的直接原因呢？

求助者：想法，因为想法决定情绪和行为。

咨询师：（寻求反馈）总结得非常好，很准确。你还记得认知行为疗法的干预策略是那两个方面吗？

求助者：好像是改变想法和改变行为吧。

咨询师：是的，你说得对。

通过具体化技术，从求助者自己身上找到说明 CBT 基本原理和干预策略的例子，这样的论述方式能让求助者对 CBT 理论有切身体会。要知道，通过一个实例来说明 CBT 原理和干预策略，求助者对此的理解和相信程度肯定是有限的，他们既不可能完全理解，也不会完全相信。在未来的心理咨询会谈中，咨询师还要通过更多实例来增强求助者的理解，增强对 CBT 原理和干预策略的相信程度。也就是说，在心理咨询实践中有必要反复说明和解释 CBT 原理和干预策略。

2.1.2　讲故事技术

咨询师应用具体化技术说明想法决定情绪的时候，由于求助者的具体想法的局限性，他们常常很难理解相同情境中会有不同的想法，不同的想法会带来不一样的情绪体验。在这个特定的情境中，自己只有这样的想法和情绪，很难跳出来考虑到不同想法和情绪的可能性。在这种情况下，咨询师可以讲一些想法决定情绪的小故事，在这些故事里，不同的想法产生不同的情绪体验，也就说明了想法决定情绪的原理。这样做可以强化求助者对 CBT 原理的理解和接受程度。

能够说明想法决定情绪原理的故事很多，心理咨询师在生活中要注意搜集，它们既可以是寓言故事，也可以是生活中发生的实际例子。下面给大家讲几个小故事以便大家参考，一方面它可以用于咨询实践中给求助者介绍 CBT 原理，另一方面也可以是一个范例，你可以在生活中找到更多这样类似的例子。

半杯牛奶隐喻：房间桌上有半杯牛奶，一个人看到只有半杯牛奶，而不是自己希望的满杯牛奶，心里感到失落和不满，转身就离开了。没过多久，又有一个人走进房间，同样看到桌上有半杯牛奶，他感到高兴，他想幸好不是空杯，要是空杯的话，就喝不到牛奶了，自己至少有半杯牛奶可以喝。同样是半杯牛奶，如果我们看到拥有的半杯，心里就会感到开心，如果看到的是空的半杯，就会感到失落和不满。

破财免灾隐喻：有位年轻人带着一笔巨款出门，很不幸在路上被窃，自己落得身无分文。他感到非常懊悔和自责，责怪自己怎么这么不小心让巨款被小偷偷了去，后悔没有带个朋友与自己同行，有个朋友就会更安全些。一个智者看到他心情不好，问明缘由后开导他说："你在把自己的现状与理想的状况相比，希望有朋友陪自己或者自己小心些，这样的想法让你感到懊悔和自责；实际上，你也可以和另一种情形相比，在旅途中遭遇车祸而严重受伤，只能去住院治疗，将花费和你丢失的一样多的钱。你想想看，要是面临这样的情形，你不仅要损失这样一大笔钱，还要承受躯体的痛苦，住院治疗耽误时间，甚至还可能因此而落下残疾。与此相比，你只是损失了一些钱而已，当你开始这样想的时候，你是什么心情呢？"这位年轻人一下感到轻松了许多，甚至感到有些庆幸，幸好自己没有遭遇这样的车祸。

老太太两个女婿的故事：一位老太太膝下无儿，只有两个女儿，这两个女儿都已经结婚成家。大女婿以制鞋卖鞋为生，二女婿以制伞卖伞为业。老太太发现，雨天的时候大女婿的鞋就卖不出去，晴天的时候二女婿的伞就卖不出去。无论是晴天还是雨天，都有人有货物卖不出去。她不知道是该期望晴天好还是雨天好，因此成天为此唉声叹气。有位和尚向老太太化缘后，看到老太太愁眉苦脸的样子，问明缘由后，笑着对老太太说："其实你应该感到开心才对，无论雨天晴天你们家都有人能把东西卖出去，雨天二女婿的伞能卖出去，晴天大女婿的鞋能卖出去。为了两个女婿都能有生意做，是不是既要有晴天也要有雨天才好呢？"听到和尚这样说，老太太满意地笑了。

丢钱的故事：一个小伙子蹲在街角伤心，因为他身上仅有的一千元钱丢了。他知道自己不能这样伤心下去，便站起来往回走，没走多远，他便看到另一个小伙子垂头丧气地蹲在路边。同是不幸的人，他走上去安慰对方。这个年轻人告诉他，自己刚把本月领来的一万元工资给弄丢了，现在身上分文没有，这个月的生活花销不知道该怎么办。他一边安慰对方，一边在心里感到一些安慰：和对方丢失了一万元相比，自己只是丢了一千元而已，他却已经没有生活费了，而自己还有。

三周后考试的生活事件：周三，班主任老师宣布，三周后举行期末考试。听到老师宣布后，班上的小丽同学感到非常焦虑，她担心没有充分时间用来复习，考不好对不起父母的期待，她的同桌雯雯的表现则不同，她没有感到焦虑反而却是有些开心，她知道期末考试之后就放假了，也就不用天天上学念书了。

2.1.3　相反假设技术

为了让求助者理解想法决定情绪，也可以在求助者切身体验的想法和情绪的基础上，提出相反情绪体验的假设，询问产生这种情绪的想法内容。或者是有相反想法的时候会有什么样的情绪体验。

有位先生因为长期咳嗽而去医院治疗，经过医生诊断发现其得了肺癌，预计还有 6～12 个月的生存时间。得知检查结果后，他知道自己命不久矣，便陷入深深的抑郁情绪之中。咨询师确定自动思维和情绪后，应用相反假设技术去引导他认识到想法决定情绪而不是患病本身。

咨询师：得知自己得了肺癌只有 6～12 个月的时间后，你觉得自己活不久，感到绝望？

求助者：嗯。

咨询师：我在想，如果有个人和你情况相同，同样得了肺癌，也只有 6～12 个月生命了，但他却感到开心。你觉得他会是怎么想的呢？

求助者：会不会是因为生活压力太大，死亡使他解脱？

咨询师：有道理，生活压力太大，死了也就不用承受这些压力了，感到开心看起来也很合理。另外，我想在相同的情况下，有人认为自己还有 6 个月能活，有充足时间做好后事的安排，你觉得他会有什么样的情绪体验呢？

求助者：感到平静吧。

咨询师：很有道理。从我们刚才的讨论来看，得了肺癌只有 6～12 个月的生命期限，这是客观事实，不论你知道还是不知道，对吧？

求助者：是的。

咨询师：无论你怎么期望，这个事实也不太可能改变，是不是？

求助者：是。

咨询师：得知这种消息后，我们刚才讨论了三种想法和情绪：一种想法是你的，自己活不久了，体验到绝望的情绪；第二种想法是生活压力太大，死了可以解脱，体验到的是开心；第三种想法是自己还有 6 个月时间可活，有充足的时间做好后事安排，体验到平静的情绪。从这里可以得到什么样的结论呢？

求助者：情境是客观的，想法不同情绪就不同。

2.2 针对症状的 CBT 概念关系心理教育

在心理咨询过程中，求助者可能会对 CBT 模型和概念关系的理解产生偏差，但这种偏差会影响到心理咨询干预的效果。在这种情况下，咨询师就有必要就 CBT 模型中的概念、概念之间的关系进行心理教育。

2.2.1 区分情境与认知

在心理咨询过程中，我们经常发现求助者对于情境的描述常常掺杂着认知内容。求助者填写自动思维监控表（即三栏表）时，描述的情境往往包含对情境的分析和解释等认知内容。

有求助者这样描述情境："再次去医院见到医生，感觉和他有距离，不像之前那样轻松自如。"在这里，"再次见到医生"是对情境的客观描述，但"和他有距离"则属于认知（即自动思维），它是对情境的解释，不属于情境。再如，求助者这样描述情境"因为同学举报，上课报名被拒"，在这里"报名被拒"是对客观情境的描述，而"因为同学举报"是对情境的分析，这属于认知（即自动思维）。

有些看起来是认知内容，实际上是情境。

有求助者是这样填写三栏表的：情境是"在书桌前玩手机"，自动思维是"还有两周就要考试了，还有很多书没有看，考研肯定完蛋了"，情绪体验为"焦虑"。自动思维中"还有两周要考试了"不是求助者体验到焦虑情绪的直接原因，它不是自动思维；让求助者感到焦虑的是因为"还有很多书没看，考研肯定完蛋了"的想法，这个想法才是自动思维。

情境的作用是引发自动思维，情境是客观的存在。因此，在这里"书桌前玩手机"并不是引发自动思维的原因，不是情境，实际上"想起了还有两周就要考试了"才是情境。正是因为他想到还有两周就要考试，才引发了"很多书没有看，考研肯定完蛋了"的想法，从而体验到焦虑情绪。

把情境误认为认知在强迫思维的咨询会谈中很常见。有位强迫症求助者经常会出现"自己可能会早死"的想法，然后他"幻想自己是神仙不会死"来加以对抗。求助者可能在各种情况下产生这样的想法，在吃饭时、与人聊天时、乘坐地铁时等。在对这种情况的概念化过程中，不少咨询师往往会把"自己可能会早死"当作自动思维，实际上，它是情境。这个情境应当表述为"想到自己可能会早死"，既然如此，那自动思维又是什么呢？实际上，自动思维是"自己可能真的会早死"，在这个自动思维的影响下，他才会采取"自己是神仙不会死"的幻想来加以对抗。

关于情境和认知的区别，我们可以这样来总结：**情境通常是一种客观的存在，情境的作用在于引发自动思维，情境不直接引发情绪；认知（即自动思维）是对情境的分析、解释和说明，认知直接引发情绪和行为反应。**

2.2.2　区分事实与想法

认知行为疗法基于证据或事实修正求助者的歪曲想法（或信念），如果求助者（甚至有些时候连咨询师自己）无法区分想法与事实，把想法当成事实，求助者的认知歪曲就无法修正了。

求助者经常把对客观情境的解释当成事实。比如，有求助者给咨询师报告说女友对他很不耐烦，实际上对方仅仅是没有看着他说话而已。在这里，对方没有看着他说话是事实，他把这个事实解释为女友对他很不耐烦。再比如，"有人闯进我的房间"，这也不是事实，这是他对客观情境的解释，事实上她只是"听见窗户发出咔咔声"。

求助者也经常把对未来的预期当成事实。求助者认为自己找不到工作了，便不愿意去找工作。他预计不会找到工作，就认为这是事实，既然事实如此，自己也就没有必要找工作了。有时咨询师也会把求助者的想法看成事实。比如，咨询师建议抑郁症求助者外出散步 30 分钟，求助者表示自己做不到，这个时候咨询师就退让说，你下楼散步 15 分钟可以吗？在这里，求助者说自己做不到散步 30 分钟，这只是一个想法并不是事实，因为他并没有去实践过，当求助者说自己做不到的时候，咨询师接受了求助者的想法，也把求助者的想法当成事实，然后建议散步 15 分钟。

求助者也经常把自我评价当成事实。比如，自己很笨、不会说话，容易得罪人等。这些都不是事实，只是自我评价或者他人对求助者的评价而已。

什么是事实呢？**事实就是客观发生的事情（发生在特定时间地点），是一个客观的存在**。比如，求助者表示做不到散步 30 分钟，这些不是事实，只是想法而已，或许个体存在支持想法的事实。求助者在过去某个时间想出去走走，结果下楼后没走出小区就回来了，这就是事实。求助者不会找到工作也不是事实，只是一个想法，事实是过去一年里投递了上百份简历，都没有找到工作。同样地，自己不会说话也不是事实，只是想法，真正的事实可能是曾经发生过自己说话让他人不开心的事情，也可能是有家人或其他抱怨自己不会说话等。

什么是想法呢？**想法就是基于客观事实的分析、解释、推论和评价，等等**。女友没有看着我说话是事实，而女友不耐烦就是想法，它是对女友没有看着我说话的分析。求助者不能散步 30 分钟同样是想法，事实是过去曾经出去散步，没出小区就折返回来。

既然想法不同于事实，那想法和事实的关系究竟是什么呢？**想法与事实的关系是它在多大程度上符合事实，如果想法能够得到充分的事实支持，这种想法就是有效的**。但是，不论想法在多大程度上与事实吻合，想法都不能成为事实。

2.2.3 情绪与行为关系

CBT 模型主要有情境、认知、情绪和行为四个概念，认知行为疗法常用这四个概念及其模型来解释说明心理问题的原因和干预策略。但在抑郁障碍和焦虑障碍的咨询治疗过程中，常常会聚焦情绪和行为之间的关系。这个关系表现为情绪驱动行为和行为影响情绪两个方面。

就情绪驱动行为而言，焦虑情绪会驱使求助者做出某种行为。比如，一位恐惧狗的求助者，在小区远远地看见狗就会体验焦虑情绪，焦虑驱使她做出回避行为。类似地，一位有强迫洗涤行为的求助者，每当碰触门把手等他人触碰过的物件，就会感到焦虑，这个焦虑驱使她去洗涤，过一会儿她又会感到焦虑，接下来重复洗涤。同样地，一位广泛性焦虑症求助者，她会因为孩子出门感到焦虑，焦虑便驱使她反复与孩子电话联系确保自己知晓孩子是安全的。对于抑郁情绪而言，抑郁情绪则会对行为有阻碍作用，妨碍求助者做出积极行为。当求助患者处于抑郁状态的时候，就什么事情都不想做，包括学习工作、人际交往、体育锻炼和娱乐活动等。

就行为影响情绪而言，对抑郁求助者来说，行为激活（即用积极行为替代消极行为）能够改善抑郁。咨询师会建议抑郁求助者说，如果他能够采取一些积极的活动，比如，出门走走、与人聊天说话等活动，就能够让自己的情绪改变。对于焦虑障碍而言，暴露和安全行为阻止能够降低焦虑情绪。咨询师会对恐惧狗的求助者说，往前走别回避，待在那里，焦虑情绪会慢慢降下来，担心的事情也不会发生。对于强迫洗涤的求助者，她可以故意去碰触脏的东西，不反复洗涤，焦虑也会下降。

在焦虑和抑郁障碍的咨询中，能够清楚地说明情绪和行为的关系，对于推进心理咨询的进展非常有必要。

2.3　核心信念与自动思维和中间信念关系的心理教育

咨询师对求助者应用 CBT 模型，并且对其进行心理教育，主要目的是让求助者理解其心理问题的症状（情绪问题、行为问题和生理问题）是由认知（即自动思维）直接决定的，解决这个问题的途径是改变认知和改变行为两种策略。

对于求助者心理问题如何形成，为什么自己有心理问题而其他人没有这样的问题，前面所述的 CBT 模型对此没有予以解释和说明。实际上求助者对自己为什么会有这样的问题非常感兴趣，凭着这样的兴趣和自我探索的愿望，许多人投入精神分析学派（也称心理动力学派）的怀抱，因为精神分析声称能够治本，并且对一切心理问题都能给出解释。

抛开表面的概念体系和一些细枝末节的内容，精神分析学派（或心理动力学派）的观点概括起来就是：（1）过去决定现在，现在是过去之和，所有心理问题都是源于过去，特别早期的童年创伤；（2）心理动力是个体发展或成长驱力，无论这个动力是力比多（生物性驱力）还是对客体关系（即人际关系）的追求，心理动力受阻变形就表现为心理问题，如焦虑障碍、抑郁障碍、成瘾障碍、人格障碍等；（3）分析性解释是解决求助者心理问题的主要策略，只要求助者理解心理问题真相和形成过程，求助者就可以从旧有模式束缚中解脱出来，因此精神分析师的主要工作就是聆听求助者的讲述，必要时应用精神分析理论进行分析。

实际上，认知行为疗法和精神分析一样，也能对于求助者心理问题表现和形成原因进行解释，同样把求助者心理问题根源追溯到童年时期。认知行为疗法对心理问题本源的心理教育能够帮助求助者理解心理问题本源是什么，它为何在当下（不是更早或更晚的时期）表现为具体心理问题（而不是其他类型的心理问题）的。

鉴于认知行为疗法非常强调通过证据检验想法修正求助者歪曲认知，进而解决求助者的临床症状，不太重视对求助者心理问题本源和心理问题形成过程的心理教育工作。为了解答求助者对其自身心理问题形成过程的困惑，使得求助者更加配合咨询，巩固咨询关系和推进咨询进展，咨询师需要重视这方面的心理教育工作。

前面提到的两个模型（图 2-1 和图 2-2），从时间维度来说都只涉及现在，描述求助者当下的临床症状（情绪、行为和生理问题），以及引发这些问题的当下外部因素（情境）和内部因素（认知或自动思维），无关乎过去或未来。如果认知行为疗法仅探讨现在，不涉及过去，特别是过去如何影响现在，这样的模型就是没有深度的。幸好，认知行为疗法发展到现在，认知行为疗法有了包含现在和过去的理论模型，最具有代表性的模型就是亚伦·贝克的 T 形认知行为疗法模型（见图 2-4）。

在贝克的这个模型中，认知观念被分为三个层级：自动思维、中间信念和核心信念，如果我们回头看看艾利斯的情绪 ABC 模型，就会看到贝克理论模型的革命性创造。在艾利斯的模型中认知部分被描述为"不合理信念"，经过心理咨询修正后，求助者用"合理信念"替代"不合理信念"，一旦成功替代，求助者的问题便得到解决。

```
┌─────────┐        ┌─────────┐        ┌─────────┐
│         │   ⇒    │         │   ⇒    │ 情绪反应 │
│  情境   │        │ 自动思维 │        │ 行为反应 │
│         │        │         │        │ 生理反应 │
└─────────┘        └─────────┘        └─────────┘
                        ⇑
                   ┌─────────┐
                   │         │
                   │ 中间信念 │
                   │         │
                   └─────────┘
                        ⇑
                   ┌─────────┐
                   │         │
                   │ 核心信念 │
                   │         │
                   └─────────┘
```

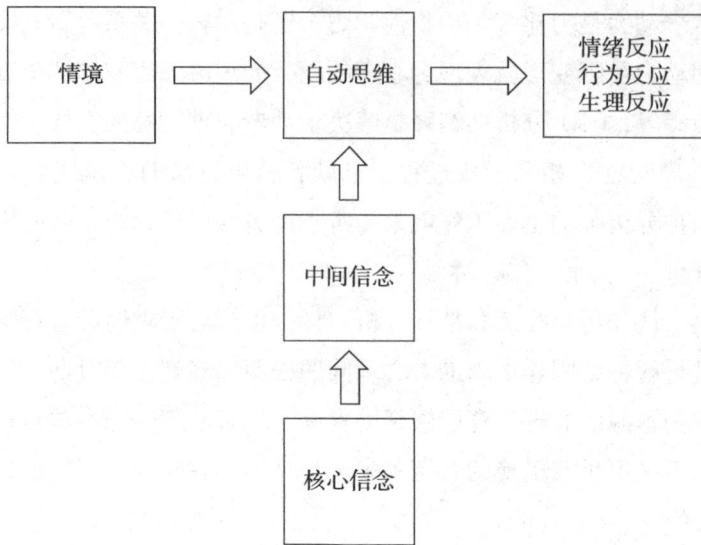

图 2-4　亚伦·贝克的 T 形认知行为疗法模型

　　艾利斯的理论中的"不合理信念"或"合理信念"实际上相当于贝克模型中的"中间信念"部分，如果把贝克的模型与艾利斯的模型相比，贝克模型实际上是把认知观念一分为三：自动思维、中间信念和核心信念。自动思维关乎的是现在时间维度，是指求助者在当下具体情境中所产生的想法，它直接影响此时此刻的情绪体验和行为反应。核心信念关乎的是过去时间维度，它是在童年时期经历一系列事情的过程中所形成的关于自我、他人和世界的一般性、概括性的认知评价。核心信念一旦形成，它就持续起作用，影响着自动思维的内容。中间信念是指求助者在具体生活领域的为人处事方式背后的认知观念，它是求助者在面临具体问题之前的心理预案：遇到任何问题之前，就准备好这样去做。

2.3.1　核心信念决定自动思维的心理教育

　　在自动思维阶段的会谈中，对于某个特定的会谈议程，咨询师应用认知行为技术干预，证明自动思维是歪曲的，也帮助求助者找出了新的想法（即替代思维），但求助者却依然选择相信原来的想法，对替代思维表示质疑。在这种情况下，心理咨询师用心理教育的技术，向求助者说明其自动思维由核心信念决定，求助者对于原有自动思维的坚持实际上是核心信念没有改变的表现。一旦求助者对于自动思维和核心信念之间关系有了领悟和认识，可以增进自动思维阶段的会谈效果。

有位求助者，她是一位中学老师，两年前被班上的学生投诉说自己体罚打骂学生，校长和年级主任为此来找她谈话，她受到了校长和年级主任的批评。这位老师当时没有替自己辩解，对此事后非常后悔，经常想起这件事，一想起这件事就难受。她一直想找校长解释，但又不敢去找校长，担心校长说这件事情已经过去这么久了，现在来解释是什么意思？

鉴于找校长解释这件事对求助者而言危险性比较大，求助者不敢去问，咨询师就与求助者讨论生活中还有没有类似的事情：需要和他人解释但又担心他人抱怨或指责。求助者想到两周前和同事一起吃饭，说好的 AA 制，费用大家均摊，自己忘了及时支付费用，而是过了两天才想起来，当把费用给付钱者时，对方没有什么表情，一副不在意的样子。她事后回想对方的表情，认为对方肯定对自己有看法，当时应该解释一下，可迟迟没有开口。

咨询师以此事为例进行讨论，咨询师应用发散思维技术讨论对方当时没有什么表情，有些什么样的解释？求助者认为对方有不满，但没有表现出来。咨询师帮助她想到自己或家人处于对方情形下会有什么样的想法呢？求助者想到了其他解释：费用不高，给不给都没关系；相信对方只是忘了，想起来后肯定会给的；对方不会给了，自己做好了这样的思想准备；心里很不高兴，讨厌那些占小便宜的人。

经过讨论并结合过去和那位同事相处的经验，咨询师和求助者得出"费用不高，给不给都没有关系"的替代性想法，虽然得到这样的结论，求助者对原来的自动思维"对方对自己不满，但没有表现出来"的相信程度依然较高。按照发散思维，我们得到了两个相信程度高的解释，一个是原来的自动思维，另一个是刚才提到的替代思维。在此基础上，咨询师邀请求助者去验证，那个想法是真的或者说真相是什么。

求助者询问那位同事，得到那位同事的回答："知道她肯定会给自己的，耽误几天给很正常，可能是事情多忘了，晚点给没什么大不了的事。"对于这个结果，求助者感到很意外，有些惊喜。可事后，她认为对方是为了安慰她而故意这样说的，对方对自己的行为实际上是非常介意的。

自动思维经过事实检验之后，求助者依然坚持类似的观点，这种情况下比较适合应用心理教育技术。对这位求助者而言，原来的自动思维是" 对方对自己不满，但没有表现出来"，得到对方答复后，她的自动思维是"对方是为了安慰她而故意这样说的，对方对自己的行为实际上是非常介意的"。这两个自动思维中有一个共同的内容是"对方对自己有不满的"。很显然这个内容没有得到证据支持，她实际上来自求助者的核心信念。

为此，咨询师应用箭头向下技术识别了求助者的核心信念"我是不可爱的"，咨询师对核心信念进行了解释说明后，求助者同意自己的核心信念就是"我是不可爱的"。接下来，咨询师把贝克的 T 形认知行为疗法模型（见图 2-4）给她看，让她看到自动思维是由两个因素决定的，一个是情境，另一个是核心信念。然后，询问两个自动思维的共同部分"对方对自己有不满"这个观念是来自情境还是核心信念呢？求助者发现，这个想法与核心信念有高度的一致性，明白这个想法来自于核心信念。

当求助者理解自动思维来自核心信念而非对现实情境的真实反应后，咨询师给求助者解释了核心信念通过认知歪曲机制来维护自己，咨询师拿出认知歪曲一览表，询问求助者的自动思维属于何种认知歪曲类型，求助者经过比较后发现，自己的认知歪曲是读心术这个类型。

经过这样的心理教育过程，求助者对于"对方对自己有不满"的想法的相信程度有显著的降低。当然，这样的心理教育工作不止进行这一次，在后来的咨询会谈中，特别是涉及与他人互动的场景中，心理咨询师通过发散思维等认知技术，通过证据或事实纠正求助者的认知，降低她对自动思维的相信程度后，咨询师继续应用心理教育技术给求助者解释自动思维由核心信念决定的观点，并且让求助者经常性的复习这样的观点，非常明显地降低了求助者对自动思维的相信程度，提高了咨询会谈的结果。

2.3.2 中间信念和核心信念关系的心理教育

中间信念阶段的咨询过程可以包含中间信念识别、新信念提出和新信念巩固等三个环节。在这三个环节里，旧有中间信念的识别和新中间信念的提出需要的会谈时间和次数不多，中间信念的会谈在多数时间里都聚焦在新中间信念的巩固上。

在新信念巩固环节，求助者需要将新信念应用到问题情境中，这时咨询师可能会发现尽管得出了新信念，但求助者对旧信念（及其行为方式）非常留恋、非常依赖，不敢放手尝试新中间信念（及其对应的行为方式）。在这种情况下，咨询师可以对求助者进行中间信念和核心信念关系的心理教育，让求助者认识到：（1）原有中间信念和补偿策略仅仅是为了保护原有的负性核心信念，并非对当前客观现实的反应；（2）原有中间信念和补偿策略只是成长过程中的经验反应，面对当今变化了的客观现实，我们需要尝试更有效的行为方式。

一位30多岁的家庭主妇求助者来我们的心理咨询中心，诉说了自己的问题和痛苦。求助者说，6年前老公被单位派遣到外地工作，她发现在此期间老公有加各种女人微信的行为，其中最恶劣的是和一位比他大10多岁的女人聊天，两个人话语暧昧，但并未肉体出轨。知道此事后，求助者和老公大吵一场，老公跪地求得原谅。自那以后，求助者便一直对老公不放心，在老公宿舍安装监控录像，监视其一举一动，只要老公离开宿舍，就会打电话找他，不接电话就会崩溃（虽然老公很少出现不接电话的情况），基本上每天都要打10~20个电话。

妻子为了监控老公，夜里每隔一定时间就要醒来，看监控，看老公在干什么，整个晚上要醒来查看监控四五次，每晚睡眠时间只有4小时多点，睡眠状况非常糟糕。她整天都怀疑老公会不会出轨，幻想有个坏女人会破坏自己的家庭，幻想老公会不会喜欢上别的女人。

求助者对自己的婚姻有着强烈的焦虑感，咨询师通过可能区域、发散思维等认知技术，以及放松训练和增进夫妻关怀的技巧，让求助者的焦虑情绪有了显著好转。进入中间信念阶段后，咨询师应用箭头向下技术识别了求助者的核心信念和中间信念，得到这样的结果（见表2-1），并在自动思维阶段积累证据的基础上，提出了新的中间信念："如果能够相互关怀，便能保持夫妻之间的爱。"

表2-1 求助者的核心信念和中间信念

核心信念	（关于自我）我是没有魅力的 （关于他人）他人是坏的
中间信念	（态度）配偶背叛是很糟糕的 （积极假设）如果我盯紧点，老公就不会犯错 （消极假设）如果我放任，老公就会犯错 （规则）我应该看紧些，不要让老公犯错

求助者在新信念的指导下，注意关注老公的需求，满足老公的心愿，老公对自己的关心也多了起来，两个人感情越来越好。最近老公又要去外地工作一段时间，求助者又开始焦虑了，晚上不能好好睡觉，老公不在宿舍又要打电话追踪。给人的感觉就是，这段时间的咨询白做了，一切又回到了从前，求助者对此感到非常挫折。

咨询师一方面指导求助者应用新信念"如果能够相互关怀，便能保持夫妻之间的爱"，在新信念的指导下，进行夫妻之间的互动，另一方面应用心理教育技术给求助者解释，这些焦虑并非来自于现实（即老公存在出轨背叛的现实可能性），而是负性核心信念和原有中间信念被激活的结果。

咨询师引导求助者回顾负性核心信念和中间信念形成过程。求助者发现"自己没有魅力"和"他人是坏的"这些信念源自父母的婚姻问题；小时候，父亲因为长得帅，经常与镇上的各种女人暧昧，母亲经常带上自己去捉奸。求助者认为自己没有魅力，他人特别是男人是坏的，这些看法实际上是从父母的婚姻得来的。求助者想要找一个没有魅力的（如丑的、胖的）、缺乏性能力的男人做老公，这样会安全些，一个没有魅力和性能力的男人不会招惹别的女人。求助者也发现，警惕策略（盯紧老公）实际上也是来自父母婚姻的经验；小时候跟着母亲去捉奸，习得了对男人的警惕和不放心。对求助者而言，当她发现老公与别的女人密切互动的时候，警惕策略就会被激活，就会觉得有必要监控老公，如果自己放松警惕的话，老公就可能出轨。

咨询师向求助者分析中间信念（补偿策略）与核心信念的关系，告诉求助者说，采取警惕策略盯紧老公，是因为求助者觉得自己是缺乏魅力的，但事实上她自己是有魅力的，人不仅长得漂亮也有修养，喜欢她的异性也不少；求助者觉得他人是坏的，这里不仅单指男人（尤其是老公）是坏的，也包含说女人也是坏的（要来勾引自己的老公），实际上，她老公的品行是正直的，身边的女人的品行大多也是好的。

咨询师让求助者看到警惕策略是基于负性的核心信念（关于自我和他人）而不是基于对现实情况的评估。虽然过去这段时间的咨询取得进展，夫妻关系改善，焦虑情绪也有好转，但老公再次出差，又激活了她原有的中间信念和核心信念，引发了她的焦虑情绪。

这些焦虑情绪并非由实际危险引起，自然也没有必要像过去那样采取盯梢的行为方式，这样的行为方式仅仅是源于过去的负性核心信念和中间信念（和补偿策略）。实际上，他们夫妻之间经过这段时间的互动，也增加了彼此的信任感和关心程度，求助者可以放弃原有模式，采用相互关心和相互表达爱的方式来建立信任关系。

经过咨询师的心理教育，求助者意识到自己的焦虑来自于负性核心信念被激活，自己想要看紧老公的行为方式来自于过去的补偿策略，从现实状况看，这样的焦虑没有必要，采用这样的行为方式也是没有必要的。有了这样的认识，求助者的焦虑情绪显著下降，虽然没有达到 0 的水平，但求助者能够忍受；她虽有监控老公的冲动和行为，但打电话和看监控视频次数大幅度减少。她明白自己需要做的事情是多相互关心和相互表达爱。

2.4 心理问题形成过程的心理教育

寻找心理咨询的求助者，多数人都对自己为什么会出现心理问题非常有兴趣，希望能够从心理咨询师这里得到一个合理的解释。虽然通过应用横向概念化的方式，咨询师给求助者说明了在当下问题的情境中，认知是情绪和行为问题的原因。但是我们也都明白这样的认知歪曲肯定不是随机出现的，也不是现在才有的，它一定有一个发生发展的过程。简单来说，我们都同意心理问题应当是在过去某个时间段内形成的，现阶段才表现出来。这样的看法实际上就是过去决定现在的观点。精神分析之所以对求助者的童年和原生家庭感兴趣，它就是坚持过去决定现在，现在存在的任何心理问题都源于个体的某个成长阶段。

和精神分析一样，认知行为疗法也认可"过去决定现在"的观点，相信心理问题的产生一定早于心理问题呈现出来的时刻。举个例子来说，一个人出现强迫症症状，无论他是 18 岁出现，还是 38 岁出现，强迫症的内在因素在他早年就已经形成。早年就已经具备心理问题的内在因素，之所以没有立刻显现出来，这是因为缺少必要的外部因素配合。一旦外部因素具备，求助者就会表现出临床症状来。这个外部因素如果出现在 18 岁，求助者 18 岁时就表现出强迫症状；如果出现在 38 岁，38 岁时就表现出强迫症状。

当我们向求助者说明心理问题的成因的时候，如果按照某个理论（无论是认知行为疗法，还是精神分析，或是其他疗法）观点，我们发现求助者的心理问题的根本原因其实是相似或有限的。一方面，心理问题的症状丰富，另一方面，心理问题的根本原因有限，求助者各种各样的心理问题如何从少数的几个心理问题的根本原因中演变而来呢？比如，对于同样都是"我是无能的"核心信念的求助者，为什么有的人得了强迫症，有的人得了社交焦虑症，有的人得了抑郁症，还有人得了回避型人格障碍呢？

一个具有强大解释力的理论要做到这些：不仅要说明心理问题如何从早期形成，为何到现在才显示出来，还要说明为何几个有限的病因却演化为不同类型的心理疾病来。**精神分析能够予以解释，认知行为疗法也能解释**。只是在过去的咨询实践中，认知行为疗法更注重实证，会过多地强调认知行为改变技术的应用，而忽视心理教育的作用。现在我们需要重视起来，应用心理教育技术解释心理问题的形成过程，解答求助者的困惑，使得求助者对自己的心理问题症状产生理解和领悟，这样做不仅能够维护咨询关系，也能推动心理咨询进展。

2.4.1　基于赏罚后果形成的内在人格缺陷

昭良心理机构曾接待过这么一位求助者，女性，26 岁，硕士研究生毕业，刚入职场工作。她目前的问题是：（1）遭遇挫折或问题容易哭泣；（2）不想和父母沟通交流，容易烦躁；（3）在人际关系上，她不敢拒绝别人，尽管自己已经有很多事情要处理，但只要别人提出请求，她从不拒绝；（4）她不主动邀请朋友出去玩儿，大家一起吃饭的时候从不点菜，怕自己点不好，别人说闲话；（5）对自己的男友，她不提要求，担心男友会离开自己。

在求助者描述的五个临床症状中，有四项（2 ~ 5 项）与人际关系有关，两项（1 ~ 2 项）描述的是求助者的情绪症状（哭泣和烦躁）。从 3 ~ 5 项人际互动（与同事、朋友和男友相处）中，我们可以发现求助者存在明显的顺从行为模式（顺从补偿策略），也就是按照他人意愿行事，忽略自己的感受和利益。

很显然她的顺从行为模式是她今天处理人际关系问题的根源。她的顺从行为模式没有照顾到自己的需要和诉求，没有做到自身需求或利益和他人需求或利益的平衡，最终结果就是自己吃亏，自己无力维护职场关系、朋友关系和恋爱关系，体验到抑郁情绪（如哭泣、烦躁）就很自然了。

求助者的顺从行为模式是怎么形成的呢？按照认知行为疗法的观点，在童年和少年时期求助者与重要他人互动以及经历一系列生活事件最终形成核心信念和补偿策略（即中间信念）。

具体来说，求助者在能够挣钱养活自己之前，都要依靠养育者（父母或其他人）提供其成长所需要的物质、精神和心理滋养。养育者对求助者言行表现的反馈（也就是求助者各种言行的后果）反过来影响求助者对于自我、他人和世界的认知。随着年龄的增长，求助者逐渐走出家庭，进入社区、学校、社会，在这些环境里，与周围的人或群体互动，他人或群体对他的反应进一步塑造了求助者对自我、他人和世界的认识。在与重要他人和身边的人打交道的过程中，经历一系列事件的过程中，求助者累积了对自我、他人和世界的认识，通过进一步的概括和抽象加工，求助者也就形成了关于自我、他人和世界的核心信念。

一方面，养育者和生活中的他人影响求助者；另一方面，求助者也在尝试各种应对方式与他们互动，以期得到自己想要的东西，包括物质的、精神的或是心理的。求助者经过多种尝试最终发现有些策略是有效的，这样的策略就延续了下来，就形成了补偿策略，有些策略低效或无效，这样的策略就被抛弃了。

养育者对求助者言行的反应，可以简化为"认可"或"不认可"两种反应模式。具体来说，当求助者的表现符合养育者期待时，用奖励或表扬等方式反馈；当求助者表现不符合期待时，就用惩罚或批评等方式反馈。因为求助者需要表扬而不是批评，在养育者的奖励或惩罚的塑造中，求助者会学到能获得表扬的行为方式，这个方式就是我们前面所说的补偿策略。

像我们前面提到的这个求助者，她在与同事、朋友和男友互动的过程中采用顺从的行为方式，遵从他人意愿而忽视自身需要，这样的行为方式是可以追溯到童年时期的，与父母相处的过程中，与班上同学相处的成功经验里。小时候她在各个方面都很优秀，爸爸经常在其他家长面前炫耀她聪明，说自家孩子不怎么读书都能考出好成绩。她知道父亲对自己的成绩很在乎，为了能让父亲高兴，父亲高兴了也就能满足自己的心愿，于是她选择了努力学习。在小区与其他小朋友玩耍时，在学校与同学相处中，选择忍让他人，顺从他人的行为都得到了鼓励。这样一来，她形成顺从行为模式就是非常自然的事情了。

需要说明的是，养育者对求助者言行的认可或不认可，在不同的家长中有着不同的模式：第一种是表扬（认可时）或批评（不认可时）；第二种是表扬（认可时）和没有表扬（不认可时）；第三种是没有批评（认可时）和批评（不认可）的模式。

养育者和其他重要他人对求助者言行的认可（可能表现为表扬，或没有批评），都让求助者认识到自己的行为方式是有效的，进而形成补偿策略。我们要知道，当他们对孩子的言行不认可（可能表现为批评，或者没有表扬），这意味着他们对求助者的否定，进而形成求助者的核心信念。

我们刚才提到的这个求助者，她知道可以通过取得好成绩来取悦父亲，但自己并不总是能够让父亲满意，而父亲对自己还很苛刻，动不动就用"激将法"的方式说一些冷嘲热讽的话来打击自己。父亲对求助者而言，当然是重要的，父亲的批评和否定是不用怀疑的，在父亲的批评和否定之下，求助者形成了"我是无能的、不可爱的"核心信念。在这种顺从他人（家长、老师、小朋友、同学）的过程中，她也逐渐形成了"他人是重要的"核心信念。

简而言之，求助者在童年和少年时期，在与重要他人的互动过程中，他们对求助者认可和不认可的反馈，使得求助者形成了负性核心信念和与之相适应的补偿策略（即行为方式）。按照认知行为疗法的观点，人格就是核心信念和补偿策略所构成的统一体，这表明早年所形成的具有负性核心信念和补偿策略的人格是内在的（相对于外部环境因素而言）、有缺陷的（相对于健康的人格而言），它是由重要他人通过赏罚反馈所塑造的。

心理咨询师为求助者说明这个原理的时候，一方面，要注重搜集求助者童年经验的相关证据；另一方面，还要聆听求助者对这个解释的理解和接受程度。当然这样的分析解释工作，通常要耗费数次会谈时间，在这数次会谈时间里，求助者尝试回忆更多的童年和少年时期的经验，咨询师结合经验讲解和说明，增进求助者的理解和相信程度。

2.4.2 外部环境改变导致补偿策略失效

由负性核心信念和相应补偿策略构成的人格有着内在的缺陷，但它不意味着立即表现出心理问题，这是因为求助者的补偿策略在形成时期是有效的，能够有效应对周围环境的挑战，因为这些策略就是在这个环境中形成的。随着求助者的长大，环境对求助者的要求越来越高，求助者需要充分发挥原有补偿策略功效加以应对。直到某一天，外部环境的变化超出求助者补偿策略所能应对的程度，补偿策略不再能够解决当前的问题（环境挑战），求助者的心理问题就表现出来了。

对一个通过努力策略来维持自己学习成绩优势的学生来说，这个策略在他小学时没有问题，初中时没有问题，但可能在他进入重点高中后会出现问题——考试成绩不再名列前茅，于是出现考试焦虑、厌学情绪，甚至休学。有些学生可能更幸运些，在高中阶段依然没有问题，成绩也优异，进入大学后却出了问题；在人才济济的名校里，自己和他人比起来，显得很差劲，于是就出现了心理问题——考试焦虑、休学、抑郁症等。还有人可能更幸运些，自己天赋异禀，做任何事都能成功，在大学毕业后的最初几年都很成功，职位和职级不断上升，直到有一天自己不能胜任当前的岗位，便出现心理问题——焦虑、抑郁，觉得人生没有意义、工作没有意义，于是罹患抑郁症，有人甚至还选择了轻生。

从这里我们就可以看出，**一个有着内在人格缺陷的人，具备了罹患心理疾病的基础，是否表现出心理问题还要取决于外部环境因素的挑战，每个人天赋不同以及遭遇挑战不同，表现出心理问题的时间节点也就不一样。**

心理咨询师在给求助者分析为什么现在会出现心理问题而不是在更早时间出现的时候，需要把握两个要点：①从补偿策略失效的角度分析；②说明补偿策略失效原因是环境的改变。

我们在上一节提到的这位求助者，她在人际关系中的补偿策略是顺从，这种行为方式在她上学阶段（从小学到大学）较好地帮她应对了学校生活和家庭生活中的人和事，但走入职场和建立恋爱关系后，这种行为方式遭遇挑战，变得不再有效。她认识到在校学生的生活基本上是各顾各的，彼此互动不多，但在职场中，同事之间互动和协作较多，如果自己都让着他人，自己的心愿就会严重被忽视，内心严重失衡。与男友关系上也是如此，她发现如果小心翼翼地与男友相处，这样的关系无法带来快乐，可自己一旦要求男友做什么，两个人的关系能否维持也是问题。通过这样的分析，求助者认识到原来的顺从策略在职场和恋爱关系上不再适用，从而出现今天的问题。

经过分析，特别是结合求助者补偿策略的形成过程，和她应用顺从策略比较成功地应对过去生活的挑战，以及进入职场和婚恋阶段后遭遇的新挑战（和过去的人际关系不同之处），求助者认同造成自己目前问题的原因是补偿策略失效，也同意咨询师建议的解决方案——适应外部环境改变，学习新的人际关系方式。

2.4.3 过度控制带来的心理问题

应用补偿策略失败，求助者不能应对外部环境带来的挑战，所产生的心理问题是可以理解的，这些问题通常有现实性基础，比如，学习压力、考试焦虑、厌学、休学、职场压力、职场关系问题、夫妻关系问题、人际关系问题、产后抑郁，等等。从这些问题的具体表现，咨询师很容易看出引发心理问题的外部环境因素。

但在心理咨询、心理治疗和精神医学诊断范畴中还有一些问题，如抑郁症、广泛性焦虑、惊恐发作、特定恐怖症、社交焦虑症、强迫症、睡眠障碍、饮食障碍、躯体变形障碍、性功能障碍等，它和求助者面临的学习 / 工作压力或是各种人际关系挑战没有直接关系，这些问题又是怎么产生的呢？它和前面我们所说的内在人格缺陷以及补偿策略失效又有什么的关系呢？

实际上这些问题是求助者遭遇现实生活挑战失败之后的经由特殊病理机制而形成的。这些病理机制主要有下面五种模式：① 过度控制模式；② 退缩回避模式；③ 逃避沉迷模式；④ 焦点转移模式；⑤ 偶然连接模式。

接下来，我们分别介绍这五种病理机制模式，首先给大家介绍过度控制模式。

过度控制机制在患有强迫症的求助者身上表现得最为明显，患有强迫症的求助者想要控制的东西在一般人看来是正常的、不必要的，如人的欲望、头脑中的念头和画面等。社交焦虑症的人身上也有类似的情况，患有社交焦虑症的人试图控制自己的生理表现，比如，不能脸红、紧张、说话哆嗦等。

过度控制的心理机制如下：在负性核心信念的基础上，求助者会形成某种补偿策略，这些补偿策略有着成功的经验，在遭遇外部环境挑战后，补偿策略失效，这意味着求助者的补偿策略行不通，但求助者**基于过去的成功经验，他们不愿意认输，不断重复同样的努力和行为**，希望把自己头脑中不想要的东西排除，希望达到自己能力所不能达到的状态。

比如，有这样的一个患有强迫症的求助者，有着穷思竭虑的强迫症状，遇到任何问题时他都要先想清楚，要是想不清楚他就不舒服，一定要想清楚为止，实际上有很多问题没法想清楚。比如，他曾经想到一个问题：人为什么要长两个耳朵、两只眼睛、两个鼻孔、一个嘴巴呢？耳朵、眼睛和鼻孔都是两个，为何嘴巴却单单只有一个。对这样的问题，他没有找到答案。如果是我们一般人想不清楚就不再想了，可他不行，他非要想清楚不可。为什么会这样呢？

咨询师与患者会谈时会追溯他为什么任何问题都要想清楚，这样的方式是从什么时候开始的。结果通过回溯发现，这样的习惯是从他初三时就开始的。有位数学老师要求学生不仅要知其然还要知其所以然，按照老师的方法，不仅要掌握数学公式规则，他还要知晓这些公式的来龙去脉。按照老师的要求，他的数学成绩进步程度非常显著，名次从班级倒数进到班级前 10 名以内了。

升入高中以后，他依然应用这个学习方法对待数学学习；进入高二以后，数学成绩不行了，落到班级倒数，他极力弄清楚每个知识点的渊源，结果因为耗费时间太多，数学作业完不成，也拖累其他科目学习，最后只好休学在家。

因为休学在家，他不用思考学习上的问题，但这样的思考习惯却始终保持着，遇到问题爱追问为什么，极力要弄清楚为什么。经过这样的探索，求助者发现自己一定要弄明白为什么的想法并非这个问题有必要，而是由于过去的习惯，一个曾经让自己取得成功的习惯而已，自己只是不愿意放弃这个曾经让自己取得成功但当下却没有效果的习惯罢了。

过度控制模式有两个关键点：一是这曾经是成功的策略或方式，但在当下行不通；二是患者不断重复着这种失败的努力，不愿意放弃。

2.4.4 退缩回避带来的心理问题

外部环境变化带来的挑战，导致求助者补偿策略失效，求助者无法应对外部环境变化，这时对许多求助者而言，比较合理的选择就是退缩回避，让自己脱离所面临的外部环境挑战，回到一个安全的地方躲起来。

前面提到的这个患有强迫症的求助者，他因为无法胜任学校生活带来的挑战，不能按时完成各科作业，导致学习成绩下滑，不能实现父母对于自己学习成绩的期待，起初只是隔三岔五地不去上学，最后完全放弃上学，躲在家里，这样就不用面对学校的学习任务，也不用面对老师和同学了。

重度抑郁发作（即抑郁症）是最为典型的退缩回避，求助者可能因为学习挑战、职场挑战、婚姻家庭关系挑战，或者是躯体健康等方面挑战无法应对，自己原有的努力策略、顺从策略等方式都不能应对，最终选择退缩和放弃，从这些挑战的情境中抽离出来，躲在家里，躲在抑郁症的疾病中。

拖延症实际上也是退缩回避的表现。当求助者面对自己处理不好的事情的时候，他选择的不是面对而是回避。回避那些自己不胜任的事情至少能够让自己感觉好些。他们可能把自己陷入娱乐游戏这类轻松活动中，他们也可能去处理那些并不重要也不紧急的事情，用琐碎的事情填充自己的时间，这样就不用面对自己处理不好的事情了。

退缩回避模式也有两个关键点：一是曾经有效补偿策略遭遇外部环境挑战后，变得不再有效，也就是说，求助者遭遇挫折，这个挫折带给求助者的是否定；二是求助者选择了放弃、退缩，从外部挑战中抽离出来，回到一个"安全窝"躲了起来。

2.4.5 焦点转移带来的心理问题

求助者为什么会有强迫性洗涤行为，为什么会有睡眠障碍，为什么会有想把婴儿从楼上扔下去的冲动而无法克制。这些症状看起来很奇怪，实际上它们遵循焦点转移的心理病理机制。焦虑转移病理模式的内在基础就是条件反射原理。

对于患有强迫性洗涤的求助者，咨询师为了理解她的强迫性洗涤是怎样形成的，便需要了解首次强迫性洗涤是怎样发生的，有的求助者不一定能够回忆得起当初的具体情形，实际上的情形大致应该是这样的。

求助者面临实际生活带来的挑战，这些挑战可能是学习上的、可能是职场上的、可能是某种人际关系上的，等等，由于其补偿策略难以应对，这些挑战就会给求助者带来巨大的压力，求助者经常性地处于焦虑之中。一个偶然的机会，求助者与客人会谈时，不小心把咖啡洒在衬衣上把衣服弄脏了。按照巴甫洛夫的观点，原本是生活挑战带来的焦虑，现在叠加上衣服弄脏这件事，最终成了衣服弄脏引发的焦虑。在焦虑的驱使下，求助者去洗涤，洗涤之后，焦虑缓解，过一会儿求助者依然感到焦虑（这个焦虑实际上是由生活挑战引起的），再次去洗涤，洗涤过程中求助者的注意力从生活挑战转移到洗涤过程中，焦虑得以缓解。一旦求助者停止洗涤，便又会感到焦虑，然后再次洗涤。强迫性洗涤就这样形成了（见表 2-2）。

表 2-2　部分强迫症状的形成和巩固过程

症状	强迫性洗涤	强迫性冲动（扔掉孩子）
形成（经典条件反射）	生活挑战（如职场）→焦虑 生活挑战＋衣服弄脏→焦虑 衣服弄脏→焦虑	生活挑战（如婚姻）→焦虑 生活挑战＋扔掉孩子冲动→焦虑 扔掉孩子冲动→焦虑
巩固（操作条件反射）	焦虑→洗涤→焦虑缓解（负强化）	焦虑→自责并说服自己是爱孩子的→焦虑缓解（负强化）

至于那位想把婴儿从楼上扔下去的年轻妈妈，目前正在与老公闹矛盾，因为抚养孩子、家庭经济开支等方面的问题感到烦恼和焦虑，这个时候几个月大的婴儿又在哭闹，自己怎么也哄不好，她站在位于 8 楼的家里看着窗外，突然冒出个想法，把孩子扔下楼去，一切烦恼都没有了。这只是偶然的想法，她意识到了，由于她正处于焦虑中，让她误以为是这样的想法让她感到焦虑，于是她谴责自己，大声告诉自己说："自己是爱孩子的。"这样一番操作让她的焦虑有所下降。就像上面那位个案一样，真正引发焦虑并非想把孩子扔下楼的那一个念想，而是家庭生活带来的，没过多久她又会出现这样的念头，然后又再次谴责自己并说服自己的行为，结果又是焦虑情绪缓解，如此一来，强迫性冲动症状也就形成了。

上面我们通过两个条件反射理论（经典条件反射和操作条件反射）解释了强迫症患者症状的形成过程。实际上，这个问题只说了一半，还有另一半，那就是强迫症症状的出现成功地转移了求助者的注意焦点。

对求助者而言，这些症状的出现使得自己面临生活挑战时更加困难。求助者便会认为，如果自己不能解决这些症状，自己就不能很好地面对生活的挑战，于是他们从生活挑战中抽离出来，聚焦在解决自己的症状上，这就是我们所说的焦点转移模式，求助者把注意的焦点从生活的挑战转移到对症状的关注上了。那位执着于强迫洗涤的患者，每天都把大量的精力用在洗涤上，自然就不用面对职场挑战了。那位担心把自己孩子扔下楼的母亲，因为症状也能从疾病中获益，夫妻关系得到了改善，也就不用面对曾经的那些问题了。

求助者的睡眠障碍、进食障碍、性功能障碍等问题的形成实际上也是基于焦点转移模式病理机制的。求助者遭遇生活挑战的时候，因为压力大，感到焦虑，偶发性的出现睡眠问题，睡眠问题的出现恶化了求助者应对生活的挑战，最后就发展到对睡眠问题的关注超过生活挑战本身。遭遇生活挑战的时候，求助者可能偶发性地出现进食增多的现象，进食增加可能引发体重增加等问题，求助者可能转而关注这个问题，焦点就从生活挑战转移到进食问题上了。

研究发现，厌食症和性功能障碍往往与两性关系（特别是亲密关系）直接相关，存在厌食障碍或性功能障碍的患者，他们在处理两性关系和亲密关系上是存在问题的，他们也应用了焦点转移的方式把关系问题变成饮食障碍或性功能障碍。

2.4.6 逃避沉迷带来的心理问题

许多家长抱怨孩子痴迷玩手机，影响了学习，这个说法实际上并不准确。事实上，它是这样的一个过程：面对学业压力的挑战，孩子误入手机游戏，并试图减压放松，结果手机游戏的诱惑使得孩子越发沉迷，沉迷手机游戏的结果反过来恶化了孩子应对学业压力能力，最终结果就是学习成绩越发不理想，痴迷手机游戏的行为更加严重。

孩子不投入时间学习反而把时间花在玩手机游戏上，就是逃避沉迷模式的心理病例机制的典型代表。逃避沉迷模式是这样发生的：面临生活挑战（这可能是学业上、职业上、人际关系上、健康上的），求助者自身能力难以应付，体会到强烈的压迫感或焦虑情绪；这时求助者可能偶然使用某种物质（酒精、尼古丁等）或从事某种活动（赌博、玩手机游戏、偷窃、偷窥、施虐或受虐），这些物质或活动给求助者带来快感。一方面，生活挑战造成压力和焦虑，另一方面，某些物质或活动带来快感，基于差异强化的原理，求助者就越发愿意从事带来快感的活动，更加不愿意面对生活的挑战了。求助者越是沉迷于带来快感的物质或活动，也就越发会回避生活的挑战。

逃避沉迷机制（见图 2-5）说明，求助者沉迷于某些物质（酒精、尼古丁等）或活动（玩手机游戏、赌博等），严重者甚至达到物质依赖（或成瘾）的程度，究其原因还是求助者无力应对生活的挑战，能够胜任自己的学业/职业，那些能正常处理各类人际关系的正常人才不会陷入这类可能成瘾的物质或活动中。因为求助者应对生活挑战的无力，他们便选择了逃避，沉迷在给自己带来快乐的活动中。

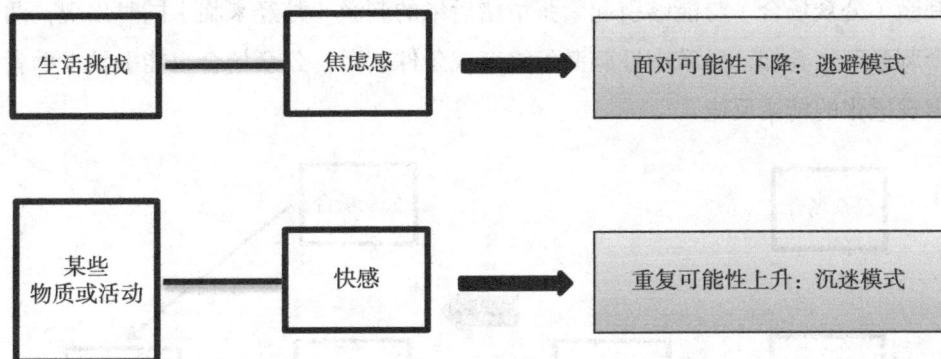

图 2-5　心理问题逃避沉迷机制的差异强化模型

逃避沉迷机制和焦点转移机制有相同的地方，也有不同的地方。相同的地方就是生活挑战给求助者造成压力、焦虑或是痛苦；不同的地方在于，对逃避沉迷机制，求助者把注意力转移到产生快感的物质或活动中，而焦点转移机制则是转移到另一个给自己造成焦虑或痛苦的事情上，用病理的焦虑取代了生活挑战的焦虑。

2.4.7　偶然连接所带来的心理问题

有位求助者，30 多岁，职场女性，在大公司上班，她求助的主要问题是在公众面前讲话感到紧张。因为自己的职位和职级，她需要经常性地给下属讲话，也需要对外开展销售培训讲座，站在台前面向大家讲话的时候她都会感到非常紧张。她说自己面对面与人交流，无论是一对一的交流，还是一对多的交流都会非常紧张。

为什么她会有这样的症状呢？咨询师和她一起探究公众面前讲话紧张最早是怎样发生的。她回顾说，原因是因为青春期突然月经初潮，她对这方面的知识不懂，每当月经来临时候，自己都很害怕也感到羞愧。在中小学时期，她都是好学生，老师经常让她站起来回答问题，有时还需要在黑板前面做题演算。

当她站立起来时候，担心会被别人看到她来月经，回答问题时就会非常紧张、声音发抖。后来发展到对所有需要发言的场合都感到恐惧。

经过探索求助者在公众场合讲话感到紧张的产生过程（见图2-6），我们发现它非常符合巴甫洛夫的经典条件反射理论，一个原来并不会引发紧张的中性刺激（公众场合）与能够引起紧张情绪后果的刺激（月经来临）同时出现，两个刺激产生叠加，导致中性刺激最终变成条件刺激，公众场合也能引发求助者出现紧张的情绪反应。

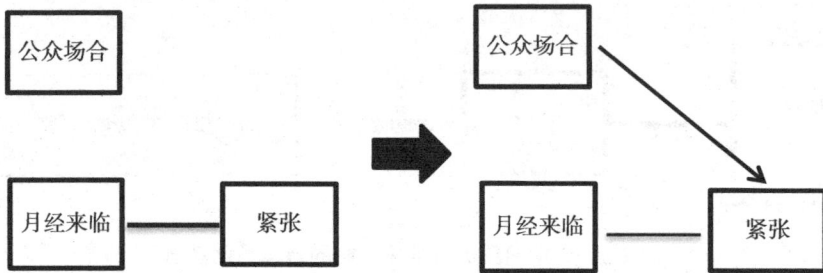

图 2-6　求助者演讲焦虑偶然连接机制的经典条件反射模型

在这个过程中，**中性刺激最终变成条件刺激是因为它与已经形成条件联系（或无条件联系）的刺激同时出现，原本两个刺激之间没有必然联系，只是因为在同一个时空偶然连接在一起，原本对某个刺激的消极情绪被转移到新的中性刺激上了。**

求助者对于在公众场合演讲感到紧张，这属于演讲焦虑，演讲焦虑是社交焦虑（或社交恐惧症）的一种。绝大多数求助者的社交焦虑（或社交恐惧症）的形成都有着与上述类似的偶然连接过程，社交场合原本是中性刺激，由于求助者在社交场合中的某个表现（说错话、做错事、被人嘲笑、被人欺负）引发求助者焦虑痛苦的情绪，通过经典条件反射的作用，求助者就变得对社交场合感到焦虑和痛苦了。原本被人嘲笑、被人欺负或是其他表现会引发求助者的痛苦，社交场合与其偶然连接，最终社交场合也能引发求助者的焦虑和痛苦了。

除了社交焦虑障碍的产生符合偶然连接模式外，其他的那些求助者体验到强烈恐惧情绪，但对于正常人并不会感到恐惧的对象或情形，多数都是经典条件反射的偶然连接机制起作用的结果（如场所恐惧症、特定恐惧症）。

第3章
认知改变

  认知行为疗法正如其名字所暗示的，它主要通过改变认知和行为来解决求助者的心理问题。认知行为疗法专家提出了许多改变认知和行为的方法，这些方法是实践认知行为疗法后的经验总结，对于新手咨询师有着非常重要的借鉴作用。

  改变认知和改变行为的技术方法，我们将分两章内容来介绍，本章介绍认知改变的技术方法。认知行为疗法专家提出的方法比较多，为了方便学习，我们按照产生新认知的不同方式将这些技术方法区分为五个类别，每个类别中又包含一些各具特色的技术方法。

  在心理咨询过程中，有些咨询师直接引导求助者接受新的认知观念，用以替代原来的认知观念，求助者基于对咨询师的信任以及相信新想法的益处而接受新的认知观念，这样的认知技术可以被归为**认知替代类技术**，如语义法、应对陈述法、反驳法、自我指导训练等。

  在心理咨询过程中，认知行为疗法咨询师更多的还是会基于求助者实际生活经验来纠正其歪曲认知，这样的方法可以归为**经验实证类技术**，如控辩方、发散性思维和可能性区域等技术方法。

  求助者的认知歪曲不仅存在经验证据方面的缺陷，许多时候也存在逻辑缺陷，有些认知行为疗法的咨询技术从求助者认知逻辑缺陷入手，通过对认知观念的质疑和辩论，引导求助者得到符合逻辑和生活实际的认知观念，这样的技术可以被归为**逻辑辩论类技术**，如苏格拉底式提问、检查逻辑错误、定义用语、区别行为和人等技术。

当求助者对自己持有严苛、不合实际的要求时，这往往会导致求助者产生消极负面的情绪体验。在这种情况下，认知行为疗法咨询师常常会选择一些改变求助者的**评价标准技术**，包含区别进步与完美、改变自我比较、双重标准、评估零点技术、认知连续体、评估标准多元化等技术。

在心理咨询过程中，咨询师经常面对求助者不愿意改变的问题，如果求助者不愿意改变，心理咨询就不会有效果。为了激发求助者改变的动机，认知行为疗法咨询师也会使用一些认知技术，这些技术可以归为**激发动机类技术**。这样的技术包含代价收益技术、检验信念利弊、检验情绪的利弊、决策练习和照见未来技术等。

3.1　认知替代类技术

认知改变就是通过认知技术的应用把求助者原来的认知观念修正为适应当前情境的认知观念。一般情况下，认知行为疗法会通过逻辑辩论或经验实证的方式得出新的认知观念，但在特定情况下，咨询师也会直接得出新的认知观念，并没有经过严格的论证过程，只要求助者按照新的认知观念去想和去做来改变。

本节所介绍的技术就是这样的一类技术，咨询师通过某种操作，直接得出新的认知观念。**语义法**是一种句式转换方法，它把求助者的"我应该……"句式改变成为"如果……就好了"的句式；**应对陈述法**就是告诉求助者在特定情境中用理性健康的对话直接代替非理性的对话；**反驳法**就是一种自我反抗的对话，求助者对原来的认知观念进行驳斥；**自我指导训练**指导求助者在特定情况下怎么想怎么说，多加练习以便必要时能够熟练应用；**自我激励的应对思想**和**自我肯定陈述技术**罗列了一些普遍使用的认知观念，要求求助者从中挑选一些对自己有用的想法，用这些想法来指导自己的言行；**建构其他的选择技术**指导求助者寻找其他更多可能的认知观念，选择对自己有积极意义的认知观念。

3.1.1　语义法

求助者面临的许多问题都源于对自我的苛求，他们总是用某个特定的标准来要求自己，这样的要求如果用语言来描述就是"我应该……"或"我不应该……"。当表现并不符合自己的标准的时候，求助者就会体验到焦虑、沮丧、抑郁等负面情绪。

如果求助者能够改变"我应该""我必须"这样的思维方式，求助者的情绪就能得到改善。伯恩斯[①]提出了语义法，具体做法就是把"我应该……"或"我不应该……"这样的句子改成"如果……就好了"或者"如果……就更好"之类的句子，他认为一旦求助者用新的句子来思考，求助者的情绪就会好转。

比如，对于一个有演讲焦虑的求助者来说，他要求自己演讲的时候保持平静，不能紧张。事实上，如果他能够允许自己演讲的时候紧张，演讲焦虑就不会存在了。求助者对于演讲的想法是"我应该保持平静"和"我不应该感到紧张"，如果我们应用语义法技术来处理，我们就用"如果……就好了"或者"如果……就更好"的句式来替代，具体来说，我们可以用这样一句话："要是我能保持平静不紧张就更好了。"在实际咨询中，仅有这一句话还是不够的，我们可以在这句话的基础上，再补充一些内容，让这句话表达的意思变得更加完整。经过充实后，这句话就变成这样了："要是我能保持平静不紧张就更好了，做不到平静不紧张也没关系，我能完成演讲任务就很棒了，其实有不少人面对演讲也有焦虑，我有焦虑也正常。"

语义法从形式上看虽然是句式的变化，把"我应该"变成"如果……就好"，实际上它有着深层的逻辑。"我应该"是对自己的苛求，是一种基于完美需求的过高标准，"如果……就好"则是把它变成了一种追求，一种希望达成的目标，而不是必须要达到的任务。另外，"如果……就好"暗含我们承认自己现实水平的意思，它表达了对自我的接纳。所以，在使用"如果……就好"的句式中，通常要充实一些接纳自己现状的话，就像上面这句话中就有这样的内容："做不到平静不紧张也没关系，我能完成演讲任务就很棒了，其实有不少人面临演讲也有焦虑，我有焦虑也正常。"

当求助者用"如果……就好"的句式来思考，求助者的情绪体验会立即发生改变，消极情绪减少了（甚至消失了），积极情绪体验也就产生了。有了"如果……就好"的思考，求助者可以专注当下的问题和所追求的目标，不用

---

① 戴维·伯恩斯. 新情绪疗法 II[M]. 李亚萍，译. 北京：科学技术文献出版社，2017：116-117.

担心自我评价或他人评价了。

3.1.2 应对陈述法

应对陈述方法（coping statement）[1] 是艾利斯提出来的一种认知改变方法，它要求求助者用理性健康对话代替非理性不健康的对话。

艾利斯发现，求助者面对问题情境，经常会产生一些不健康的、非理性的内心对话（即自动思维），这些对话让求助者体验到消极的、负面的情绪。如果求助者能够掌握一些健康的、理性的对话，替代原有的不健康、非理性的对话，求助者的情绪和行为就可以得到改变。

应对陈述法就是指求助者练习用健康理性的对话代替不健康非理性的对话的方法。针对特定情境中求助者的不健康非理性对话（即自动思维），咨询师指导求助者建构一个健康理性的对话（即替代思维）。然后要求求助者想象身处问题情境，**咨询师请求助者大声地说出健康理性的对话，为了增强效果，咨询师可以让求助者站起来大声重复地说出健康理性的对话，甚至可以建议求助者把健康理性的对话录音，事后反复播放给自己听。**

比如，一个有着拖延问题的求助者，面对毕业论文迟迟不下笔。咨询师询问面对论文工作的时候求助者的内心对话是什么，他回答说："写论文很难，自己不能胜任，论文没法通过。"咨询师告诉他尽管如此，他只有面对才有可能通过论文答辩顺利毕业。便建议求助者说一些可以鼓励自己直面写论文这件事，促使自己采取行为的话语来激励自己（即理性健康的话）。经过讨论，求助者喜欢这样的一句话："我可以按时完成论文，我会努力完成，即使不成功，我也不会成为失败的人。"

接下来，咨询师让求助者把这句话写在卡片上，写好后，让求助者站起来，闭上眼睛想象自己坐在电脑前面对论文任务的情景，大声地朗读刚才写下来的话，重复10遍。在朗读过程中，咨询师要求他全情投入，就像自己真正按照这些话去做、去完成一样。练习结束后，咨询师询问求助者的感受，他表示自己面对论文工作增强了信心和动力，回去后就着手论文工作。

---

[1] 阿尔伯特·艾利斯 等 . 理情行为治疗 [M]. 刘小菁，译 . 成都：四川大学出版社，2012: 72, 83.

3.1.3 反驳法

反驳法是伯恩斯[①]提出的用来对抗消极负面想法的认知技术方法，和前面的两个方法一样，也是用一个新想法替代原有的消极想法。反驳法强调用积极有用的想法来替代消极负面想法（即自动思维）的方法。

反驳法的操作流程分为三个步骤：① 当消极负面想法出现的时候，识别它；② 将自己的想法内容与认知歪曲类型比较，看自己的想法符合哪些认知歪曲；③ 反驳它，找到理性客观的替代性想法。

假如你突然意识到赶不上一场重要会议，你要迟到了，马上慌了神，这个时候你问自己："我现在想什么？我对自己说了什么？"你意识到："我什么事都做不好，总是迟到，别人都看不起我，这说明我就是一个混蛋。"现在请把这些填写在三栏表（见表3-1）左侧，每个想法单独写一条。接下来将这些想法与认知歪曲一览表相比较，确定自己的每个想法的认知歪曲类型，比如，"我什么事都做不好"就属于"以偏概全"，把这些认知歪曲填写在中间"认知歪曲"这栏里。最关键，也是最重要的就是最右边栏"理性回应"部分。在这里你可以为自己辩护，想办法反驳下意识思维（左栏），比如，针对"我什么事都做不好"，你可以这样回应："胡说，我有很多事都做得好。"

表 3-1　反驳法三栏表

下意识思维 （自我批评）	认知歪曲	理性回应 （自我辩护）
1. 我什么事都做不好	以偏概全	胡说，我有很多事都做得好
2. 我总是迟到	以偏概全	我没有总是迟到！想想我准时的时候吧！如果我真的经常迟到，我会想办法改正，以后我会准时的
3. 别人都看不起我	读心术、以偏概全、黑白思维	也许有人会反感我迟到，但这又不是世界末日，也许会议不会准时召开
4. 这说明我就是个混蛋	乱贴标签	拉倒吧，我不是混蛋

心烦意乱时，反驳法可以改变你评价自己的思维方式，在消极事件发生时

---

① 戴维·伯恩斯. 新情绪疗法 [M]. 李亚萍，译. 北京：科学技术文献出版社，2014: 60, 96.

头脑中会下意识涌入一些不合逻辑、苛刻的自我批评，反驳法的目标就是用更客观的理性思维取代这些有害的自我批评。

填写反驳法三栏表有几点需要注意：第一，填写下意识思维内容的时候，不要填写情绪内容，比如，你不能填写"我气死了"，个人的情绪体验是无法反驳的，需要把想法和情绪区别开；第二，理性回应（即自我辩护）的时候，你就像参加辩论赛一样想方设法找到对方观点的谬误之处展开反驳。如果你想不到如何反驳，可以暂时搁置，待想到合适的内容时再填入，另外你可以向其他人求助，让他人帮助你。

伯恩斯发现许多人不能采取积极行为的最大障碍就是"但是"，当我们要求他人（或自己）采取某种行动时，他们就会找理由说明自己没法做这样的事情。比如，你告诉抑郁患者，要求他每天坚持出去散步，因为散步有利于改善情绪，求助者会回应说："我知道散步有利于抑郁的康复，但是我精力不济，没法出去散步。"

对此，伯恩斯提出了反驳"但是"的方法。求助者提出"但是"被反驳后，他们往往会继续提出新的"但是"，这个时候我们没有选择，只能继续反驳直到对方没有"但是"为止。

一位患有社交焦虑的求助者，他最主要的问题就是不敢和他人接触、互动和交流，心理咨询师告诉他要主动走出去，和他人交流互动，只有与他人互动交流，才能破除自己的恐惧，但求助者表示不敢。这时咨询师应用伯恩斯的反驳"但是"法帮助求助者采取行动（见表3-2）。

表3-2 反驳"但是"法两栏表

"但是"栏	反驳栏
我理解你的意思，也同意你的建议，但是我担心别人瞧不起我	这种担心很正常，只要你开始和他人接触，你就会发现这样的担心是不成立的，你接触他人越多，你的担心就会越小
尽管如此，但是我还是缺乏足够的勇气	一开始，我们总是缺乏足够的勇气，我们可以选择一些不需要太大勇气的情形去面对，当你与他人接触越多，有更多的成功经验时，你的勇气就越大了
你说得有道理，但是我没有准备好	有许多事情不是准备好才做的，我们一边做一边准备，做着做着就准备好了

"但是"栏	反驳栏
但是我不知道找谁接触合适	你可以选择更有可能接受自己的人去互动，比如，那些人缘好的同学，你班上谁的人缘最好呢
李某某	你就立刻行动起来，找他互动，问他一道题或者向他借本书都可以

咨询师或求助者使用反驳"但是"法的时候，反驳要从促使求助者采取行动的角度来构思，求助者提出的"但是"，一般都是心情不好、问题困难、缺乏技能，甚至是自己缺乏行动力等原因；反驳的时候，我们要强调心情不影响行为，行为能够推动进展，导致问题解决，事情会因为行动而越来越好等。

3.1.4　自我指导训练

自我指导训练[①]（self-instructional training）是梅肯鲍姆提出来，用来教会人们指导自己应对各类具体情境的方法。这种方法被广泛地应用于各种问题，从对儿童学习技能缺陷的指导到精神分裂症患者应对幻觉和妄想症状的指导，在冲动行为、愤怒、肥胖、暴食症、社交退缩、自信行为退缩这些方面都得到了有效应用。

自我指导训练是咨询师或训练专家根据求助者所面对的问题情境，分析求助者在这个情境中应该有怎样的认知、情绪、行为和自我评价，把这些对求助者的要求编辑成自我指导语，求助者在实际操作过程中按照自我指导语行事。

比如，有中学生前来寻求帮助，怎样面对他人欺侮，被人叫绰号怎么办。

第一步，咨询师需要确定在这种情形下，求助者原来的认知、情绪、行为和自我评价内容是什么。通过了解，求助者报告说，在这种情况下，他感到对方叫自己绰号是在嘲笑自己，奚落自己，情绪体验是愤怒，行为表现是用恨意的表情看着对方，结果对方不以为意，对于自己的表现感到非常失望，恨自己不能表现得强势些。

第二步，咨询师要帮助求助者建构有效的应对策略，把这些策略变成可以

---

① 迈克尔·斯宾格勒 等.当代行为疗法[M].胡彦玮，译.上海：上海社会科学院出版社，2017:336-340.

自我指导的语言。在这里，求助者要认识到对方可能是为了和自己打招呼，吸引自己注意，可能并无恶意，但是，即使对方无恶意，自己也不喜欢这样的称呼，并且需要把自己的感受告诉对方，让对方停止这样的叫法，告诉对方可以怎样称呼自己。一旦对方做出某种反应，自己可以怎样回应，最后对自己的表现做什么样的评价等内容。经过与求助者协商，咨询师制定了如下自我指导语。

［开始］当对方叫我绰号——我笑着说："你在叫谁呢？我是菲菲。如果你是在和我说话，就叫我菲菲。"说完后看着对方。

［中间过程］如果对方继续叫我绰号——我就不理他，转身离开或者低头做自己的事情。

［中间过程］如果对方叫我名字——我就对他说："很高兴你能叫我名字，我喜欢别人叫我名字，被别人叫绰号，特别让人不舒服。"

［中间过程］如果对方坚持叫我绰号——我可以离开，或者转身朝向其他人问："你们有谁愿意被叫×××（绰号）吗？"

［最后］如果对方最终叫我名字，或者没有叫我名字但我没有搭理他——我这样评价自己："我干得好，我做到了！"如果没有做到，我就告诉自己："下次接着尝试，直到成功！"

第三步，在咨询室做模拟练习，练习过程中如果有必要可以对自我指导语调整，最终达到流畅自然的程度。模拟练习通常用角色扮演的方式进行，在这里咨询师扮演求助者的同学喊他的绰号，做出各种可能的反应。求助者做出反应之前，要先大声读出自我指导语，然后再做出回应。多次练习后，求助者可以默念自我指导语后再做出回应。

第四步，求助者将在咨询室学到的应对问题情境的方法付诸实践，在实际问题情境中加以应用。回家后，求助者可经常性地翻阅自我指导语卡片上的内容做到烂熟于心，遇到有同学叫自己绰号，就在心里默念一遍自我指导语，然后再做出相应的反应。他这样做之后，发现效果非常明显，多数同学已经不再叫自己绰号了。在应对同学叫绰号方面，求助者也有了信心。

3.1.5 自我激励的应对思想技术

生活中我们难免会遭遇困难，遇到困难或是遭受严重打击，情绪变得低落，行为积极性消失，陷入一种悲观绝望的氛围。如果我们一直处于这种状态中，这种局面不会自动改变，不会自动变得好起来，这种情况下我们需要行动，采取行动让自己走出来。对大家来说，采取行动需要有助力，马修·麦克凯 [1] 认为那些自我鼓励的话语可以起到这样的作用。这些自我激励的话被称为"自我激励的应对思想"，在求助者感到焦虑、紧张、沮丧或生气的时候，自我激励的应对思想能够提醒人们曾经战胜困难的经历、勇气和坚强，这样的应对思想能够给求助者以力量，帮助自己从困难局面中走出来。

求助者对当前局面感到沮丧，出现无力感的时候，咨询师可以用自我激励的应对思想帮助求助者迈出改变的第一步。具体做法就是拿出应对思想一览表（见表3-3），请求助者从这些话中挑选出五句对自己最有激励作用的话来。如果求助者从表内的话语得到启发，想到了一些具有个人特色的、具有激励作用的话，他也可以将这些话写在列表后面。

挑选出来后，咨询师要求求助者把摘出来的话写成卡片放在钱包里或者其他可以随身携带的物品中；另外，可以抄写下来张贴在自己每天都能看到的地方，如床头、卫生间、办公桌上。告诉求助者让他经常阅读自我激励的应对思想内容，越是经常看到这些应对思想，他就会越快成为自己思想的一部分，也就能越快走出来。

表 3-3　自我激励的应对思想技术一览表

这里描述了很多人觉得有用的一些想法，它有助于我们应对当下糟糕的处境。你可以阅读这些想法，在你认为有用的想法前面打钩，你也可以充实或丰富这个列表，在后面写下你的想法。
＿＿＿＿这个状况不会永远持续
＿＿＿＿我曾经历许多困苦，都挺过来了，这次也不例外
＿＿＿＿我此时的感觉很糟，但我能接受
＿＿＿＿我也许焦虑，但还能积极应对

---

① 马修·麦克凯 等. 辩证行为疗法：掌握正念、改善人际效能、调节情绪和承受痛苦的技巧 [M]. 王鹏飞，等译. 重庆：重庆大学出版社，2009:42-43.

_____我足够坚强去处理眼前发生的事
_____这一个学会战胜恐惧的机会
_____我能走出困境，不能让它把我打倒
_____我有充足的时间来缓和心情并放松
_____我以前克服过类似的困难，这次也一定成
_____我的焦虑／恐惧／悲伤难不倒我，此刻只是感觉不太好而已
_____此时我有这样的感觉，他们终将消失
_____有时感觉伤心／焦虑／害怕，也没有什么
_____我的想法不能左右我的生活，我能做到
_____如果我愿意，我能改变自己的思想
_____此刻我并不危险
_____没什么大不了
_____情况很糟，这只是暂时的
_____我很坚强，我能应付
其他想法：_____

3.1.6 自我肯定陈述技术

有些求助者感到自卑，认为自己不胜任学习或工作，学习或工作的表现没有带来成就感和自豪，与他人交往互动常退缩或犹豫，或者自尊心特别强，容易因为他人某些言行而生气动怒。

马修·麦克凯[①]认为求助者经常复述一些具有自我肯定性质的话语，如"我每天都有进步""我接受自己本来的样子"，这样的话语可以给困境中的求助者以力量，让他看见自己的优点，也能接受自己的局限，能够肯定自己，促进自己恢复健康心态，这样的话语就是自我肯定陈述。

自我肯定陈述是一些肯定自我的句子，它可以是描述自己优点的句子，也可以是指出自己的缺点却依然有优点的句子；它可以是接纳自己局限的句子，

---

① 马修·麦克凯 等. 辩证行为疗法：掌握正念、改善人际效能、调节情绪和承受痛苦的技巧 [M]. 王鹏飞等译，重庆：重庆大学出版社，2009：50.

它也可以是给人希望的句子。

在心理咨询实践中，我们通常给求助者一份自我肯定陈述列表（见表3-4）要求他们从中挑选出能够带来肯定和激励自我的句子，把这些句子摘抄下来，放在钱包或其他可以随身携带的本子里，另外也可以把它写下来张贴在自己每天都能看到的地方。求助者如果经常阅读这些句子，增强对自我的肯定，降低自卑或对自我否定的观念的相信程度。

自我激励的应对思想（见表3-3）和自我肯定陈述（见表3-4）二者都是同一个人马修·麦克凯提出来的，两个表的操作方式相同，都是让求助者从中挑选出自己有感受的、喜欢的句子，抄下来随身携带并张贴在每天都可见的地方。两者仅有一个不同，这也是二者最大的区别，自我激励的应对思想是针对求助者当下面临的具体事情，比如，失业、学习成绩不好等，自我肯定陈述不针对具体生活事件，它针对的是求助者本人的自我评价——自我否定，以及由自我否定而产生的自卑感。

表 3-4　自我肯定陈述列表

这里是一些自我肯定陈述的例子。在你愿意尝试的内容前面打钩，自己可以再补充一些：
_____我也许有缺点，但依然是一个好人
_____我接受自己本来的样子
_____我爱自己
_____我是个好人，不是错误的存在
_____我不错，没有人是完美的
_____我接纳自己的优点和缺点
_____今天我对自己的言行负责
_____我每天都在进步
_____我对世界体验敏感而独特
_____我的情绪敏感而丰富
_____我每天都会全力以赴
_____我是一个好人，虽然有时我会忘了这一点
_____虽然曾经遭遇不幸，我依然是个好人
_____虽然我过去犯过错，我依然是个好人

_____天生我材必有用	
_____我有人生目标，虽然有时会对此感到迷茫	
_____我彻底接受我自己	
其他想法：_____	

3.1.7 建构其他的选择

乔治·凯里（Kelly，1955）提出"建构其他选择"[①]作为纠正患者固有认知歪曲模式的方法。他发现求助者许多心理问题的原因是一个固着的思维模式，他们习惯从某个角度看问题，比如，总是对未来感到悲观（消极预测未来），总是认为别人对他有敌意（读心术）、总是认为自己不行（自我否定）。如果求助者不能从这些固有的思维模式走出来，心理问题就得不到解决。

认知行为疗法就是要求助者"看开点、想开点"，把他们从固有的思维模式中抽离出来。建构其他选择就是乔治·凯里提出的一种认知技术，这种方法要求求助者在面临一个具体问题情境时，除了原有的自动思维和原来的行为反应外，还可以有哪些想法和做法，乔治·凯里认为一旦求助者认识到有更多可能的观念，或是有更多可以选择的行为，他们就能从原有思维中走出来，焦虑、沮丧、恐惧等负面情绪得到缓解，求助者的实际问题也能在相当程度上得到处理。

一位有着躯体变形障碍的求助者，他觉得自己"鼻子太短并且凹凸不平、下巴整体线条和比例看起来女性化，也瘦弱、畸形"，因为具有这样的看法，他认为"别人会注意看他丑陋的鼻子，嘲笑他的长相"，因此，他每天都要花4～5小时找镜子，回避出门和社交活动。

对于这个个案我们可以采用暴露反应阻止（ERP）作为主要治疗手段，在这里我们用建构其他选择作为辅助治疗手段，帮助求助者改变自己的固有认知观念。

求助者的认知包括两个要点：一是对鼻子和下巴的评价，鼻子太短、下巴

---

① 罗伯特·莱希. 认知治疗技术从业者指南 [M]. 张黎黎，等译. 北京：中国轻工业出版社，2005：210-211.

线条女性化；二是别人会注意到，也会嘲笑他的长相。针对这两个要点，我们可以来建构其他的选择，比如，鼻子并非太短，而是稍短、正合适，甚至比较长；下巴，并非女性化，而是偏女性化、中性化、偏男性化等；针对他人的注意，可能没有注意到，可能注意到，可能长时间关注；针对他人的嘲笑，可能是嘲笑，也可能是同情，他人可能有兴趣，也可能不在意等。

求助者的行为反应主要有两个反应：照镜子和回避社交。这里以照镜子为例，讨论建构其他的选择技术应用，建构其他选择技术要求患者找到其他可做的行为，这样的行为能够让自己心情变得好起来。求助者通常是在头脑中冒出鼻子太短和下巴太女性化想法之后感到焦虑，便想要照镜子。在这种情况下，求助者感到了焦虑，咨询师便询问求助者可以做一些什么能够让自己不再焦虑，或者让自己的情绪好起来呢？通过讨论发现，求助者可以通过转移注意力的方式来解决这个问题，具体方式有看书、看电视、听音乐、照顾宠物、和父母谈话等。

通过上述讨论，建构其他选择技术就得到如下内容：

1. 我的鼻子可能只是稍短，也可能长度正合适，还可能是稍长。
2. 我的下巴可能偏女性化，也可能是中性化，还可能是偏男性化。
3. 对于我的鼻子和下巴，他人可能没有注意到，可能注意到，可能长时间关注。
4. 他们可能嘲笑，可能同情，也可能感兴趣，可能不在意。
5. 当我感到焦虑想要照镜子的时候，我可以看书、看电视、听音乐、照顾宠物和父母谈话的方式让自己感受好起来。

通过建构其他选择方法得到替代想法和做法之后，咨询师会要求求助者把这些内容写下来，回去后经常复习，像应对卡一样在需要时拿出来阅读并参考行事。

3.2 经验实证类技术

通过认知替代类技术（见 3.1 节）得到的认知观念要能发挥作用，取决于求助者对咨询师信任，愿意相信咨询师，愿意按照咨询师所介绍的方法和新认知观念行事。求助者如果按照新的认知观念行事能够取得效果，就会反过来增强求助者的继续按照新的认知观念行事的信心。

认知行为疗法改变认知最常用的方法还是经验实证途径。这是基于求助者的认知观念不仅缺乏足够证据支持，有些时候还存在相反的证据，这样的话，咨询师就可以通过要求提供支持或反驳想法的证据来修正求助者的认知观念。

检查证据质量的技术讨论支持自动思维证据是否具有说服力，如果能够削弱证据的支持力度，很自然地，自动思维的相信程度就会下降；**控辩方技术**要求提供支持自动思维的证据，并且提出与自动思维相反的备选思维，并要求提供支持备选思维的证据，最终综合双方证据得出替代思维；**考察图式效度**技术则是围绕求助者的中间信念或核心信念，寻找支持证据和反驳证据，这些证据可以从童年经历中寻找，从这些证据中得出旧信念不符合实际的结论；**发散性思维**技术针对求助者对特定情境的解释进行干预，提出众多可能的替代解释，并针对每个解释寻找证据，得到可能性高的解释作为替代认知；**可能性区域**技术针对求助者对未来的消极预期，讨论从最糟糕到最好的可能性，回顾过去的经验证据，得出最有可能的未来预期；**检验负性预测**和可能区域一样，都是讨论未来预期的，它更关注求助者的预期是否得到验证，为此制定了可以证实或证伪的标准，用以检验求助者的预期；**考察过去的负性预测**是对检验负性预期的补充，它是通过对过去的负性预期是否得到验证来论证的。

3.2.1 检查证据的质量

认知行为疗法改变求助者的认知也有多种方法，最重要的方法就是通过帮助求助者回顾支持或反驳自动思维的证据，用事实或证据来否定或支持某个想法或观念。有些时候坚信某个自动思维，依靠的是自己的感觉但缺乏证据支持。如果是这样，我们通过心理教育让他明白想法可能是假的，想法是否有效需要证据来支持；每次议程会谈中应用控辩方、发散思维、可能区域技术等认知技术，始终要求他们寻找或提供支持这些想法的证据。经过多次会谈，求助者慢慢地就习惯寻找证据来支持自己的观点，而不是仅仅依靠感觉了。

当求助者习惯寻找证据来支持自动思维的时候，我们会发现求助者提供的证据可能并不是证据，或者证据效力不高。在这种情况下，如果我们和求助者来讨论那些支持自动思维的证据，如果能够说明有些证据缺乏效力，或者有些证据效力不高，这样证据对自动思维的支持力度就会减弱，求助者对自动思维的相信程度也就下降了。

检查证据的质量[①]有这么几个步骤：①要识别出求助者的自动思维；②邀请求助者提出支持自动思维的证据；③逐一讨论每个证据的质量；④评估讨论效果。

一位刚离婚的女士经常处于沮丧抑郁的情绪体验中，咨询师询问她沮丧的时候在想什么，她回答说，她觉得自己没有吸引力，不知道会不会有男人喜欢她。针对她"我没有吸引力"这个想法，咨询师询问她有什么证据支持吗？她先后找了"我离婚了"等证据（见表 3-5），如果我们仔细分析求助者提供的证据，发现有些证据是客观事实，如"我离婚了""我的朋友比我有魅力"等；有些证据其实只是自己的想法，如"没有人愿意搭理我"。

表 3-5　检查证据质量记录表

自动思维：我没有吸引力		
支持证据	证据质量分析	认知歪曲
我离婚了	这是事实，离婚除了没有魅力，更多的和两个人的性格等因素有关	过度引申
我找不到人爱我	这是想法，想法不能作为证据	消极预测未来
没有人愿意搭理我	这是想法，想法不能作为证据	读心术
我的朋友比我有魅力	事实上有个别朋友的确很受人喜欢，但绝大多数朋友都有优缺点，事实上多数人和我差不多	选择性负面关注、以偏概全
我妈说我这个样子没有男人会爱我	这应该只是反映了妈妈的担忧，并非事实	任意推论
我的条件不好	居住空间小和收入不高，这是事实，这不是全部事实，自己也有优势	选择性负面关注、以偏概全

找到求助者的支持证据后，咨询师就和求助者来讨论每个证据的质量，讨论证据质量的时候要把想法和感受之类的证据提出来，想法和感受不是客观事实（参见 2.2.2 节区分事实与想法），不能作为证据，如"没有人愿意搭理我"

---

① 罗伯特·莱希. 认知治疗技术从业者指南 [M]. 张黎黎，等译. 北京：中国轻工业出版社，2005：48-51.

和"我找不到人爱我"。如果是客观的存在，我们要考虑求助者的描述是否存在以偏概全的情况，如"我的朋友比我有魅力"。这里只是个别朋友而不是全部，也要考虑证据是否有其他解释的可能性，如"我妈说我这个样子没有男人会爱我"，妈妈的确说过这样的话，这是事实，只是这句话更有可能的解释是妈妈的担忧。

逐一讨论每个证据质量的时候，咨询师还可以引导求助者对照认知歪曲一览表（见表1-3）识别自己的每个证据的认知歪曲是什么。在这里需要说明两点：第一，识别每个证据背后的认知歪曲并非必需的任务，识别认知歪曲有助于求助者的改变，没有这个任务也可以完成检查证据质量的目的；第二，如果无法识别出认知歪曲的类型，可以留空，不必强求一定要有结论。

经过上述讨论，咨询师评估求助者对于"我没有吸引力"的想法的相信程度有怎样的变化，她回答说自己有了改观，她说自己太过于悲观了，事实应当不至于如此。

3.2.2　控辩方技术

我们周围有不少人自卑，觉得自己长相不行，不如别人帅气漂亮；觉得自己学习不行，不如别人成绩好、学历高；觉得自己工作不行，不如别人拿钱多，还压力小；觉得自己人际交往不行，不如别人吃得开，交际广；觉得自己家人朋友不行，不能帮助自己，不能给自己长脸；有的领导就觉得下属不行，不能解决问题，还制造问题，等等。

自卑是一种感受或体验，我们常常称其为"自卑感"，自卑感背后是认知上的"自我否定"，自卑的人认为自己不如别人。他们之所以这样认为，是由其负性核心信念决定的。一个具有负性核心信念（"我是无能的""我说不可爱的"或"我是没有价值的"）的人就可能产生上面所描述的种种自我否定认知，进而体验到自卑。

控辩方技术就是克服自我否定和自卑感最有力的方法，它从相互对立的两种思维出发，分别寻找支持各自思维的证据，并综合双方结果得出替代思维的技术，同时注意到支持和否定观念的事实，同时关注正反两个类别证据来矫正观念。

控辩方技术会谈的步骤如下：① 确定求助者自动思维的内容；② 寻找支持自动思维的证据；③ 明确相反想法的内容；④ 寻找支持相反想法的证据；

⑤ 综合两个方面的想法及其证据，得出更为全面客观的想法。

一位在职场工作的白领，在业余时间兼职推销一个课程。销售公司给这些兼职销售人员组建了一个微信群，在群内发布了部分成员销售成功喜报之类的消息。这位白领看到别人的销售成功喜报后就自觉能力不行。

咨询师：当你看到别人的销售成功喜报之后，你的想法是什么？

求助者：我的能力不行。

咨询师：然后，你体验到什么样的感受呢？

求助者：感到自卑，有些沮丧。

咨询师：你说的自己能力不行，具体指什么能力不行呢？

求助者：销售能力不行。

咨询师：有什么证据来支持你的这个想法呢？

求助者：他们的课程卖出去了，我的没有卖出去。

咨询师：我们把它具体一下，有哪些人卖出去了？

求助者：霏霏、阿萱和红妹他们三个人。

咨询师：听起来，你刚才表达的意思是你的销售业绩不如他人，是吧？

求助者：是的。

咨询师：我们现在来讨论相反的想法，和你销售业绩不如他人这个想法相反的想法是什么呢？

求助者：他们的业绩还不如我。

咨询师：这样的表述漏掉了一种非常重要的情况，就是大家"相当"。你看这样表述如何，"他人的销售业绩与我的相当或不如我"。

求助者：可以，这样就比较严谨了。

咨询师：现在我们来寻找支持这个想法的证据，你能想到什么呢？

求助者：多数人和我一样都没有业绩。

咨询师：这的确是一个客观的证据，你还能想到别的吗？

求助者：想不到了。

咨询师：有没有他人不如你的证据呢？

求助者：好像没有。

咨询师：如果你考虑到和你同样在公司上班但不敢做兼职销售的人呢？

求助者：有的，他们认为自己不是这块料，就不介入了，和他们比我还是勇敢的，选择了兼职做销售。

咨询师：我们把两个想法和证据汇总一下，看看你有没有新的认识。你原来的想法是销售能力不行，证据是有三个人的业绩比你好，相反的想法是他人的销售业绩与我的相当或不如我；你的证据有两条，一是多数人和你一样没有业绩，二是许多同事自认为不是干销售的料，你比他们要强。你现在对自己怎样评价呢？

求助者：我就是一般人吧，敢尝试销售也不错。

咨询师：在这件事情上，你还觉得自卑吗？

求助者：不了，没有这种感觉了。

3.2.3 考察图式效度

在杰弗里·杨的图式治疗理论中，中间信念或核心信念用"图式"这个词来表示，为了让求助者认识到自己的图式（核心信念或中间信念）是错误的，他提出了"考察图式效度"[①]的方法。这个方法把图式（如我是有缺陷的）作为需要检验的假设，检验的时候，求助者需要寻找支持图式的证据和反驳图式的证据。

它和控辩方技术有三个重要区别：首先，控辩方技术主要针对自动思维，而考察图式效度方法针对的是信念（特别是核心信念）；其次，控辩方的证据分别由支持自动思维的证据和支持相反想法的证据构成，而考察图式效度技术则是由支持图式（或信念）的证据和反驳图式的证据构成；最后，控辩方的证据来自当下，考察图式效度的证据还可以把童年生活经历作为证据，也就是说，从现在到过去的证据都包括在内。

考察图式效度包括三个步骤。

第一步，寻找支持图式的证据。这一步对求助者来说比较容易，求助者之所以坚信自己的图式（核心信念），就是有这些记忆中的负面证据。

---

① 杰弗里·杨 等. 图式治疗：实践指南 [M]. 崔丽霞，等译. 北京：世界图书出版公司，2010：99-102.

第二步，寻找反驳图式的证据。这一步对求助者来说很困难，主要原因是这样的证据与求助者的固有图式（核心信念）相矛盾，求助者为了避免矛盾便选择性地忽视或低估，或是有意识地遗忘这类证据。要找到这方面的证据，经常需要咨询师提示求助者身上可能存在的积极证据。

第三步，指出反驳证据为歪曲的方式。与求助者讨论每个反驳证据，聆听他对这些证据的解释，我们就可以看到求助者的忽视或低估证据的认知歪曲模式。

杰弗里·杨针对一位有着"我是有缺陷的"图式求助者，应用了考察图式效度的方法来进行纠正。咨询师询问这位在精神病医院上班的护士，支持"我是有缺陷的"图式的证据有哪些，求助者略加思索，就想到了下面这些（见表3-6）。这些证据里面既有现在的证据，如"我不像任何人，我和别人不同，而且总是这样"；也有过去的证据，如"小时候没有一个爱我或关心我，我从来不属于任何人，我的父亲都不关心我"。既有对自我的觉察，如"我总是生自己的气"；也有对自我的评价，如"我很笨、做作、固执、恐惧，和别人交往很别扭"。

表 3-6　考察图式效度记录表

图式	我是有缺陷的
支持图式证据	**反驳图式证据**
1. 我不像任何人，我和别人不同，而且总是这样	1. 我丈夫和孩子爱我
2. 我的家庭也和其他家庭不同	2. 我丈夫的家人爱我
3. 我的家庭让人丢脸	3. 我的朋友珍妮特和安妮爱我
4. 小时候没有一个人爱我或关心我，我从来不属于任何人，我的父亲都不关心我	4. 我的患者喜欢我，也尊重我，我总是从他们那里得到积极的反馈
5. 我很笨、做作、固执、恐惧，和别人交往很别扭	5. 我们医院的大多数员工喜欢我，也尊敬我；我总是得到好评
6. 和别人交往时我的行为不得体，我不知道规则	6. 我对别人的感受很敏感
7. 和别人交往时，我会奉承别人，迎合别人，我需要太多的接受和认可	7. 我爱我母亲，尽管她爱喝酒胜过爱我；我是那个能够给她养老的人
8. 我总是生自己的气	8. 我尽力做一个好人，尽力做好每件事，只有在有充分理由时我才生气

接下来，让求助者寻找反驳图式的证据就遭遇了困难，她根本想不出来任何一条证据，就在那里尴尬地坐着，保持沉默。咨询师只得提示：

- 有人曾经爱过你或喜欢过你吗？
- 你会尽力做一个好人吗？
- 你身上有好的方面吗？
- 你关心过任何一个人吗？
- 别人有过告诉你自己哪些方面好吗？

咨询师这样的提问，往往会激发求助者去思考反驳图式的相关证据，在启发下求助者慢慢想起了一些证据（见表3-6）。杰弗里·杨建议求助者把这些寻找到的反驳证据记下来，不然离开咨询室后，他们就会忘得一干二净。

求助者列出反驳图式的证据后，咨询师想让求助者看到自己对这些证据的处理方式（即认知歪曲模式），便逐一询问求助者对每条反驳图式证据的看法。比如，"我丈夫和孩子爱我"，求助者对这一条反驳证据的解释是："我实际上欺骗了丈夫和孩子，他们不了解真实情况，这是他们爱我的原因。"从求助者的解释看来，他们爱她是因为她欺骗了他们，很自然这样的爱是要打折扣的，一旦他们知道真相，就不会再爱她了。通过一条一条的讨论，求助者就会发现自己在对每个反驳证据都采取了低估（或打折）处理，目的是降低这些证据对图式的威胁。

杰弗里·杨认为，对某些求助者而言并不总是能够找到反驳图式的证据，因为他们在生活中缺乏这样的证据。这个时候，咨询师就可以把这个表（见表3-6）搁置起来，等求助者现实生活改变，生活中有了反驳图式的证据再补充进来。

3.2.4　发散性思维

如果你和朋友昨天发生了一些矛盾，今天刚好又有事情找他商量，你打电话过去，结果对方并没有接听。这个时候你会怎么想呢？

你很有可能会认为对方还在生你的气，故意不搭理你。也许你会更加生气，心里暗暗骂对方是个小气鬼、一个记仇的人，然后觉得这样的人不值得交往，于是就决定不再搭理他了（无论自己有多么想和他说话或往来）。你不再联系他，他也没有再去联系你，两个人的朋友关系就这样无果而终了。

你打电话对方没有接，可能并不是故意不接听，而是存在别的可能的情形，比如，手机静音，或手机不在身边，或当时在开会，或与人谈话不方便接听，甚至有可能是对方心情不好，不想和人说话。

在人际交往或其他情况中，就像上述情形一样，如果我们做出错误的解读，产生歪曲的自动思维，就会做出不当的行为反应，出现我们不期望的结果。为了避免钻牛角尖，先入为主地认定事情的真相就是如此，我们需要发散性思维。发散性思维就是从多个角度看待或认识客观事物，得到不同看法或观点的过程。

在心理咨询过程中，面对某个客观情形，当事人不知晓具体原因（信息缺乏或不足），做出消极解读时，引导当事人从多个角度去思考各种可能的原因，看到存在的其他可能性，避免去消极解读，这个方法被称为发散性思维技术。

发散性思维会谈的五个步骤：① 确定客观事实或现象；② 寻找更多的可能的原因解释；③ 为每个解释都寻找支持证据；④ 评估各种可能性发生的概率；⑤ 采取行动来验证可能性。

求助者是一位女士，因为夫妻矛盾前来求助。在咨询会谈中，她提到丈夫给自己的父亲买八宝粥等礼品，并特意打电话告诉她不要说是父亲节的礼物，这时她的想法是"他对我父母有成见"，并因此感到了难过和生气。

咨询师：你的自动思维"他对我父母有成见"与老公买八宝粥这个情境之间没有直接关系，当你感到难过的时候，你在想什么呢？

求助者：他没有买贵重的礼物，八宝粥之类的东西能花几个钱！

咨询师：你感到生气的时候，你是怎样想的呢？

求助者：他偏心，对我父母不公平。给他父母买的东西贵重，给我父母买的东西就便宜。

咨询师：你有问过他买八宝粥的时候是怎么想的，是不是存在你所说的偏心的情况？

求助者：我没有问，说起来伤感情。

咨询师：那我们来看看对老公买八宝粥这件事，除了偏心以外，有没有其他可能的解释。

求助者：嗯。

咨询师：你试着把自己抽离出来，想象这种情况发生在你朋友家，你朋友的老公给他的岳父买八宝粥送去的可能原因是什么？

求助者：可能觉得礼物更合适给岳父。

咨询师：还想到别的吗？

求助者：可能没钱买贵重的礼物，也有可能是有人给他推荐了这种产品。

咨询师：包括你原来的自动思维，我们讨论了四种可能性。接下来，我们分别讨论每种可能性的证据，首先支持老公偏心想法的证据有什么呢？

求助者：去年春节给岳父母的礼物便宜，而给自己父母的礼物贵重。

咨询师：觉得这个礼物适合岳父这个想法，有什么证据呢？

求助者：岳父有高血压，他曾专门购买减压食品和保健品送去。

咨询师：没有钱买贵重礼物这个想法，有什么证据呢？

求助者：家里有钱，没听说他缺钱。

咨询师：第四个想法有人给他推荐这种产品，有什么样的证据吗？

求助者：我不清楚这方面的情况。

咨询师：对不同的想法，我们分别讨论了支持证据，接下来请你来评估对这四种想法的相信程度，用 0 ~ 100% 之间的数字来说明相信程度。

求助者：偏心的相信程度是 70%，礼物合适的相信程度是 50%，缺钱的相信程度是 10%，有人推荐产品的相信程度是 20%。

咨询师：我们把相信程度高的两个想法作为替代思维，就是老公买八宝粥的原因可能是偏心，也可能是觉得礼物适合父亲，你看可以吗？

求助者：可以。

咨询师：这两个想法其实是我们的猜测，事实上可能都不对，因此，我们还需要向老公求证，看看他的真实想法是什么？

求助者：我怎么问呢？

咨询师：你可以用开放式提问的技巧，用不带暗示、不带评价的提问就比较容易得到真实答案。比如，你可以这样来问："决定给我父亲买八宝粥，当时你是怎么想的呢？"

求助者：好的，我回去试试看。

3.2.5　可能性区域

对于未来，不同的人会有不同的预期，有的人相信未来会更美好，有的人确信未来会变糟糕，有的人则不确定未来会好或不好。对未来预期乐观的人情绪体验会比较正面，预期未来悲观的人情绪体验会比较负面。焦虑和抑郁情绪与未来悲观预期有关，焦虑者希望未来是好的，但忧虑未来可能是糟糕的；抑郁者认定未来没有好的可能，未来就是糟糕的。

求助者对未来的负面预期不仅给求助者带来负面情绪体验，也会妨碍求助者恰当应对。可能区域技术帮助求助者修正对未来的不合理预期。可能区域技术认为，对于没发生或即将发生的事情，不会只存在一种可能，事实上是一个从最糟糕到最好的可能性区域。为此，咨询师邀请当事人评估可能区域范围，并确定最可能的结果，矫正当事人的消极预期，改善当事人焦虑和抑郁的心情。

可能性区域技术会谈步骤如下：① 讨论事件未来的可能性区域；② 寻找糟糕或好的可能的结果的支持性证据；③ 得到最可能的预期；④ 面对糟糕和争取最好的行为策略。

求助者是一位母亲，有一个 5 岁的儿子。儿子在幼儿园上中班，与同学老师沟通没有问题。求助者觉得孩子两岁的时候有自闭症，当时没有处理，后来孩子说话增多，求助者感觉好些。目前，听到自闭症就害怕，除了幼儿园外她不敢让孩子参加任何集体活动，说自己害怕别人说孩子有问题。

咨询师：让孩子与小区其他小朋友一起玩的话，你会有什么样的担心吗？

求助者：别人会说孩子有问题。

咨询师：谁会这样说呢？

求助者：别的家长，也有可能是和他一起玩的好朋友。

咨询师：如果你同意孩子与其他小朋友一起玩，最糟糕的情况是什么呢？

你刚才说的情况是不是最糟糕的呢？

求助者：我觉得最糟的情况就是别人说我家孩子有问题。

咨询师：孩子和其他小朋友一起玩的话，最好的情况可能是什么呢？

求助者：孩子玩得开心，家长之间能聊得来。

咨询师：接下来，我们讨论一下相关经历或证据，看看支持上述想法的证据都有些什么。我们先看支持糟糕结果的证据，就是孩子被人说有问题的证据，过去有过这样的事情发生吗？

求助者：有的，我听到有家长议论过这事。

咨询师：还有别的吗？

求助者：其他没有了。

咨询师：我们来看支持最好可能的证据，过去有没有孩子和其他小朋友玩得非常愉快的经历呢？

求助者：也有，在幼儿园和其他小朋友就玩得非常好。

咨询师：家长之间呢？

求助者：仔细想想也有，幼儿园有亲子活动，家长和孩子都参加，家长相处也挺好的。

咨询师：看起来支持糟糕结果和支持美好结果的证据都有，我们综合双方的证据，你觉得最有可能的结果是什么呢？

求助者：应该是介于二者之间吧？

咨询师：具体是什么情形呢？

求助者：孩子应该玩得挺开心，家长之间可能比较拘束，没有什么话题聊，各玩各的手机。

咨询师：那我们去试试看，具体情况是不是我们想象的样子。

求助者：好的。

咨询师：如果真的碰到他人议论孩子有问题，你能想到什么应对办法呢？

求助者：我可以和他对骂，反过来说他们家孩子才有问题，我也可以带孩子离开，不跟这种没有素质的人往来。

咨询师：你想到了应对最担心情况的办法。怎样做才能争取到最好的结果，比如，孩子开心家长之间聊得来呢？

求助者：选择对象很重要，我可能会找心地善良、性格温和的家长孩子一起玩，我可以约他们一起下楼去玩。

咨询师：你想到了一个争取美好结果的方法，真的很棒！接下来，你就去实践一下，我们来看看是什么样的结果。

求助者：好的。

3.2.6　检验负性预测

求助者很多时候的忧虑来自对未来的消极预期，比如，考试可能会失败，将来找不到工作，婚姻可能会因为配偶出轨而告终，我将来会孤单一人，等等。对于这些消极、负性的预期，我们应该用什么办法来修正求助者的认知，从而让他的情绪变得好起来？

认知行为疗法最基本的思路就是用证据说话，我们可以把求助者对未来的负性预测看成假设，然后用实际发生的事情作为证据来证实或证伪求助者的预测，这种方法被称为检验负性预测的技术[①]。

首先，要使得一个对未来负性预期的想法得到检验，我们就需要把它变成可检验的客观标准，也就是说，要把对未来的预期变成一些具体的事件，如果事件发生，我们就可以认为想法得到验证，如果事情不发生，想法就没有得到证实。比如，"考试会失败"这样的想法，我们就需要确定什么样的考试成绩可以被称为失败。比如，考试成绩在班级20名之外，还是10名之外。又比如，"我将来会孤单一人"这个想法，出现什么样的情形才是求助者所想象的样子，是一个人居住，还是不与他人往来呢？

其次，要检验预期未来的想法是否为真，除了确定可检验的客观标准外，还有时间段的限制。也就是说，我们如果要想有一个预期，就应该说明这个预测在什么时间段内兑现。一个没有时间期限的预言是没有意义的。比如，"我将来找不到工作"，在多久的将来？未来1年、2年、5年，还是10年。再比如，"考试会失败"是最近这次考试，还是期末考试，或者还是毕业升学考试。一个好的预测应当是在短期内可以验证，最好的预测时间周期在一周以内，这

---

① 罗伯特·莱希. 认知治疗技术从业者指南 [M]. 张黎黎，等译. 北京：中国轻工业出版社，2005：112-114.

样下周我们就可以讨论预测结果了。如果我们预测未来 10 年以后或者无限远的将来，这样的预测在咨询期间我们没法去检验，也就失去了讨论的意义了。

最后，如果预期未来会发生什么事情比较困难，可以用证伪的方法，说明不会发生什么事情。也就是说，根据我们对未来的负性预期，一定不会发生这样的事情。如果没有发生，就说明我们的想法是有道理的，因为它没有被否定、被证伪，当然如果不会发生的事情，结果发生了，这个证据就否定或反驳了对未来的负性预期。

比如，"婚姻可能会因为配偶出轨而告终"这种想法，就可以考虑用不会发生什么来检验，如果配偶可能出轨的话，就不会发生什么呢？比如，关怀自己的感受，闲暇时间和家人在一起[1]。当然，这两条标准还无法变成可检验的客观标准，我们还需要进一步具体化，比如，我们具体化为，能够聆听自己的抱怨，采取某种行为满足自己的需求，花时间和家人一起劳动或外出游玩等。

当咨询师准备用检验负性预测来处理求助者的消极想法时，首先要做的事情是把想法具体化为若干可检验的客观标准——就是可能发生的具体事件。根据前面的叙述，可以从会发生或者不会发生的角度来寻找。我们可以把讨论过程填写在表格（见表 3-7）中。

我们以"婚姻可能会因为配偶出轨而告终"为例来讨论。我们以一周时间作为检验周期，这样方便在下周咨询时讨论预测结果。鉴于配偶是否出轨可能不会发生在未来一周时间内，而是发生在更长一些的未来，我们只能这样预测，如果两个人矛盾多，配偶对家庭不管不顾的话，将来更可能会发生这样的事情。因此，咨询师引导求助者讨论："如果配偶未来可能出轨的话，在本周内可能会有哪些迹象来证明或否定呢？"根据上述道理，求助者找到一些会发生和不会发生的事情，我们把它列入下面表格中（见表 3-7）。这里一共罗列了5 条，其中 3 条是认为会发生的，2 条认为是不会发生的。

咨询师交代清楚后，求助者把表格带回家，根据发生情况填写。如果某些事情发生了，就在"实际结果是"栏内填写具体的时间和事件内容概要；如果

---

① 补充说明：你可能对这两个标准不同意，配偶这么做不意味着肯定不会出轨。我们认为如果配偶愿意这么做，出轨的可能性会更低些。这个问题的本质证据效力的问题，虽然这个标准的效力不是最高，但它可以供参考。

本周结束都没有发生，就填写"未发生"即可。下周来到咨询室，咨询师可根据填写结果讨论求助者对未来负性预期的相信程度是否有变化。如果求助者变化不大，可以继续进行这个作业。

表 3-7　检验负性预测记录表

有待检验的观念：婚姻可能会因为配偶出轨而告终 时间周期：一周	
我预测会 / 不会发生什么	实际结果是
1. 会发生：表达对我和孩子的不满（批评、指责）	
2. 会发生：跟他讲事情他不听，很不耐烦，打断我的讲话	
3. 会发生：拒绝夫妻生活或者 5 分钟内结束	
4. 不会发生：给我买礼物	
5. 不会发生：全家一起外出	

3.2.7　考察过去的负性预测

求助者对未来的消极预期，应用检验负性预测的技术方法，有一个基本前提就是这样的预测要能在短期内得到验证。如果需要更长时间如 3 个月甚至更长，这样的预测在咨询期间内就没法得到验证。既然没法得到验证，我们就无法通过检验负性预测的方法来证伪或证实了。

我们知道历史是最好的老师。我们可以引导求助者从与过去相似的负性预测中进行检验，也就是我们可以与求助者讨论曾经的类似的负性预测，后来事情的发展证明这样的预测是假的，这样我们通过过去的证据就可以证明求助者的负性预期是歪曲的[①]。

像罹患广泛性焦虑和惊恐发作的患者，他们常常重复着同样的担忧，对未来有着相同的消极预期；比如，焦虑的母亲每当孩子不在身边，与其他人一起外出，她就担心孩子会出什么事故。孩子周末又要和同学一起出去游玩，她便

---

　① 罗伯特·莱希. 认知治疗技术从业者指南 [M]. 张黎黎，等译. 北京：中国轻工业出版社，2005：114-116.

感到了忧虑。这个时候，我们就可以考察求助者过去类似预期"孩子可能出事故"的最终结果，求助者发现，孩子离开自己和朋友们外出已经有 8 次，结果孩子都安全回家并没有发生什么事故。经过这样的回顾，求助者对孩子周末外出可能出事故的相信程度下降，担忧情绪明显缓解。

有位求助者刚刚与男朋友分手，感到非常沮丧，认为不会有人爱自己了。求助者对未来的负性预期"不会有人爱自己了"就很难应用检验负性预测，因为要在短时间内（如 3 个月）得到验证比较困难。这个时候，我们不妨换个思路，用过去的经验来检验这个想法是否为真。

咨询师：包括这次，你过去有几次恋爱经历？

求助者：有 3 次。

咨询师：过去两次恋爱失败后，你对未来的预期如何？

求助者：和这次差不多，感觉不会有人爱我了。

咨询师：但事实上呢？

求助者：（有点不好意思地笑了）又恋爱了。

咨询师：从你过去的经验来看，你认为不会有人爱自己了这个想法是真的吗？

求助者：好像有问题。

咨询师：从你过去的经验来看，你需要花多少时间能从失恋的阴影中走出来呢？

求助者：大概两个月吧。

咨询师：那我们往前走吧，过段时间你的心情变好些，对未来的预测就会乐观。许多人在心情沮丧的时候很难对未来感到乐观。

求助者：好的。

3.3 逻辑辩论类技术

求助者的认知观念不仅存在缺乏有效证据支持或者存在相反证据反驳的问

题，许多时候还存在逻辑问题。针对求助者认知观念逻辑上存在的问题，有些咨询师口才好、逻辑性强，喜欢与求助者进行辩论，通过辩论方式来修正求助者的认知。

本节给大家介绍一些常用的基于逻辑和辩论的认知改变技术。**苏格拉底式提问技术**是通过反例质疑求助者的观点，求助者不得不修正自己的观点，在质疑和修正中最终得到有效的认知观念；**检查逻辑错误技术**是通过考察求助者的认知观念是否有事实支持，以及是否有充分的事实支持，在此基础上引导求助者得到更为合理的替代性认知观念；**定义用语技术**要求用具体的标准来界定评价性用语，然后检验认知观念是否符合这些具体标准进而修正评价性认知观念；**区别行为和人技术**是把人的行为与人分开，避免求助者从具体行为表现上升到对人的整体性评价，纠正求助者的评价性认知观念；**理性辩论法技术**是理性情绪行为疗法最重要的认知改变技术，它通过辩论的方式来修正求助者的认知，辩论角度是多层次的，有逻辑辩论、实证辩论、功能性辩论和哲学辩论；**饼图技术**针对求助者归因方式偏差，通过讨论影响某个事件的诸多因素和权重，修正求助者内归因或外归因的认知偏差；**多重环节技术**让求助者认识到糟糕的现在到悲惨的未来结局是一个包含若干阶段的演进过程，我们有办法应对，不用过于焦虑。

3.3.1 苏格拉底式提问技术

苏格拉底是古希腊著名的哲学家、教育家。他认为知识并不是由我们灌输给他人的，而是他人本来就具有的，只不过自己没有意识到，我们就像一个"助产婆"，帮助他人产生知识。他的教育方法被称为"产婆术"，这套教育方法的灵感来自于生活经验。苏格拉底的母亲是一个接生婆，他从小跟着母亲到别人家去帮产妇接生，帮忙递器械打下手，从助产中他得到了启迪，创立了这样的一种教育方法。

苏格拉底教育学生的主要形式就是对话讨论，在对话讨论中，苏格拉底通常不回答学生的问题，而是不断向对方提问，通过提问学生发现自己的错误，进而修正自己的认识，最终得到正确的知识。

在心理咨询过程中，认知行为疗法专家引入苏格拉底这样的教学方式，通过不断的提问让求助者认识到自己的错误，通过提问引发求助者的思考，从而得出有效的认知观念。这种通过提问让求助者改变认知观念的方式就被称为苏格拉底式提问。

苏格拉底式提问有广义和狭义的区分。广义来说，凡是通过提问的方式引导求助者实现认知改变的方式，都可以被称为苏格拉底式提问，比如，控辩方、发散思维、可能区域这一类通过由有限几个问题组成的技术都可以被视为苏格拉底式提问的具体形式。

狭义的就是苏格拉底原初的提问方式，这种提问方式就是不断质疑对方的观点，进而修正对方认知的一种方式。在这个对话过程中，咨询师的主要任务就是说反驳，找求助者说话的漏洞，应用反例来驳倒求助者，在一系列对话过程中，求助者不得不修正自己的认知。

求助者是一位恋爱中的女孩子。她对男友的表现不满，常常因为男友表现不合自己的心愿而怀疑男友是否爱自己，两个人的关系充满矛盾，自己不确定恋爱关系应该继续还是放弃。

咨询师：你可以说一件对他不满意的事情吗？

求助者：上周末我俩见面。他给我带了一束花，见到花我挺高兴的，他把花递给我才发现，这花都蔫了，他肯定是在地铁口随手买的处理品。

咨询师：你当时的想法是什么？

求助者：他不上心，敷衍我；他心里没有我，不爱我。

咨询师：你对他买的花不满意，因此你认为他不爱你？

求助者：嗯。

咨询师：（第一次假设）如果他给你买花合你心意，就说明他是爱你的？

求助者：是的。

咨询师：那如果他买花合你心意，却没时间陪你，也能说明他是爱你的？

求助者：没时间陪我，说明他不爱我，如果他爱我的话，就会抽时间陪我的。

咨询师：（第二次假设）那你的意思是否可以总结为"如果他爱你，就应该满足你的心愿"？

求助者：嗯，是这个意思。

咨询师：除了上面提到的买花、陪你之后，你对他还有什么期待或心愿呢？我给你一张纸，把它都写下来，你把现在能够想到的先写下来，以后想起来可以再补充。

求助者：（在纸上写下自己对男友的期待。）

咨询师：（看求助者写的心愿清单）写了不少，一共有 17 条。男友做到了哪些呢？你在做到的项目前面打个钩。

求助者：（照做。）

咨询师：如果男友满足你的心愿就是爱你。这 17 条中男友做到了 12 条，这 12 个方面证明他是爱你的。也有 5 个方面，他没有做到，这说明他是不爱你的。你觉得他是爱你还是不爱你呢？

求助者：爱我吧？

咨询师：你确定吗？

求助者：确定，要不然他也不会为我做这些了。

咨询师：既然如此，那么"如果他爱你，就应该满足你的心愿"这句话应该怎样修改呢？

求助者：（第三次假设）如果他爱我，就应该愿意满足我的心愿。

咨询师：这句话和原来相比多了一个"愿意"，这怎么解释呢？

求助者：我想表达的意思是，他愿意去做但不一定能够做好。

咨询师：（第四次假设）从你的经验中，我们是否可以得到这样一个结论："如果我们爱一个人，就应该愿意满足她的心愿。"对吧？

求助者：嗯，对。

咨询师：你爱他吗？

求助者：我爱他，不爱他的话，我们早就分手了。

咨询师：按照你刚才的逻辑，爱他就应该愿意满足他的心愿，你做得怎么样呢？

求助者：做到一些吧。

咨询师：尽管你只做到一些，但你还是确定自己是爱他的。那么反过来，他也是只做到了你期望的一部分，你是否能确认他也是爱你的呢？

求助者：他是爱我的。

咨询师：你们是相爱的，你们都只做到了相互期望的一部分，你对这句话"如果我们爱一个人，就应该愿意满足她的心愿"应该怎样表达更合适呢？

求助者：（结论）如果我爱他，我应该愿意满足他的心愿，同时接纳他做不到的部分。

咨询师：你总结得非常好，非常全面。

求助者：谢谢。

3.3.2 检查逻辑错误技术

生活中出现一件不如意的事情，求助者就可以应用逻辑演绎出一个恐惧性的负面结论，这个结论让求助者感到悲观、恐惧，甚至是绝望。比如，生活中有人这样认为，推搡就是家庭暴力，指责是语言暴力，不说话是冷暴力，许多人也相信一次家暴就等于无数次家暴。事实上，如果是这样的话，配偶就是十恶不赦的人，和这样的人相处自己就处于危险之中，这样的婚姻就不能要了，自己要赶紧逃，但自己又因为各种现实原因无法离婚。想想看在这种情况下，如果是你，你会有什么样的体验呢？

对于求助者这样的逻辑演绎，把一个具体的小问题放大成一个无法应对的大问题，我们可以应用检查逻辑错误的办法，对求助者的逻辑推导过程进行还原，讨论逻辑推导过程是否合理，纠正逻辑推导错误，避免求助者放大问题、夸大危险，增强求助者解决当下具体问题的信心和勇气。

求助者的许多自动思维都有逻辑错误，认知歪曲中大部分类型都和逻辑错误有关，比如，以偏概全、贴标签、过度引申、瞎算命运、灾难化、随意比较、消极预测未来和情感推理等这些认知歪曲等存在逻辑错误。

检查逻辑错误的会谈步骤如下：首先，确定求助者的想法后，可以使用"因为……"的句型，了解求助者想法的依据；其次，针对求助者想法中的逻辑错误进行讨论；最后，得出纠正后的替代性想法。

求助者的逻辑错误比较典型的有如下几种情形。

1. 想法基于愿望，没有事实依据

比如，大龄男女寻找恋爱对象往往有比较不切实际的要求，最极端的就是希望对方有房、有车、有存款，无父、无母、无兄弟姐妹。当我们问这样想法的依据时，他们往往就会回答说，这样自己就可以过上好的生活，他们常常以"别人也是这样"作为论证依据，或者我不能过得比别人差等作为基础，这些所谓的基础就是个人愿望，并没有事实作为依据。真正的事实依据是你具备什么条件让你提出这样的要求，如果你具备相应的客观条件，对方（即理想的恋爱对象）才可能因此而愿意选择你。对于这类基于愿望的想法，咨询师讨论策略就是请求助者提供证据支持。

咨询师：你想找一个有房、有车、有存款的人作为恋爱对象，依据是什么呢？

求助者：我不能随随便便把自己嫁了，我得找到满意的人，不然我结婚干什么呢？

咨询师：你说得很有道理，我们先不讨论结婚是否有意义的问题。我想问你要求对方有房、有车、有存款这个想法的依据是什么？

求助者：我不能让自己的生活品质下降呀。

咨询师：你不能让自己的生活品质下降这个想法的依据是什么呢？

求助者：我周围的朋友，她们找对象都是这样的要求，我不能比她们差呀。

咨询师：在对恋爱对象的要求这件事情上，你不能比她们差，有什么依据吗？或者说有什么客观事实来支持吗？

求助者：我年轻，长相还好。

咨询师：挺好，你找到了一些证据来支持自己的想法，还想到别的吗？

求助者：我也是本科毕业，有一份稳定工作。

（咨询师在求助者回顾自己的客观条件后，再讨论这些条件是否足以支撑其要求，以及这些要求背后真正隐藏的需要是什么等，求助者认识到生活中有人关心，相互扶持更重要，进而修改了对

恋爱对象的要求。）

2.矛盾愿望，不具有现实性

求助者的想法存在矛盾，导致求助者无法采取行为，最终结果就是愿望没法实现。这是因为现实生活不存在或者很难存在同时满足多种愿望的人和事。比如，有些人既想要挣出一亿元又不想花太长时间，有些人既想当爹又不想花时间养育孩子，有些人既要他人爱自己而自己又不想爱他人。

如果求助者有矛盾愿望，咨询师还是要坚持"想法需要证据支持"的基本思想，请求助者提供相应证据来支持自身想法。在这里有两个方面的证据可以考虑，一是生活中是否存在这样同时满足矛盾要求的人和事，是否已有人做到其所希望的结果，比如，挣了一个亿又没有花时间，既能当爹也不用花时间养育孩子等；二是自己是否具备满足矛盾愿望的条件，比如，自己不想爱他人又想让他人爱自己。作为结论，既然愿望是矛盾的，理性的做法是有所取舍，保留自己最主要的追求，放弃或搁置一些次要的矛盾诉求。

3.以偏概全，得到普遍性结论

基于个别事实得到普遍性结论，这样的思维方式非常普遍。比如，前面我们提到的家庭暴力只有零次和无数次，出轨只有零次和无数次这样的说法。这个说法背后的意思，一个人只要有一次家暴行为，他就是一个暴力分子，他就会经常实施家庭暴力。一个人只要有一次出轨行为，他就是一个对婚姻不忠的人，他就会经常出轨。

对于这样的思维逻辑，我们要辩论非常简单：求助者认为一个人只要做出某个不好的行为就会有不好的品行，按照求助者的逻辑，一个人是不是做了相反的行为（通常是正面的）就意味着有良好的品行呢？比如，一个人曾在某次耐心听你的抱怨，他就是一个温柔有耐心的人吗？再比如，一个人拒绝某个异性的诱惑，就能说明他是对婚姻忠诚的人吗？

通过这样的逻辑推论，求助者就会发现以偏概全是有问题的。接着，咨询师可以引导求助者基于全面的证据得到更为合理的替代性想法。

4.从现在到未来的悲观推论

求助者的抑郁、焦虑和绝望等情绪的背后是对未来的悲观预期，这些悲观的预期是因为现在的糟糕表现。有位家长晚上在街边摆摊烤串，一位顾客上前想让他给烤几个串，结果他发现这位摊主低头看手机，叫了他几声，这位摊主抬头看了看顾客，带着沮丧的语气说道："儿子期中考试才考40多分，像这样的分数，我都不知道自己努力挣钱到底是为了什么，摆摊有什么意义，不想做生意了。"这位家长从儿子40多分的糟糕成绩便预期到儿子有一个糟糕的未来，以及整个家庭没有希望的悲惨前景。

糟糕的现在最终会造成悲惨的未来，求助者主要的思维方式是线性思维，也就意味着他认为事情的发展就像一条直线一样，不会有转移，只会越来越糟糕。就像恋爱中有些人说，你现在都对我不好，将来就会对我更加不好；也像有的家长看到孩子迟迟不恋爱结婚，就会想孩子将来孤独终老，没有依靠一样。

对于这种线性思维的逻辑错误，我们可以从两个角度来讨论：其一，按照线性思维逻辑，糟糕的开始意味着悲惨的结局，那么一个好的开始是否意味着美好的结局呢？显然不是，咨询师只需要发掘求助者身上所发生的任何小的、良好的表现来预测就可以。其二，解释非线性思维，也就是说事情的发展是曲折的，存在着改变的可能性，"三十年河东，三十年河西""穷则变，变则通"就充分说明这一点。当然，最具说服力的并不是这些老话，而是求助者生活经历中的转折变化，咨询师可以利用求助者的自身经历说明这个变化。

3.3.3　定义用语技术

在心理咨询过程中，我们经常发现求助者会给自己或他人贴标签，比如，失败者、笨蛋、废物、懒惰、不负责任、自私自利等，这样的标签是对自己或他人的整体性评价。如果我们要对这样的想法进行纠正，就需要明确求助者使用这个标签的具体内涵，给出一个可以检验的定义，一旦求助者给出标签的定义，我们就可以依据定义讨论求助者的想法，纠正求助者的认识。

定义用语（或标签）的会谈通常包括下面几个步骤。

第一步，要求助者对自己想法中的关键词（即标签或评价词语）给出可以观察的操作性标准；

第二步，讨论这样的标准适用在自己身上和他人身上是否可行；

第三步，如果不可行，就讨论是否要修改标准；

第四步，求助者的想法可以做怎样的修改。

有些时候，咨询师为了说明求助者的标准不合理，在第三步，可以不急于讨论修改标准，而是和求助者讨论反义词标签（比如，与懒惰对立的勤奋，与失败者对立的成功者）的操作性标准，接着把反义词标签应用在自己和周围人身上。通过这样的操作，求助者就会发现相互矛盾之处，有了这样的比较，求助者更容易认识到自己的想法是歪曲的。

一位求助者因为离婚而净身出户，孩子和房子也归了老婆，认为什么也没有了，觉得自己很没用。咨询师针对"很没用"这个想法与其展开了讨论。

> 咨询师：你认为自己很没用，这只是一个想法。我们想花点时间来讨论一下，它在多大程度上是真的。
>
> 求助者：可以。
>
> 咨询师：一个人有没有用是一个主观判断，每个人可能有不一样的判断，你认为一个人没用的标准是什么呢？换句话说，在什么情形或者有什么样的表现可以被视为无用呢？
>
> 求助者：离婚，孤身一人，没有存款可以算是无用。
>
> 咨询师：你列了三条标准，一个人无用需要满足三条还是其中一条就可以呢？
>
> 求助者：满足一条就可以。
>
> 咨询师：那好，如果按照你的标准，你身边有没有离婚的朋友呢？
>
> 求助者：有的。
>
> 咨询师：都有谁呢，你先说一个朋友我们讨论一下。
>
> 求助者：玉贤。
>
> 咨询师：玉贤无用吗？
>
> 求助者：不是。
>
> 咨询师：因为什么呢？
>
> 求助者：她是女的。
>
> 咨询师：你的意思是女的离婚不算？

求助者：是的。

咨询师：身边有男的离婚吗？

求助者：柯文。

咨询师：他无用吗？

求助者：不是。

咨询师：这又是因为啥呢？

求助者：他在单位受领导重视。

咨询师：这样的话，看起来是否离婚不是判断的标准了。

求助者：嗯，我觉得应该是三个标准都满足就可以算是无用。

咨询师：符合这三条标准，你身边有这样的人吗？

求助者：没有。

咨询师：你的朋友、同事、同学或者媒体上你知道的一些名人，他们曾经
　　　　有符合你所说的三条标准的时候吗？

求助者：仔细想想还是有的。

咨询师：你认为他们无用吗？

求助者：不觉得，因为他们还有别的优势或长处。

咨询师：刚才我们讨论了"无用"的人，现在我们讨论"有用"的人。你
　　　　觉得一个人要怎样可以称得上"有用"呢？

求助者：职业稳定、婚姻幸福、子女有成。

咨询师：一个有用的人同时包含这三条标准吗？

求助者：我想是这样的。

咨询师：如果按照以上这三条标准，你周围的人中有多少人符合？

求助者：有两三个人。

咨询师：其余的人呢？

求助者：不完全符合。

咨询师：所以他们就不是"有用的"人？

求助者：好像也不应该这么说。

咨询师：我们回头看，你自己符合这三条标准中的几条呢？

求助者：两条吧，我的工作还算稳定，事业单位有保障，另外孩子还不

错，学习成绩好，性格也好，虽然没和我生活在一起。

咨询师：经过我们刚才的讨论，即使一个人满足无用的三条标准，最终你也发现他们并非无用，我们刚才也讨论了有用的三条标准，你发现多数人都达不到，你和其他人一样符合其中的一些标准。综合起来，你觉得自己是没用、有用，还是其他情况呢？

求助者：我并非无用，还是有些用吧。

咨询师：现在你的心情怎样呢？

求助者：（微笑地说）心情好了很多。

3.3.4　区别行为和人技术

生活中，许多人都存在一种思维方式，就是喜欢把一个人的具体表现与这个人混淆起来；比如，考研失败，就认为自己是失败者。这是一种依据个体的某个具体行为或表现上升到个人能力、品质和性格的评价，最终变成对个人的整体评价。

如果我们分析，求助者从具体行为上升到个体整体评价的认知过程，我们可以发现求助者有许多认知歪曲，比如，贴标签、黑白思维、以偏概全、内归因或外归因等。像刚才提到的考研失败就认为自己是失败者，在这里"失败者"就是给自己贴的标签，把失败与成功对立起来就是黑白思维，不成功就意味着失败，从一次考研失败就认为自己是失败者，这是明显的以偏概全。考研失败就认为自己是失败者，这也可以被解读成因为自己是失败者所以考研失败，从这个角度看，属于内归因，把失败归因于个人。

处理这类对个人整体性评价的认知，我们在前面介绍了"定义用语"的技术方法，在这里，我们给大家介绍把人从具体行为表现中区隔的方法——区别行为和人。在这个方法中，我们去溯源求助者得到整体评价的认识过程，把对人的整体评价还原为对具体表现和行为的认识。

咨询师：当你得知考研分数没有达到面试线的时候，你想到自己是失败者。我想你把人和行为混淆在一起了。你把考研失败等同于你的失败，最后考研失败自己就变成失败者了。你觉得是这样吗?

求助者: 好像是, 考研失败不是我的失败吗?

咨询师: 考研失败自然是你的失败, 但它不等于你是失败的。"你的"和
"你是"不是一回事。就像"你的包"不能说成"你是包"一样。

求助者: 我明白了, 考研失败是我的失败, 不等于我是失败者。

咨询师: 就是这个意思。在你的生活中有没有做得非常棒的事情, 有没有
被人称赞的事情呢?

求助者: 我弹钢琴弹得很好, 可惜考研不考钢琴。

咨询师: 你弹钢琴弹得很好, 可不可以认为你弹钢琴弹得很成功?

求助者: 我的钢琴水平超过周围的人, 我觉得可以认为自己弹得很成功。

咨询师: 如果你钢琴谈得很成功, 可不可以就认为你是成功者呢?

求助者: 好像不能这样认为吧?

咨询师: 按照你刚才的逻辑, 考研失败, 你就认为自己是失败者, 现在弹
钢琴成功, 也就意味着自己是成功者了。

求助者:(尴尬地笑了笑, 没说话。)

咨询师: 你发现问题在哪里了吗?

求助者: 我们不能从一个具体行为的成败推断出一个人的成败。

咨询师: 你总结得非常好。我想告诉你, 如果你认识到这仅仅是一次具
体行为的失败(考研失败)而不是整个人的失败, 这样会给你希
望。因为行为失败, 我们还可以再来, 直到成功, 如果是整个人
的失败, 就相当于盖棺定论了, 也就不再有机会改变了。

求助者: 你这句话给我很大启发, 我只是考研失败, 不是做人失败。我还
可以再次考研, 直到成功, 我也可以在别的事情上取得成功。

咨询师: 你抓住了问题的关键, 你只是考研失败, 仅此而已。

求助者: 谢谢老师的引导。

3.3.5 理性辩论法技术

在理性情绪行为疗法中, 最重要的认知改变技术就是辩论(disputing, 又

称为驳斥），这是一种主动协助求助者评估其信念是否有用和有效的方法。通过驳斥求助者可以反思并放弃原有的非理性信念，非理性信念是死板的、教条的，不符合社会实际情况，许多时候会阻碍我们达成目标。经过辩论求助者会发展出理性信念，发展出一种灵活的、可调整的、与社会实际情况吻合，并且能帮助我们达成目标的信念。

艾利斯[①]认为辩论可以从四个方面来进行，也就是有四种类型的辩论。

第一种是逻辑性辩论。逻辑性辩论主要质疑求助者信念在逻辑上存在问题，在这一点上类似前面我讨论的"检查逻辑错误"的技术方法。逻辑性辩论比较典型的问句是这样："因为 X 所以有 Y，请问这中间的逻辑是什么？"逻辑性辩论主要纠正求助者因为渴望或恐惧而出现的非理性想法，这样的想法缺乏逻辑。

第二种是实证性辩论。实证性辩论是要求求助者提供支持信念的客观证据，求助者的非理性信念之所以存在问题，一个重要的原因就是这样的信念并不符合客观现实，也就是说，现实生活中存在相反证据，甚至连支持证据都没有。实证性辩论的典型问句是："支持这项信念的证据在哪？""你说这是真的，证据在哪？"

第三种是功能型辩论。非理性信念还存在的问题就是这样的想法对自己实现目标无益，甚至阻碍自己实现想要的目标。功能性辩论就是聚焦非理性信念带来的消极影响，目的是希望求助者明白当下的非理性信念正阻碍其达到目标，因此有必要考虑放弃或调整这样的非理性信念。功能性辩论的典型问句是这样的："这对你有用吗？""继续这样想（这样做，这样的感受）对你的生活有什么影响？"

第四种是哲学型辩论。哲学型辩论聚焦求助者的生活态度，求助者只有坚持理性的生活态度才能获得生活的满意度。接纳生活的不完美、世界的不确定以及能力有限的自己，秉持理性和积极上进的生活态度更容易有满意的生活。哲学型辩论的典型问句是这样的："（困扰你的）这个方面的确无法如你所愿，生活中还有其他事可以让你获得满足吗？"

---

① 阿尔伯特·艾利斯 等.理情行为治疗 [M].刘小菁，译.成都：四川大学出版社，2012：63-72.

一位高中生因为失恋，而对学习和生活失去动力，还曾有过轻生的举动，目前处于抑郁状态。他经常思考的问题是：人既然早晚都得死，我为什么不现在死呢？人生既然这么累，我为什么要活着。针对求助者的想法，咨询师应用辩论的方式与他展开对话。

咨询师：下面我们来一场辩论，我会提出一些比较尖锐的问题，听起来可能有些咄咄逼人，这样做的目的是希望能够引起你的思考，帮助你找到更有效、更有用的想法和做法。你看可以吗？

求助者：可以。

咨询师：你提到，人早晚都要死，为什么不现在死，这中间的逻辑是什么呢？

求助者：因为人总是要死的，不如现在死了省事些。

咨询师：你的意思是我们可以避免这中间的过程，是吗？

求助者：是的。

咨询师：（逻辑型辩论）照你这个逻辑，一天反正都要吃三餐，我们为什么不一口气把三餐饭都吃了，反正晚上要睡觉，为什么不现在就睡觉呢？更为极端的例子，一个人吃进去的东西反正最后都要变成粪便排泄出来，我们又何必多此一举呢？

求助者：（尴尬地笑了笑。）

咨询师：我们之所以不这样做，很重要的原因是中间的过程很重要，我们不能只看最终结果，对吧？（看了看求助者接着说下去）一日三餐是因为间隔期间需要消化时间，没有马上睡觉是因为我们白天还有事要做，吃进去到排出来这期间人体需要从中吸收养分。你同意这中间过程也是重要的吧？

求助者：你说得对。

咨询师：对你来讲，现在到将来死去这中间的过程重要吗？

求助者：活着这么累，这中间的过程对我来说没有意义，我为什么还要活着呢？

咨询师：（实证型辩论）你说自己觉得活得累，有支持这个想法的证据吗？发生什么事情让你感觉活得累呢？

求助者：作为学生要读书考试，每天早起上学，晚上回家还要写作业到深夜。

咨询师：像这样的情况是现在才有的吗？

求助者：从上小学开始就是这样了。

咨询师：像这样的情况是你一个人才有吗？

求助者：那倒不是，我们班上每个学生都是如此。

咨询师：那你以前觉得自己活得累吗？比如，在小学时期，或在初中时期。

求助者：没有。

咨询师：你的同学呢？你有听到他们说过活得累吗？

求助者：没听他们说过。

咨询师：你看，从小学到现在，从你自己到他人，面临同样的情况，那个时候没有人觉得活得累，可见这个证据并不能支持你的想法，你觉得呢？

求助者：嗯，我只是因为失恋了，失去了生活的动力，没什么追求了，读书学习的辛苦就不想面对了。

咨询师：能理解，许多人都有过像你一样的经历，不过他们最终都走出来了。

求助者：是吗？

咨询师：（功能性辩论）是的，失恋了，生活就失去了动力，这个想法给你的生活带来了什么影响，或者是你的生活和过去相比，发生了哪些改变？

求助者：我不想上学，不想和同学往来，每天白天睡觉，晚上玩游戏。

咨询师：这样的生活是你想要的吗？

求助者：我不希望这样生活。

咨询师：你希望过什么样的生活呢？

求助者：我希望有人爱我，和我相伴一生。

咨询师：这样的话，"人既然早晚都得死，我为什么不现在死呢？人生既然这么累，我为什么要活着？"你觉得这样的想法能帮助你达成目标吗？

求助者：那肯定是达不成的。

咨询师：（哲学型辩论）你现在失恋了，她也不搭理你了。如果你肯接受这个事实，你的生活还有什么原本让你感到有意思的东西吗？或者是你觉得做一些什么能够让自己感到满足、快乐，而不仅仅是疲惫？

求助者：应该有吧。

咨询师：都有些什么呢？

求助者：我以前喜欢和同学一起打球，我的语文学得好，经常得到老师的表扬。

咨询师：你可以尝试一些让自己感觉好的事情，让自己开心起来，你就会觉得生活没那么累了。

求助者：也许吧。

咨询师：虽然你觉得生活没有意义，想到死，但你并没有准备好马上就去死，所以不如给自己一个机会，看看能不能改变局面，让自己觉得生活没有那么累。

求助者：好吧。

由于求助者的信念比较顽固，通常一次性的辩论无法改变太多，求助者第二天也许又会恢复原来的信念。为了让会谈的效果更持久一些，不妨建议求助者把咨询会谈过程的对话录下来，回家后反复听。

3.3.6 饼图技术

生活中充满了自责与指责。一件事情搞砸了，我们不自觉地就会寻找问题的原因，如果把问题的原因归因于他人，我们就容易指责他人，如果我们把问题原因归咎于自己，我们就会容易感到自责。

一位家长给正在上小学的孩子辅导一道数学作业题，反复讲解数遍之后孩子貌似懂了，可换同样的问题再考孩子，孩子却依然不会。这个时候家长感到非常生气，指责孩子不认真思考。家长这个时候的反应就是指责，把孩子不会做题的原因归咎于孩子，进而感到生气，如果家长把原因归咎于自己不懂教学方法没有教好孩子呢？他就会感到沮丧和自责了。

归因就是寻找或发现事件或行为原因（或影响因素）的过程。我们把事情发生的原因归功于（或归咎于）自己，这属于内归因；当我们把事情发生的原因归功于（或归咎于）他人，这属于外归因。生活中各种事情发生是内因和外因共同作用的结果，因此，若我们把某件事情的发生仅仅归因于自己或是他人，（即内归因或外归因）这是不准确的，属于认知歪曲。

为了矫正归因偏差（内归因或外归因），我们可以应用饼图技术帮助求助者。饼图技术就是全面分析导致事情发生多个方面原因的过程。它将一个圆或饼（表示100%）切分为若干部分，一个部分表示一个方面因素，比例大小表示其重要性或影响程度的方法。

饼图技术的会谈步骤：① 明确求助者的归因方式及其情绪体验；② 确定分析事件，说明饼图表示方法；③ 分析事件各方面的原因，可以从自身、他人和客观因素等方面来分析；④ 确定各因素权重；⑤ 最后调整关于自身或他人的认识。

求助者是一位50多岁的男士，因为自己决定给肺癌母亲做化疗手术，结果术后不到3个月母亲就去世了，兄妹等人议论说要是不做手术会活得更久。听到他们的议论，求助者觉得自己做了一个错误的决定，为此深深自责。自责是典型的内归因，咨询师因此应用饼图技术来纠正他。

咨询师：手术后不到三个月母亲就去世了，而你的兄妹他们觉得要是不手术的话，会活得更久一些，对此你是怎么看的呢？

求助者：在母亲肺癌是否手术这个问题上，大家拿不定主意，最后让我决定，也是综合各方面建议之后决定的，看起来我做了一个错误的决定。

咨询师：做了一个错误的决定，你是什么心情呢？

求助者：我感到后悔和自责。

咨询师：你认为是因为自己决定错误才导致母亲没有活得更久的，是吗？

求助者：是的。

咨询师：如果我们暂时搁置母亲手术去世这件事，从一般性角度来看影响癌症患者生存时间长度的因素有哪些，我们才会有一个更客观的认识。我们画一个圆表示100%，也就是决定癌症患者生存期的所有因素之和，接下来我们要做的事情是把它分为若干部分，然后确定每个部分的比例，就像我们把一块饼分成大小不同的块一样。

求助者：好的。

咨询师：你觉得对一个罹患癌症的患者来说，有哪些因素影响生存期呢？

求助者：发现早晚很重要，早发现早治疗，效果应该更好。

咨询师：还有呢？

求助者：年龄也重要，年轻身体好些，活得更久些。

咨询师：别的呢？

求助者：还有健康状况、医疗水平等。

咨询师：还有治疗选择，对吧。

求助者：是的。

咨询师：我们一起找到了发现早晚、年龄因素、健康状况、医疗水平和治疗选择等五个方面因素，你还有补充吗？

求助者：没有了。

咨询师：接下来，我们来确定这五个因素在癌症患者生存期中的重要性程度，影响越大占比就越大，所有因素的百分比加起来为100%，你需要考虑到这样的分配方式尽可能适合更多的癌症患者。你会怎样给这些因素分配比例呢？

求助者：发现早晚占50%，年龄占20%，健康状况10%，医疗水平10%，治疗选择10%。

咨询师：在这五个因素中，与你有直接关系是什么因素呢？

求助者：就是治疗选择了。

咨询师：治疗选择占10%，这表示它在母亲能生存多久这件事情上不起决定性的作用。对吧？

求助者：是的。

咨询师：关于治疗选择这件事，是你完全独立做出，没有考虑其他的意见?

求助者：我听过他们的意见，也查过资料的。

咨询师：如果我们把作决定这件事看成100%，你在其中占比多少，你的兄妹和医生的影响又占比多少？

求助者：我占40%吧，他们占60%。

咨询师：这样看来，在总体10%的治疗选择中，你占40%的影响，也就是说最终你的抉择对母亲生存期的影响只有4%？

求助者：客观来说是这样。

咨询师：对你意识到母亲患病手术后只生存3个月这件事情，你的决定只起了4%的作用，你会有什么样的心情呢？

求助者：惋惜。

3.3.7 多重环节技术

如果有人问你的未来是什么样子，你会怎么回答？一些人会对未来充满担忧，不确定未来是否美好；一些人对未来比较乐观，相信自己有好的未来。那么，人又是依据什么作出判断的呢？一部分人依据现状做出预测，现在好未来就好，现在糟糕未来就不会变好；另一部分人基于自己的愿望，相信现状尽管不好，但未来会变好。

在这些人中间，什么样的人容易感到焦虑不安呢？很显然是那些担忧未来的人，他们的现状可能是不好的，也可能是好的。现状不好，他们就认为会一直糟糕下去；现状好，他们就会担心出现不好的苗头，随着时间推移事情不断恶化，最终会变得很糟糕。

对未来忧虑的人，往往认为自己无力应对糟糕的局面，缺乏扭转局面的能力，他们对一些不好事件的描述显得非常警惕，希望在事件出现不好苗头的时候就能加以处理。但是，这样的认识容易放大事件的严重程度，增加自己的焦虑，在焦虑驱使下的行为方案反而使得事情变得更加糟糕，结果就是焦虑增加，问题更加恶化。

多重环节技术可以矫正求助者的上述倾向，避免对现状过于警惕，对未来过于焦虑。多重环节技术把事情发展过程分为若干环节，讨论各环节发展的可能方向和需要的条件，当事人做什么能够让事情向期望方向发展，或扭转上一个环节带来的不利局面。一旦求助者发现即使当下发生一些不好的结果，未来仍有办法应对，很自然就不用忧心忡忡了。

多重环节技术会谈步骤如下：① 说明从现在到未来有一个发展过程，可以把这个过程区分为若干阶段（或环节）；② 讨论每个阶段的可能结果和相关条件；③ 最后回到第一个阶段讨论可能的结果和应对的办法。

求助者是一位母亲，因为女儿不上学前来求助。她的女儿在初一结束后，已经在家将近一年时间。看到女儿待在家里，她就担心女儿的将来：孩子整天待在家里，不上学，将来就不能找到工作，找不到工作就没有一技之长养活自己，没有生活能力怎么办；现在靠着父母养活，将来父母不在了，不知道她将来怎么活。

咨询师：考虑到女儿辍学在家不回学校上学，你担忧她的将来，觉得没有生活能力便无法活下去？

求助者：是呀，没有一技之长怎么去养活自己啊！

咨询师：你的担忧是有道理的。你担忧的是她的现在还是未来呢？

求助者：更主要的还是担心未来。

咨询师：这个未来是由现在不上学引起的，对吧？

求助者：对的。

咨询师：你担忧你们走了女儿怎么活，如果让你想象女儿在多大的时候，估计你们都不在人世了，这只是为了讨论的方便而假设的岁数，并不是诅咒你们。

求助者：我明白，女儿 50 多岁，我们应该都不在了吧。

咨询师：你女儿现在到 50 多岁这么几十年中，你觉得她的人生历程可以分为几个阶段或时期呢？

求助者：简单说，就是上学和工作了。

咨询师：为了讨论方便我们可以说得稍微详细一些，并大致确定不同时期孩子的年龄大小。

求助者：如果孩子能够正常上学的话，那就是初中、高中和大学阶段，初中 15 岁毕业，高中 18 岁毕业，大学 24 岁毕业，然后就是进入社会工作，结婚。

咨询师：按照你的估计，正常来说，女儿在 24 岁时参加工作，大概多大可以结婚呢？

求助者：30 岁以前吧。

咨询师：好的。我们把女儿从现在到 50 多岁按照上学、工作和结婚分为几个阶段，它们是初中阶段（15 岁）、高中阶段（18 岁）、大学阶段（24 岁）、参加工作（24 岁起）和结婚（30 岁）。你对在每个阶段女儿表现的预期是什么呢？

求助者：我们劝了她好久，用尽了各种办法，她都不会回学校上学，也不与人交往，整天待在家里，我们估计她就这样一直待下去了。不参加中考，不上高中，读不了大学，也没法参加工作，也不会有人和她结婚。

咨询师：听起来，你觉得事情就会像现在一样，这样糟糕下去，没法收拾。

求助者：是呀。

咨询师：从现在到未来要有 30 多年时间，在这几十年的时间里会有许多变化，情况也就发生了改变，并非像你预期的那样一直糟糕下去。比如，当你还是你女儿这么大的时候，你能想到你自己变成今天的样子吗？

求助者：肯定想不到，这几十年变化太大了。

咨询师：如果让你说说自己是怎样走到今天的，你觉得都有什么样的因素在起作用呢？

求助者：自己努力很重要，我也遇到一些帮助自己的人，像我的高中班主任，当然还有我老公，还有就是时代的变化，互联网普及，等等。

咨询师：你总结得非常全面。从你的总结来看，你有没有发现，影响未来成功的因素不仅包括自身因素，还有他人因素和社会环境因素。

求助者：是的。

咨询师：刚才在你对女儿未来的消极预期中，只考虑了女儿自身的因素，没有考虑他人和时代方面的因素，对吧？

求助者：那倒是。

咨询师：我们先来看看在第一个阶段，也就是初中阶段，能不能做一些事情来改变故事的结局。你刚才预期她无法参加中考，也就无法上高中考大学了。如果我们做些什么事情最终让孩子回校参加中考，或者说即使她没能中考，后来通过努力她参加高考，也能改变她未来的人生走向，是吧？

求助者：如果能这样就太好了。

咨询师：我想你一定听说过有的孩子最终回到学校继续读书了，当然你也一定听说有孩子在家待了很多年？

求助者：是的，有孩子回到了学校。

咨询师：既然如此，让孩子回到学校继续上学就是有可能的，对吧？

求助者：是的，我不知道怎么办？

咨询师：你知道怎么办的！你不知道怎么办的话，就不会找到我们了。

求助者：（笑了笑没说话。）

咨询师：你不用担心，我们一起努力，想办法让你的孩子重回正轨。在这个过程中，你和他爸爸需要做出一些改变，你看可以吗？

求助者：可以，可以。

多重环节告诉我们：事情的发展是有一个过程的，输了开头不等于输了结局，在发展过程中我们可以扭转局面。

3.4 评价标准

求助者的认知歪曲，有些时候既不是缺乏证据支持问题，也不是逻辑上存在错误，而是比较标准上存在问题。对于这一类因为比较标准而产生的认知歪曲，咨询师可以通过修正求助者的评价标准来矫正求助的认知观念，一旦求助者改变评价标准，情绪体验也会发生积极的改变。

区分进步与完美技术建议求助者不要用完美来要求自己，应该看到自己相对于过去所取得的进步；**改变自我比较技术**指导患者把自己患病状态与自己比，与过去比，与过去患病时相比，不要和患病前比，也不要和正常人比；**客体化–距离化技术**引导求助者换个角度看问题，把自己当成旁观者，很多问题就迎刃而解；**双重标准技术**说明对自己和他人坚持不同标准，以过高标准要求自己往往是问题所在，如果采用对待他人标准要求自己体验也就不同；**评估零点技术**，与区别进步与完美技术和改变自我比较技术类似，强调改变过高的自我要求，评估零点技术建议将自己的表现与零点相比；**认知连续体技术**是将自己的表现与多种假设性的情形相比；**多点比较法**与认知连续体技术有相似之处，它们都是将个人情况与多个参考点相比，多点比较法把个人情况与所在群体多个区组进行比较；**评价标准多元化**强调综合比较而不是只比较某个单一标准；**全部失去技术**比较特殊，主要针对我们对拥有的东西不珍惜的情况，将拥有的东西和完全失去相比，使得人们珍惜所有的情形。

3.4.1　区分进步与完美技术

完美是一种如其所愿的存在，完美是我们许多人的追求，但对一些人来讲，完美则是一种要求，如果自己或身边人的表现达不到自己的期望水平，这些人就会感到非常沮丧和失望。在心理咨询过程中，许多求助者对于改变现状非常急切，希望能够在最短时间内解决问题，达到自己所期望的水平。如果求助者看不到进步，求助者就会感到非常挫折，甚至可能中止咨询。因此，对心理咨询师来讲，让求助者看到进步有利于维护咨询关系，推动咨询进展。

区分进步与完美这种技术与评估零点技术（见 3.4.2 节）有些类似，它们都是改变求助者评价标准的方法，目的都是把以期望水平（完美点）为评估经验的标准，改变为以过去表现为参考，结果都是让求助者看到进步，增强继续努力的信心。

区分进步与完美技术的基本步骤如下：① 讨论求助者根据完美标准产生的消极情绪体验；② 区分进步与完美；③ 和过去相比，让求助者看到进步；④ 分析现状，找到可以进步的点，追求进步。

我们以求助者抱怨咨询没有效果为例，来说明区分进步与完美技术的应用。

咨询师：这个疗程的会谈还有一次就结束了，我们花点时间一起回顾一下咨询的进展情况。你觉得咨询对你有帮助吗？

求助者：我觉得咨询没有什么效果，一点效果也没有，我还是老样子。

咨询师：咨询没有效果，让你感到非常沮丧和焦虑吧？

求助者：是呀，我都没有继续咨询的信心了。

咨询师：可以理解，我们在发现经过努力却没有取得进展的时候就会有这样类似的体验。你知道这样的体验是怎样产生的吗？

求助者：不太清楚。

咨询师：我们把自己的经历和某个标准比较后往往会产生想法，而后才有情绪体验；当你认为咨询没有效果的时候，你是在把咨询经历和什么样的标准相比呢？你是在把现状和期望完全治好相比吧？

求助者：是的。

咨询师：如果把它和完全治好相比，我们就会发现还存在较大的差距，对于这个差距我们已经努力了一个疗程，结果这个差距还在。

求助者：是的。

咨询师：因此，我们就产生了没有效果的想法，于是就感到沮丧，是吧？

求助者：是这样的。

咨询师：心理学家发现比较的标准不同，我们体验到的情绪就不同，虽然我们的经历一样。在比较标准中，通常有两个标准，一个是完美标准，一个是进步标准。完美标准就是我所期望的理想的境界，我们把自己的表现（或者是你的家人的表现）与期望的水平比较，就像我们刚才讨论的咨询效果问题一样，我们把咨询进展现状与期望完全好转相比，这个完全好转就是完美标准。当我们把自己的表现与完美标准相比，我们经常会感到失落、沮丧，因为我们的表现无法达到期望水平。

求助者：你的意思是我的感受和比较标准有关？

咨询师：是的。如果你把咨询体验用进步标准来比较，结果就不同了。进步标准的意思就是我们要把现在的表现和过去的状态相比，看到自己的进步；一旦我们看到自己的进步，我们就会有前进的信心，情绪体验自然就会愉快和充满希望了。

求助者：怎么个比较法？

咨询师：首先，我们把自己的现状和过去相比，也就是你刚来咨询的时候的状态相比，你有发现自己的改变吗？

求助者：有，孩子能够跟我说话了，她也能承担两三个家庭事务，自己做饭给自己吃了。

咨询师：看到了进步，你有什么感受呢？

求助者：有希望，愿意继续走下去。

咨询师：要是你拿它和咨询目标——让孩子回到学校相比呢？

求助者：她依然还没有上学的意思，我和她聊过几次她都不接话。

咨询师：和期望相比，你发现了差距，于是感到沮丧。你可以总结一下我们刚才讨论的比较标准问题吗？

求助者：和期望相比，看到不足，容易感觉灰心丧气，和过去相比，看到进步，感到有希望。

咨询师：你总结得很简练。

求助者：照这个说，我们下一步该怎么办呢？

咨询师：下一步我需要继续取得进步。

求助者：怎么个进步法？

咨询师：我们可以看看当下的局面存在哪些问题，我们可以在哪些方面改变，争取经过一个疗程的努力后再回过头来与现在相比能有进步。

求助者：就是找到未来努力的方向了？

咨询师：差不多是这个意思，就是找到和现在相比，我们可以更进步的地方。

求助者：明白。

3.4.2 改变自我比较技术

马修·麦克凯提出的自我激励的应对思想和自我肯定陈述，都是给出一些典型的积极话语，让求助者阅读、复述并内化于心，一旦求助者接受这样的陈述，求助者就发生了改变。和马修·麦克凯不同，朱迪斯·贝克[①]则是针对求助者具体情境中的自动思维开展工作，她通过改变自我比较的参照标准，修正了求助者自我否定的消极认识。

朱迪斯·贝克发现，患有精神疾病（如抑郁症）的患者存在认知歪曲，他们倾向于去注意消极的方面，忽视、低估，甚至遗忘积极的信息，他们常常会做出不当的比较，比如，把现在的自己与患病前的自己比较，把现实和期望比较，把患病的自己与未患病的人比较，这样的比较方式使自己加重了求助者的消极评价和负面情绪。因此，朱迪斯·贝克认为改变求助者自我比较的方式，就可以改变他们的自我评价和情绪体验。

改变自我比较的咨询对话包括如下几个步骤。

第一步，咨询师询问求助者都做了哪些事情。在这个过程中，求助者经常会忽略一些在正常人看起来平常的事情，咨询师把这些事情找出来。比如，一位抑郁患者报告说自己去上课了，咨询师问上了几节课，她报告说所有课都上了，课堂笔记也记了。

第二步，询问求助者对于自己完成这些事情的评价。一般而言，求助者会认为这些事情不值一提，甚至可能认为自己完成得不好而自我否定，这个时候咨询师与求助者讨论每件事情的评价标准，是把现在的自己与患病前的自己比较，还是把现实状态与期望水平比较，还是把患病的自己与未患病的人比较，通过这样的讨论，让求助者认识到自己的比较方式存在的问题。咨询师询问患者对上课和做笔记的评价，求助者认为自己坚持上课和笔记非常困难，不如其他同学完成起来轻松容易，自己的表现也没有达到自己的期望，情绪非常低落。指出她的比较方式并不公平：把患病的自己与未患病的人比较，把现实和期望比较。

第三步，建构一个合理的比较方式：和自己比，和自己的过去比。既然

---

① 朱迪斯·贝克.认知疗法：基础与应用 [M].张怡，等译.北京：中国轻工业出版社,2013:306-308.

自己已经患病，我们就不能和患病前比，也不能和未患病的人比，这样的比较不公平，当然也**不能把自己的现实水平和期望水平比，因为期望水平是我们要达成的目标，而不是比较的标准**。最合理的比较标准就是把现在患病的自己和过去患病的自己比较。咨询师指导求助者自我比较，与前来咨询时的患病状态相比，当时她经常上半天学，上课时也没有记笔记，现在自己能整天上课还能做笔记，自己已经取得了很大的进步，求助者的脸上露出了不易觉察的微笑。

第四步，经过自我比较得到替代性的想法（即替代思维）。得到替代思维后，咨询师可以要求求助者把它记下来，经常进行复习巩固，以增强咨询会谈的效果。在咨询师的指导下，求助者记下了这样一段话："我需要把自己的表现和刚开始咨询时的状态相比，看到自己的成长和取得的进步。通过自我比较，我发现自己已经有了显著的进步，我相信沿着这条路走下去就一定能成功。"

3.4.3 客体化-距离化技术

俗话说："当局者迷，旁观者清。"求助者的很多想法就是因为自己牵涉其中，从而出现认知歪曲。如果你是当事人，过去的经历、自己的信念（特别核心信念）和愿望会影响你的看法，出现认知歪曲；但如果你是旁观者，事件和自己的信念及欲望无关，往往能就事论事，做出客观、理性的选择和判断。

客体化—距离化技术就是一种把当局者变成旁观者，把自己置身事外，从旁观者角度看待自己面临问题的一种技术。这种技术有置换法和跳出法两种方法。

1. 置换法

置换法就是把自己遇到的问题，假设成为与自己情况相似的人（同学、同事……）遇到的问题，我们讨论他人遇到这个问题会怎么想，怎么办？比如，一个学生因为考试而焦虑，这时我们可以把这个学生置换为与他情况差不多的同学，讨论这个同学面临考试会怎么样，有什么样的情绪。

2. 跳出法

跳出法就是想象自己的灵魂从身体中跳出来，到一个较远的地方来看待自已目前的处境和行为。比如，一个妻子和丈夫在吵架，丈夫被妻子絮絮叨叨的话烦透了，要夺门而出，但妻子堵住门不让丈夫逃离。这时候，我们可以要求前来咨询的丈夫（或妻子）想象自己的灵魂从身体中出来，飘到刚好能够看见双方表情动作和听见双方话语的高度，观察双方的互动过程，问问其作为旁观者产生了什么领悟。

有时候可以把置换法和跳出法一并使用。比如，刚才这个夫妻冲突情景，当事人可以跳出来，并且想象是单位同事在和她（他）的配偶发生冲突，自己作为旁观者有什么感悟和想法，当事人有什么观念和情绪等。

客体化 - 距离化技术应用分为三个步骤：① 讨论当事人在当下情景下的想法和情绪；② 应用替换法或跳出法，讨论他人或旁观者的想法、情绪，得到新的想法和情绪；③ 比较两种情形下的想法和感受，促进当事人新的观念和行为策略的产生。

一位女士向咨询师请教是否要辞职换工作。求助者说，上司总是借故批评她，自己感到心情很不爽，想换个公司上班。其实她不想辞职换工作，只是上司的批评让她总想辞职。咨询师想弄清楚有关上司批评的问题，看看在这个方面她是否需要成长，再去谈辞职的问题。于是咨询师要求女士提供一个具体的场景。

求助者说，上周三上司交代她打印一份合同，当天要打印好并交回去。她也没有用多少时间就把合同打印好了。下午一上班就把合同给上司递了过去，没过多一会儿，上司就把她叫去，劈头盖脸，一顿批评。指责她打印合同不认真，出现了几处错误，并且数落她不好好干活，工作不上心；接着就说她："不好好干就走人！"

接下来，用冥想的方式让求助者再现情景，进入情景后问她上司批评的时候她的心情如何，自己又在想什么？求助者报告说感到委屈和生气，她的想法是："这几处错误，除了一个地方是自己打印出错外，另两处错误是原稿错误，不能怪我，为什么要把别人的错误怪在我身上。她明明是对我不满，故意找碴儿，她让我走人就暴露了她的真实态度，她不喜欢我，希望我走人。"

接下来，应用置换法，把她替换成她的同事小张，小张是她的好朋友，也挨过上司的批评。让她想象同样的情景——小张把合同递过去，被上司批评了。让她想象小张挨上司批评的动作表情和言语。她报告说，小张听到上司指责她合同稿有几处错误后，连忙向上司道歉："对不起，是我粗心，没有看出来，我不应该犯这样的错误。"看到小张承认错误，上司的表情好了一些，但看得出来，上司还在生气，小张说："你看，要不我先拿回去改了，再拿回来？"上司还是带着一些情绪说："你赶紧改了，给我拿回来！"

在这个基础上，咨询师与她进行讨论，把她的反应与小张的反应进行比较，问她有什么心得和感悟。她说，像小张那样，赶紧承认错误，并且想办法改正错误，就能让自己逃离被上司批评的情景。她反思说，自己过去被上司批评的时候，就会很生气和委屈，待在那里一动不动，等上司气出完了，让自己出来，自己才能离开。咨询师最后询问她："下次遇到这种情形，你该怎么办？"她说会试试小张的方法。

3.4.4　双重标准技术

生活中，有部分人自我要求高，对自己有着比对他人更高的要求；对别人则要求比较低，甚至没有什么期待。比如，一个学生要求自己名列前茅，对身边的朋友可能是成绩只要不垫底就行。

一个人对自己期待高，如果有足够的能力或条件来支持，这样的高要求就不成为问题；如果没有足够的能力或条件来支持，这样的高要求就只能徒增苦恼了。比如，学生要求自己名列前茅，如果他刚好有这个实力，这样的要求就是没有问题的；如果他没有这样的实力，还想要名列前茅，结果不仅是无法实现，还增加了自己的烦恼。

一个人在不具备相应的实力和条件的情况下，坚持过高的要求或标准就是其烦恼的直接原因。对自己的要求或期望应当与自身能力或条件相当，为了让求助者认识到这一点，我们可以应用双重标准的讨论技术。

双重标准技术会谈的步骤是这样的：① 识别求助者的想法和情绪，把求助者的高要求与其情绪体验联系起来；② 询问他对周围其他人的要求和期待；③ 询问他如果采取对待其他人的标准，自己会有什么样的体验；④ 在双重标准比较中，我们应该制定什么样的标准（或期望）更合适些；⑤ 如果采用这样的新标准，自己会是怎样的体验。

求助者是一名高二年级的学生，原来成绩优异，因在外地重点高中念书，不喜欢当地师生的方言，也觉得宿舍同学太吵而严重影响睡眠，期中考试成绩不理想，随后便不去上学了。咨询师与其会谈，发现导致孩子休学的主要原因是进入高中后，成绩不如初中时期优异，便认为是外部环境所致。一次次努力尝试之后都未能使成绩改善，便对学校产生了抵触情绪，不再上学了。

咨询师：进入新学校念高一的时候，第一次月考成绩怎么样？

求助者：还好，班里排前三名。

咨询师：后来各次考试成绩怎么样？

求助者：前三名这个名次有两次，后来成绩就逐渐下滑，一次不如一次，最近的成绩在班里已经是30名之外，属于中等偏下了。

咨询师：你期望的成绩是在什么位置呢？

求助者：我觉得自己应该能进前三名的。

咨询师：可结果你发现名次不断下滑，离你希望的前三名越来越远，你是什么样的心情呢？

求助者：焦虑和失望都有。

咨询师：你是去外地上学，你班上有和你同样都是外地来的同学吗？

求助者：有的，我们班上有三四个人。

咨询师：他们的成绩怎么样呢？

求助者：有一个人好些，在前10名，其他同学处于中等水平。

咨询师：你和谁最熟悉呢？他在班上的名次如何？

求助者：一个绰号叫"骆驼王子"的同学，他在班上排20多名。

咨询师：你觉得他应该考多少名呢？

求助者：我觉得他考20多名就可以了。

咨询师：你要求自己考前三，而你却认为他考20多名就可以了。我发现你对自己和他人的要求不一样，存在双重标准，就是对自己和对他人不一样。

求助者：人和人是不一样的。

咨询师：我想如果你一视同仁，都持相同标准，也要求自己考20多名就可以了，对照自己的成绩你会是什么样的心情呢？

求助者：我不能拿自己和他比。他又不如我，我不能落得和他一样。

咨询师：我没有要求你和他比，只是想让你体验如果你的标准和他人相同会是什么样的体验，你说说看，如果这样，你是什么感觉呢？

求助者：心情肯定轻松了。

咨询师：这样我们就发现，让你感到焦虑的、失望的并非是考试成绩，而是你对自己的要求，调整考试期望后，心情体验就不一样了。

求助者：是的。可是我不能降低对自己的要求，把自己变得和他一样。

咨询师：为什么呢？

求助者：我的能力比他强，他的能力一般。

咨询师：你怎么证明自己的能力比他强？

求助者：我高一年级多数时候的考试成绩都比他强。

咨询师：你的意思是说，能力强我们的要求就要高一些，对吧？

求助者：是的。

咨询师：基于能力，我们应该提出怎样的成绩期望呢？

求助者：应该比自己目前的表现高一些，这样可以激发自己的潜能。

咨询师：那我们怎样知道制定的标准不切实际呢？

求助者：无法达到的标准。

咨询师：经过多久无法达到呢？

求助者：一学期？一年？说不好。

咨询师：一般而言，如果目标高远就需要更多的时间。我们换个角度来看这个问题，如果一个目标能够激发自己的动力，这是不是好目标？如果一个目标让自己灰心丧气，这样的目标是不是一个糟糕的目标呢？

求助者：有道理。

咨询师：我们回头来看你的目标——班级前三名，这个目标让你体会到焦虑和失望，没有让你产生学习的动力和积极性。这样的目标就是不好的目标，对吧？

求助者：嗯。我应该制定什么样的目标呢？

咨询师：你可以根据自己的表现，在这个基础上制定一个"跳起来"能实现的目标，你现在在 30 名之外，你觉得制定什么样的目标你能够实现也能让自己有动力，班级排名多少合适呢？

求助者：班级排名 20 名左右吧。

咨询师：我们可以把目标暂时定在前 20 名，等你实现了，我们再制定新的目标，你看可以吗？

求助者：这样很好。

3.4.5 评估零点技术

生活中有一种比较典型的认知歪曲方式——最高标准。所谓认知歪曲中的"最高标准"，就是用过高的、不现实的标准来要求自己，用这些标准来解释自己的现状，和那些最高标准相比，自己就是失败的。生活中，具有这种认知歪曲的人，往往会关注那些超过自己的人，而忽略低于自己的人。

完美主义者或持"最高标准"的人，将自己的现状与最高的标准进行比较，从而让自己感到压力和挫败。如果我们能够让他们与更低标准进行比较，他们就会产生积极的情绪体验。

评估零点技术，就是选取一个更低的点，作为评估参照点，这个参照点就是评估零点（而不是完美点），把当事人的现状和零点相比（而不是和完美点相比），当事人就能即刻体会到满意和快乐的情绪，也能让他认识到对自己的苛求，比较标准是不恰当的，进而产生改变评估标准——最高标准——的心理动力。

评估零点技术会谈的步骤如下：① 让求助者意识到自己存在"最高标准"的认知歪曲；② 讨论设置评估零点，并把自己的现状与零点比较，询问求助者的情绪体验；③ 从比较标准变化所带来的积极情绪体验中，引导求助者觉察自己的问题在于比较标准问题，从而促使求助者改变评价标准。

求助者是一位大学教师，因为工作压力大而前来做心理咨询，他说最近几年都在专心写论文发论文，希望自己能够按时评上副教授，结果时间到了没有评上副教授，自己感到非常沮丧，也非常自责。

咨询师：希望今年能够评上副教授，结果名单公布后没有自己的名字，我感觉非常失落，是这样吗？

求助者：是的。

咨询师：你有思考过自己为什么会感到失落吗？

求助者：愿闻其详。

咨询师：如果我们从比较的角度来看待这次评职称的事情，你这次没有评上职称，你把这个结果与自己的期望——今年能按时评上副教授相比，所以会感觉沮丧和失落的吧。

求助者：是这样。

咨询师：这样的比较方式在我们的生活中很常见，许多人都习惯于把自己的表现和期望水平相比，这个期望水平对自己而言就是一个完美的存在，我们把这样的比较标准称为"完美点"。由于实际表现达不到完美标准，我们体验到失落、沮丧就很自然了。

求助者：哦。

咨询师：实际上，引发其沮丧失落情绪的直接原因并不是没有评上副教授，而是你的比较标准。

求助者：怎么理解？

咨询师：直接原因是比较标准带来的，我们换一个比较标准试试看，你就能理解了。

求助者：换什么标准呢？

咨询师：在你们学校像你这个学历条件，评上副教授最长需要多少年时间呢？

求助者：我是博士毕业，在我们学校像我这样的条件，有的老师10年了都还没有评上副教授。

咨询师：如果你把自己5年没有评上副教授的这种情况，和这位老师10年都没有评上比较，你会是怎样的心情呢？

求助者：心情好多了。

咨询师：你看，同样是没有评上副教授，但是比较的对象不同，情绪体验就不一样了。和期望相比，就感到沮丧或失望，但是和更糟糕的情况相比情绪体验就好多了。

求助者：是这个道理。

咨询师：生活中，我们把水沸腾的温度设定为100摄氏度，把冰水混合状态设定为0摄氏度。类似地，我们把理想状态称为完美点，类似于水温的100摄氏度，把初始状态或某个更为基础的状态称为零点，类似于水温的0摄氏度。在评副教授这个事情上，你觉得零点应该设置为什么呢？

求助者：是刚才你提到的10年没有评上的情况吗？

咨询师：可以吗？

求助者：可以倒是可以，只是我们不会那么惨。另外也许还有更惨的情形，也许有人一辈子都评不上副教授，成了一个老讲师。

咨询师：零点的设置有任意性，设置为10年没评上可以，设置为终身没评上也可以，它只是一个参照点而已。

求助者：理解。

咨询师：从上面的讨论不知道你是否注意到，没有评上副教授这件事，当你把它和期望相比，得到的是沮丧和失落，当你把它和更糟糕的情况（即零点）相比，心情就会好转。

求助者：是这个道理，可是我还是希望评上。

咨询师：这个没问题，反正今年评审是没戏了，你可以期待的是明年或更晚些能够评上。假如你以今年参加评审所具有的资质，比如，发表论文数之类的作为零点，明年再多发一些论文为自己增加一些评审资本，你会不会觉得好些呢？

求助者：会的。

评估零点技术是非常重要的技术，在自动思维和中间信念阶段的咨询中有可能被用到，更多关于这个技术的介绍，你可以阅读《认知行为疗法入门》和《认知行为疗法进阶》的相关章节，在此就不再赘述了。

3.4.6 认知连续体技术

二分法或黑白思维是许多人心理问题的根源，二分法就是把所有对象分为两类，二分法的结果通常有两种方式，一种表示方式是用含义相反的两个词来表达，如阴阳、成败、勤奋懒惰、高尚卑劣等；另一种则是用是否来区分，成功与不成功、努力与不努力，聪明与不聪明等。在二分法的基础上，我们把其中一类视为好的，另一类视为不好的，于是就产生了黑白思维，比如，我们把成功视为好的，不成功视为坏的。

我们把学生的考试成绩以 60 分为标准区分为及格和不及格两类，这种做法就是二分法。二分法把现象分为两个截然对立的类别，实际上有许多情况存在于两个极端之间，就像黑和白之间存在不同程度的灰一样。

认知连续体技术把二分法变成连续体的两个端点，把"有无"（或是否）变成"多少"的认知方式，进而产生合乎客观实际的、自我肯定的认知过程。

你爱他吗？不是爱与不爱，而是有多爱的问题。

你有钱吗？不是有和没有，而是有多少的问题。

你聪明吗？不是聪明和笨的问题，而是有多聪明的问题。

认知连续体技术主要用于矫正黑白思维或两极化思维的信念，因此在操作中需要用一个坐标轴来表示黑白思维两极的中间情形。

认知连续体会谈步骤：① 绘制刻度范围 0 ~ 100% 的坐标轴[1]（从无到极端）；② 要求求助者把自己放在坐标轴的某个位置，对自己的表现评分；③ 逐步（或一次性）引入多个案例或情形，把它们放在坐标轴上并给出合适的分数；④ 将自己情况与其他案例相比，调整对自己的评分。

求助者是一位 30 多岁的女士，因离婚而情绪非常低落。咨询师应用认知连续体技术调整其对离婚事件的感受，展开下面的对话：

咨询师：看起来，离婚对你的打击比较大，让你感觉非常糟糕？

---

[1] 坐标轴设计有三种形式：（1）负轴：分值范围为 0 ~ 100%，0 表示无，100% 表示极糟（如笨、坏、失败……）；（2）正轴：分值范围为 0 ~ 100%，0 表示无，100% 表示极好（如聪明、好、成功……）；（3）正负轴：分值范围 –100% ~ 100%，–100% 表示极糟（如坏、失败），100% 表示极好（如好、成功）。一般情况下用单向轴（正轴或负轴），较少用双向轴（正负轴）。

求助者：是呀。

咨询师：如果我们用一个坐标轴来刻画你感觉到离婚这件事情给你带来的糟糕程度，你看可以吗？

求助者：可以的。

咨询师：（在纸上画）这是一个从 0 ~ 100% 的坐标轴，0 表示一点也不糟糕，100% 表示糟糕到极点，也就是非常糟糕，0 ~ 100% 之间的数字表示不同程度的糟糕，数字越大表示越糟糕。你觉得离婚这件事情让你感到了多大程度的糟糕？

求助者：90% 吧。

咨询师：离婚后你未来的打算是什么呢？单身过下去，还是希望将来遇到有缘人能够再婚？

求助者：我还年轻，才 30 多岁，我还是希望能够再婚。

咨询师：好的，我们接下来会围绕再婚展开讨论，先描述一下离婚后的客观情况？

求助者：我有一个女儿，6 岁，离婚后跟着我；前夫净身出户，家里有一套两居室的房子归我和女儿住；自己在央企工作，收入还可以，工作比较轻松。

咨询师：接下来，我们以你目前的情况为基础讨论一些比你的情况更糟糕的情形，虽然这些情况是假设的，但我们相信一定存在这种情况的人。假如有一个人和你的情况类似，带着 6 岁的女儿，有一套两居室住房，在央企工作收入还可以，只是她的年龄已经有 40 岁出头了。想象一下，按照你的标准，应该有多糟糕呢？

求助者：95%。

咨询师：要是这个人已经 50 岁出头呢，该有多糟糕？

求助者：98%。

咨询师：如果我们以 50 岁出头，感到 98% 糟糕为标准。而你只有 30 多岁，相比她少 20 岁，你觉得糟糕程度是多少比较合适呢？

求助者：70%。

咨询师：我们还是以这位 50 多岁的女士为标准，现在我们把她的条件做一个修改，假如她没有自己的住房，只是租房住，你觉得她会感到多糟糕呢?

求助者: 100%。

咨询师: 我们还是以她为标准,你只有30多岁还有自己的住房,你觉得糟糕程度多少比较合适呢?

求助者: 60%。

咨询师: 我们接着来讨论,这位女士已经50多岁,租房住,她也不在央企工作,只是靠当保洁维持生计,你觉得她得感到有多糟糕呢?

求助者: 也只能是100%,没法再多了。

咨询师: 是的,最多就是100%。我们以她的情况为标准,你现在30多岁,有自己的住房,在央企有着稳定的、较高的收入,这种情况下你觉得糟糕的程度多少合适呢?

求助者: 50%。

咨询师: 我们再往下讨论,我们继续修改这位女士的条件,如果她有的不是女儿而是儿子会怎么样?

求助者: 现在的男人一般不喜欢带儿子的离异女人,要是带儿子的话再婚会更困难些。

咨询师: 你说得对,道理上我们不应该对带儿子的女士有偏见,事实上有许多男人会这么想。如果这位女士是这样的情况该多糟糕,100%?

求助者: 是呀,刚才都是100%了,到顶了,只能是100%。

咨询师: 是的,不能再多了。我们还是可以把自己的情况和她相比,你30多岁,有自己的住房,在央企有着稳定的、较高的收入,带着6岁的女儿,这种情况下你觉得糟糕程度是多少合适呢?

求助者: 40%。

咨询师: 刚才我们把你的情况和一个面临更糟糕处境的女士相比,你感到的糟糕程度从原来的90%下降到40%,说明什么呢?

求助者: 俗话说,"人比人气死人",如果我们把自己的情况和差的人相比,心情就不一样了,不是气死人,而是心情好得多。这样比对我来说有什么意义呢?我没有必要和她比呀,我是我,她是她。

咨询师: 你的确没有必要和她比,这样比的目的只是希望你能认识到自己拥有的资源，虽然离婚后你的状况并非理想，但你和其他离婚的人相比还是具有一些优势的，比如，有住房，有好的工作，还年轻，有一个6岁的女儿，等等。

求助者：这我就明白了。你说的也是，我的确没有必要这么悲观。

认知连续体技术是非常基础且重要的技术，大家要认真掌握和应用。关于这个技术的应用请阅读本丛书《认知行为疗法入门》和《认知行为疗法进阶》中的相关章节内容。

3.4.7　多点比较法

完美主义者把自己的行为与期望相比，得到自己不如别人的结论。他们的思维方式往往是非黑即白的思维方式，达标就意味着成功，没有达标就意味着失败。支撑完美主义者的认知基础就是基于二分法的黑白思维。

克服这种思维方式，除了用认知连续体方式来讨论以外，我们还可以采用多点比较法。多点比较法是把求助者的个人情况与整个群体进行比较，从而获得更为客观的自我认识。

多点比较法的会谈步骤如下：① 了解求助者的表现和感受；② 把求助者所在的群体的表现按照从低到高排列，并把排列结果分成若干组，每个组都设置一个比较点；③将求助者的表现分别与各点比较，了解求助者的认识和感受。

多点比较法和认知连续体技术相同的地方在于，它们都是通过把求助者的现况与多种情况（多个点）进行比较，目的是修正求助者"眼睛向上"仅仅把自己和理想状况（完美点）进行比较的倾向。它们之间最大的不同在于，认知连续体技术的多个点的选择有随意性，带有假设性的特点，而多点比较法的多个点选择则是客观的，每个点都对应部分人群。

求助者是一位女大学生，自述非常自卑。在她小时候，她的父母离婚并分别再婚，不愿意抚养求助者，最后她与奶奶相依为命。上高中的时候奶奶去世，无奈与父亲住在一起，但父亲不准她继续上学。后来在班主任的支持下上学，并在班主任的担保下靠国家助学贷款上了大学，在大学期间勤工助学挣取生活费。

咨询师：你觉得自己的条件不如别人，而感到非常自卑，也就是不自信了，对吧？

求助者：是的。

咨询师：（画图）我们这里有一个 0 ~ 100% 的刻度尺，用来描述自信的程度。0 就表示一点儿不自信，100% 表示非常自信，0 ~ 100% 之间的数字表示自信程度的大小，数字越大表示越自信，数字越小表示自信越小，也就是越自卑。你觉得自己的自信程度是多少呢？

求助者：10% 吧。

咨询师：你是和别人比较之后感到自卑的，对吧？

求助者：对。

咨询师：和谁比呢？

求助者：我的大学同学，他们的条件好，我的条件不如他们。

咨询师：什么条件呢？

求助者：他们都是每个月家里给他们寄钱，而我自己要挣生活费。

咨询师：除此之外，你觉得还有什么不如他们呢？

求助者：知识面和才艺也不如他们。

咨询师：好的，我们把你所说的让你感到自卑的各种条件（家里寄生活费、知识面广度和才艺等方面）综合起来，可以分成几种情况，我们按照情况从差到好排序，你觉得都有哪些呢？

求助者：最差是没有才艺，没有知识面，除了教科书中的内容以外什么都不知道，家里不提供生活费；比较差是家里给生活费，其他都没有；比较好是家里给生活费，有知识面，但没才艺；最好是全具备。

咨询师：根据你的了解，在你周围这四种人分别占比多少呢？

求助者：最差的占 20%，第二种占 60%，第三种占 15%，第四种占 5%。

咨询师：按照这样分组，你属于那一组呢？

求助者：最差的一组。

咨询师：（鉴于求助者把自己归到最差的一组，需要对分组进行干预）如果按照这样分组，你属于垫底的，只有10%的自信就很自然了。

现在我们发现你的归类存在一些问题：家里没寄钱，但你自己能够挣钱，另外你在挣钱的工作过程中也扩展了知识面。如果把这些情况都考虑进去的话，怎样分组合适一些呢？

求助者：按照生活费多少区分，然后再按生活费来源细分。

咨询师：其实，你有没有注意到虽然家里寄钱，但向父母要钱也不是轻松的事，况且父母挣钱也不易，钱也不是随便能给的。

求助者：是的。

咨询师：现在重新分组同时说明一下各组的占比吧。

求助者：最差的一组是生活费1000元以内，靠父母寄钱，占30%；第二组生活费1000元以内，自己挣钱，占10%；第三组生活费1000元以上，靠父母挣钱，占30%；第四组生活费1000元以上，靠自己挣钱，占5%；第五组，生活费1000元以上，有知识面，占20%，第六组全具备占5%。

咨询师：如果这样分组的话，你在哪个组呢？

求助者：第五组，生活费在1000元以上，这是我自己挣的，在这个过程中我也积累了知识。

咨询师：如果你把自己的情况与第四组"生活费1000元以上，自己挣钱"相比，你有什么优势吗？

求助者：我通过勤工俭学学到了知识。

咨询师：是的。如果我们把它和第三组"生活费1000元以上靠父母寄钱"相比呢？

求助者：我自食其力，我养活自己，没有向父母伸手，自己很硬气。

咨询师：很好。如果你和第二组"自己挣1000元以内的生活费"相比呢？

求助者：我比他们挣得多。

咨询师：和第一组"生活费1000元以内还靠父母寄钱"相比呢？

求助者：我就强多了，不仅生活费多，而且是自己挣钱养活自己，也能拓展知识面。我对此感到很自豪。

咨询师：我们来看看百分比的情况，你不如第六组，这个组占5%，也就

是说，有 5% 的人的情况超过你，你在第五组，你超过了第四组
及以下的人，你超过了 75% 的人，有 20% 的人的情况和你相当，
是吧？

求助者：是的。

咨询师：这样比较下来，如果你重新评价你的自信程度的话，你愿意给多
少分呢？

求助者：80%。

在上面这段对话中，咨询师首先让求助者对情况进行分组，结果分组后求
助者将自己划归于最差的一组，这样的分组支撑了求助者的自卑感。为此咨询
师进行干预，纠正求助者对于挣钱养活自己的认知，然后重新分组。需要说明
的是，让求助者重新分组并非多点比较法的必要部分，只是因为求助者的分组
方式把自己放在了最差的一组。重新分组后，求助者处于第五组，她的自信心
得到了提升。

3.4.8　评价标准多元化

完美主义者有一个重要特征，就是对某些方面的事情特别在意，并且追
求做到最好。为了做到最好，往往会不计成本（时间或者金钱），这种做法
甚至有时候会影响事情的整体进展。也就是说，抓住了细节却牺牲了全局。

比如，有个高中生写作业的时候特别在意卷面整洁。他觉得把写错的字用
涂改带改过来，卷子很不好看，所以他写作业时特别小心，不让自己写错别
字，一旦写了错别字之类的东西，他会撕掉重来。要是不允许撕掉重来，他就
会在草稿纸上先写好，再誊抄过来。

这种表现是完美主义者的做事方式。完美主义者把注意力集中在问题的某
个方面，造成注意力高度聚焦，从而导致注意范围缩小，只考虑问题或事情的
某个方面，而忽视了问题的其他方面。比如，当我们关注一个作品形式美的时
候，可能就忽略了内容的正确性和我们想要表达的思想。当我们特别关心回答
问题的正确性的时候，可能就忽略了事情的速度要求。

任何人、任何事都是由多个方面构成的，我们比较评价或者做事，都需要

同时从多个方面来考虑，不要仅从单方面来思考。评价标准多样化技术就要让求助者在评价人或事的时候从多个方面对事情进行评价，综合多方面结果得出判断；或者要让求助者在完成某件事情的时候，考虑事情或问题的多个方面，做到多方面效果的平衡。

评价标准多样化技术的应用包括两个步骤：① 确定多样化的评价标准，即评价人或事情评价的多个方面标准；② 应用这些标准评价多个人或事物。

求助者是一位年轻人，大学生，从外地来京求学。家里人和自己都希望在北京上完大学后能够在京找一个好工作，将来能有一个好的前途和未来。可他自己却发现，自己方方面面的条件都不如别人，留京没有什么希望和前途。咨询师让他具体说说自己有哪些方面不如别人，他回答说，他的学习成绩不如班上的"学霸"小茹，社交能力也不如班长方剑豪，家庭背景上也不如北京的同学，这个同学的父亲是北京某局的处长，将来就业肯定有保障，还有自己的经济条件也不如班上的富二代小王，他每月花费都是上万元。

咨询师：我注意到你和他人比较的时候，每次都用了不同的标准。比如说，你拿学习成绩与"学霸"小茹比较，家庭背景和小刘比较，是这样吗？

求助者：嗯。

咨询师：如果我们把同样的标准用来比较更多的人，会怎么样？比如说，你把自己的学习成绩和更多的同学相比，而不是只和成绩最好的相比？

求助者：和学霸相比，我的成绩肯定不行，要是和其他同学相比，我的成绩还可以，班上我的成绩处于中等偏上吧。

咨询师：如果你把自己的成绩和更多人相比，你的感受会怎样？

求助者：心情好多了。

咨询师：刚才我们讨论的是，把一个评价标准和多个人相比，而不是和一个人相比，我们来看看，如果我们把多个评价标准同时用来和一个人相比，怎么样？

求助者：怎么比呢？

咨询师：你拿学习成绩指标和"学霸"比，拿社交能力和班长比，拿家庭背景标准和一个有公务员背景的家长的同学比，拿经济条件标准和富二代的同学比。如果我们把这四个标准都用来和其中一个同学比，会怎么样？

求助者：我没有这样想过。

咨询师：那你试试看，在你提到的这四个同学中，你愿意和哪个同学比较一下？

求助者：和同学小刘吧，他爹在北京一个局当处长。

咨询师：你在比较的时候，在每个标准方面，按照 1～5 分进行 5 级评分，1 分表示最差，2 分表示较差，3 分表示一般，4 分表示较好，5 分表示最好。我们先看家庭背景方面，你给小刘同学几分？

求助者：5 分吧，他的家庭背景非常好。

咨询师：你给自己评分呢？

求助者：1 分吧，我是外地的，父母又没有什么背景。

咨询师：那好，我们接着来比较第二个标准：学习成绩，还是按照 1 分最差，5 分最好进行评分，你给小刘几分，给自己几分？

求助者：小刘是 1 分，我是 4 分。

咨询师：非常好，我们看第三个标准：社交能力，你给小刘几分，给自己几分？

求助者：小刘是 2 分，我是 3 分。

咨询师：做得不错，我们来看第四个标准：家庭经济条件，你给小刘几分，给自己几分？

求助者：小刘是 4 分，我是 2 分。

咨询师：我们分别在四个标准方面都进行了评分，现在我们把每个人的评分加起来，分别是多少分？

求助者：小刘是 12 分，我是 10 分。

咨询师：从总分来看，你有什么感受？

求助者：小刘整体上比我好，我落后于他。

咨询师：这样综合四个标准的比较，与只与一个标准相比，你有什么不同的感觉吗？

求助者：这样比，更全面些，比较下来，差距没有原来那么大了。

咨询师：好，我们回顾一下四个标准结果，你有没有比小刘更强的方面？

求助者：有的，我在社交能力和学习成绩方面比他强。

咨询师：当你注意到这两个方面都比他强后，你现在的感受怎么样？

求助者：我有了一些自信，心情也好了一些。

咨询师：刚才我们用四个标准将你和一个同学进行了比较，其实我们还可以用同样的四个标准与更多的人比较，比如，与小茹、剑豪和小王等比较。你要试试吗？

求助者：可以。

接下来，咨询师引导求助者把同样的标准应用到"学霸"小茹，班长方剑豪和富二代小王，对他们进行评价。在应用评价标准多样化技术之后，他发现每个人都有优势，也有不足，总体评价下来，自己还是比一些人要强。经过这样的比较，他感到了更多的自信。

3.4.9 全部失去技术

人在失去（或即将失去）的时候才知道珍惜，而那些想得到而又没有得到的事物也往往对人最有吸引力和价值，这是人最普遍的心理。这种心理容易造成理性和情感（或欲望）间的对立和矛盾，这种对立和矛盾的结果经常是情感（欲望）获胜。比如，一个人知道吸烟有害健康，但自己却克制不住烟瘾（欲望）坚持抽烟，欲望战胜了理性。但我们如果设置一种情景：所拥有的东西都失去，多种欲望就显现出来，这些欲望之间存在冲突。冲突中理性的价值就显现出来了，人便可以做出理性的决策。

全部失去技术就是基于这样的一种思想：仅仅让当事人通过理性去战胜情感，通常是不会起作用的；如果让他用情感战胜情感，欲望克制欲望，理性就会发挥作用。全部失去技术就是让当事人想象，自己所有拥有的东西都全部失去了，让他向老天爷去祈求，逐一要回这些东西。在这个过程中，他能体会哪些东西才是他最需要的，从而珍惜现在拥有的，这有利于当事人做出理性的决策。

以刚才吸烟的故事为例，人之所以坚持吸烟是因为他拥有健康的身体，吸烟也满足他的烟瘾欲望。但如果在失去健康的情况下他祈求老天爷满足他的愿望，你觉得他是要健康的身体还是要满足烟瘾的欲望？答案就很明确了。

全部失去技术分为三个环节：① 确定求助者拥有哪些东西，特别是那些与当前情感欲望相关的东西；② 让求助者想象自己进入全部失去的状态，请求老天爷，逐一要回自己所希望拥有的东西，并保证自己会认真对待；③ 结束想象情景后讨论这个过程中的感悟和后续的行为方案。

求助者是位男士，34 岁，在外企工作。他前来咨询的原因自己无法控制对情人的感情，因自己有婚姻，并且有一个孩子，自知这样的关系没有什么结果，多次下定决心要与情人分手。但最终都敌不过对方的一个电话、一个微信，听到电话或看到微信，两人便会和好。自己不知道该怎么处理这个关系，便前来求助。

第一步，咨询师与求助者讨论目前的工作生活状况，确定他拥有哪些东西。他说：自己有妻子，初中文化；有一个儿子，5 岁，还在上幼儿园；父母健在，父亲尚在工作，母亲已经退休；有几个好哥们，经常一起喝酒；有一个不错的工作，在公司担任中层干部；收入不错；掌握 IT 编程技术；有一套市中心两居室的房子；有一部车；喜欢爬山；喜欢旅游；喜欢摄影；还有一个情人……

第二步，咨询师要求助者做一个冥想，假设拥有的东西都失去了，祈求老天爷，向他要回原本属于自己的东西。在祈求过程中，咨询师可以代替上帝向祈求者提问：① 你为什么要回它？② 要回它后，你会珍惜它吗？③ 你将如何珍惜它？

求助者：老天爷，我祈求你归还我的身体。

咨询师代问：你为什么要回你的身体？

求助者：没有身体，我的灵魂将无所依靠，没有身体，我就不在人世间。

咨询师代答：好，现在把身体归还于你，你将怎样珍惜你的身体？

求助者：我会爱惜身体，认真对待吃饭和睡觉这些事。

咨询师代问：你将怎么做？

求助者：我将不再熬夜，晚上12点以前睡觉。

求助者：老天爷，我祈求你归还我的妻子。

咨询师代问：你为什么要回你的妻子？

求助者：没有妻子，我的儿子将没有母亲，将没有人照料他；没有妻子，将没有人照顾父母；没有妻子，将没有人照料我的生活。如果没有妻子，照顾儿子、父母和家务，这些事都要我去做，我将无法专心工作和上班。

咨询师代答：好，现在将妻子归还于你，你将怎样珍惜你的妻子？

求助者：我会对她好，关心她的感受。

咨询师代问：你准备为她做什么？

求助者：和她聊聊天，听她讲家里的琐事。

接下来，他还向老天爷祈求归还了其他东西。

祈求工作完成后，咨询师与他讨论，他对妻子和情人有什么新的认知和感悟。他说，自己对妻子和情人的评价有了新的看法，对自己的欲望也有了新的了解。以前她觉得妻子没有文化，也不浪漫，只知道干家务，是一个地地道道的黄脸婆，现在他意识到妻子的付出，对妻子的负面评价少了。至于自己的情人，他意识到多少次分分合合，其实是自己不想放手，舍不得。咨询师问他接下来可以做一些什么？他接着说，总是和情人纠结，一旦暴露会破坏现有家庭，既然不会有结果，不如早点结束，对老婆孩子好一些，把心收回来。

3.5　激发动机

在心理咨询过程中，咨询师经常面对求助者不愿意改变的问题，我们知道如果求助者不愿意改变，心理咨询就不会有效。咨询求助者又为什么不愿意改变呢？对求助者而言，虽然改变也会有收益，但改变是有风险的；维持现状虽然让人痛苦，但它也是有好处的。

既然改变与不改变都有风险和收益，心理咨询师需要做的工作就是让求助者认识到改变比维持现状收益更大，选择改变比选择维持现状更加有利，求助者便愿意投入心理咨询的过程中，与咨询师合作，共同努力实现预期的咨询目标。

代价收益技术讨论自动思维和替代思维的收益和代价，求助者认识到替代思维获益远大于自动思维的获益，激发求助者选择替代思维；**检验信念利弊的技术**，比较方式与代价收益技术类似，所不同的是，它主要用来讨论中间信念和核心信念的利弊，比较方式有纵向比较和横向比较两种形式；**检验情绪利弊的技术**使得求助者认识到焦虑、恐惧和抑郁等情绪虽然负面，但它也有收益，通过利弊分析促使求助者增强改变情绪模式的意愿；**检验行为利弊的技术**，应用利弊分析方式讨论求助者的行为模式，增强求助者改变旧有行为模式的意愿；**决策练习技术**引导求助者讨论维持现状与做出改变的好处与坏处，激发求助者改变动机；**问题与机会技术**则是向求助者指出，问题往往意味着机会，增强求助者走出困境的动力；**照见未来技术**则是通过讨论当下行为的远期结果，增强求助者改变当下行为的动机。

3.5.1 代价收益技术

如果在你家所在的社区开一个小卖部，投入 50 万元，经过两年的经营最后变成 100 万元，这样的生意你做还是不做？我想你也许愿意做。如果投入 50 万元，经过两年经验最终变成 20 万元，这样的生意你做还是不做？我想你肯定不会做。因为，谁愿意干这个赔本的买卖呀！

经济学中为了衡量一项经济活动是否具有投资价值，需要比较所获的收益与付出的代价。在上述例子中，投入的 50 万元被称为代价，最终获得的 100 万元或是 20 万元被称为收益。如果收益大于所付出的代价，投资才可能有价值，如果等于或者小于所付出代价，这样的投资就没有意义了。

做生意是如此，心理咨询过程中求助者的观念改变也是如此，求助者的每个想法都可以从代价和收益的角度来进行分析，咨询师与求助者讨论不同想法的利弊（"利"相当于收益，"弊"相当于代价），理性的求助者自然会选择收益更大或代价更小的想法，依据此想法采取相应的行为，这样的技术被称为代价收益技术。

代价收益技术会谈有这么几个步骤：① 确定讨论的想法；② 分别说明这

个想法的好处（或收益）与坏处（或代价）；③确定好处与坏处的大小，从而得到弊大于利，还是利大于弊的结论。

求助者是一位母亲，她看到孩子期末考试分数很差（实际上并不差，只是和她的期望有点大），就产生了一个想法，觉得"孩子笨"。咨询师通过控辩方和发散性思维技术应用，求助者认识到自己的这个想法其实是不正确的，并得出了"孩子智力正常，改进方法能更好"的替代思维。求助者认知改变后，咨询师应用代价收益技术，比较新旧思维的收益和代价。求助者先明确想法的收益和代价内容，然后对想法的收益或代价进行比例分配（即收益的百分比＋代价的百分比＝100%），经过这样的讨论，求助者发现坚持原来的想法"孩子笨"是不合算的（收益－代价＝20%－80%＝－60%），而选择相信"孩子智力正常，改进方法能更好"是合算的（收益－代价＝70%－30%＝40%，见表3-8）。经过这样的分析，求助者选择了新的想法，愿意按照新想法行事。

表 3-8　代价分析表

想法	孩子笨		孩子智力正常，改进方法能更好	
	收益	代价	收益	代价
代价收益分析	自己没有责任，不用给孩子辅导，将来不用失望	感到沮丧，内心绝望，没有盼头，经常和孩子生气	感到有希望，想办法提高成绩，亲子关系和谐	付出时间、金钱，自己有压力，有责任
比较	20%	80%	70%	30%

3.5.2　检验信念利弊的技术

检验信念的利弊与代价收益技术的作用相似，都是通过讨论认知观念的利弊，从而激发求助者改变原有的认知观念，选择新的认知观念，它们的不同在于，代价收益技术主要用来讨论自动思维的利弊，而检验信念的利弊则主要用于讨论中间信念和核心信念的利弊。

检验信念的利弊有两个方式，一种方式是信念的纵向对比，另一种方式是新旧信念的横向对比。

1. 第一种方式，信念的纵向对比

求助者所持的旧信念，在其成长过程中曾经是适应的、有效的，换句话说信念是利大于弊的，只是随着时间推移、外部环境的变化，原有的信念变得不再适应，不再有效了，具体表现就是弊大于利。在这种情况下，我们对于原有信念的纵向对比，可以让求助者认识到一个曾经适应的信念不再适应了，是时候该放弃了。

比如，一个好学生秉持"学习上争第一"的信念，这个信念在上大学之前是利大于弊的，但到国内名校后则弊大于利了，就到了放弃的时候了（见表3-9）。

表3-9 "学习上争第一"信念利弊的纵向对比

时间	过去		现在	
	利	弊	利	弊
利弊分析	学习成绩好，得到老师、家长和同学的羡慕，有成就感	学习辛苦，花费比较多的时间；娱乐和社交活动时间少	有动力和努力方向，过得很充实	学习耗费太多时间，学习成绩并不理想；影响其他活动，如交朋友；压力大，不开心
比较	90%	10%	30%	70%

经过这样的对比，求助者认识到"学习上争第一"曾经给自己带来过巨大的好处，而今天这个信念给自己带来了很大的弊端，求助者也就下定决心改变"学习上争第一"的旧信念了。

2. 第二种方式，新旧信念的横向对比

如果只是意识到要放弃旧信念，这对求助者还是不够的，他们还需要选择相信新的信念并坚持按照其行事，在我们通过咨询会谈提出新信念后，就可以再次应用检验信念利弊的技术。这个时候，我们可以应用横向比较的方式。

就上面这位求助者而言，咨询师与求助者会谈后，求助者会得到"尽力就好，全面发展"新信念，然后再一起讨论信念的利弊。这时的时间维度是现在，在上大学的背景下，将旧信念"学习上争第一"和新信念"尽力就好，全面发展"进行比较，比较结果见表3-10。

表 3-10　大学学习时期信念利弊的横向比较

信念	学习上争第一		尽力就好，全面发展	
	利	弊	利	弊
利弊分析	有动力和努力方向，过得很充实	学习耗费太多时间，学习成绩并不理想；影响其他活动，如交朋友；压力大，不开心	开辟新的发展领域，更能适应毕业后的工作情况，心情变好	需要学习更多的东西，面临未知领域，有压力
比较	30%	70%	70%	30%

通过新旧信念的横向对比，求助者意识到放弃旧信念"学习上争第一"的同时，应该选择"尽力就好，全面发展"的信念，把这样的信念作为自己的行为指南。

应用检验信念利弊技术不仅能促使求助者放弃旧信念，还使得求助者愿意选择新信念，改变自己的行为模式，进而更好地适应环境挑战。

3.5.3　检验情绪利弊的技术

对于那些有着明显情绪症状的心理疾病，比如，焦虑障碍、恐惧症和抑郁症，如果我们对其情绪（如焦虑、恐惧、抑郁）进行利弊分析，也能促使求助者激发改变情绪及与情绪相关的行为的动机。

消极情绪不仅是认知行为疗法的心理咨询目标，它还会影响行为，比如，焦虑情绪会驱使求助者去做某些事情，恐惧情绪则会让求助者回避某些情形，而抑郁情绪则会让人不想做事情，等等。

无论是为了改善情绪，还是改变行为，我们都需要把情绪改变作为咨询工作的重点内容。对于求助者来说，焦虑、恐惧和抑郁等情绪虽然让求助者感觉痛苦，但实际上这些情绪对求助者来说还是有积极意义的。

如果我们不能与求助者讨论清楚情绪的利弊，让求助者认识到焦虑、恐惧和抑郁等情绪的结果弊大于利的话，他们是不愿意放弃消极情绪或改变情绪的。

检验情绪的利弊[①]就是这样的技术，它帮助求助者认识到某种消极情绪的积极意义（即好处、利益），同时也让求助者明白消极情绪及其相关行为的消极后果，通过比较情绪所带来的积极意义与消极后果，求助者做出愿意改变情绪（或情绪模式）的决定。

求助者是一位女士，罹患广泛性焦虑障碍。她整天为生活中的各种事情担忧，她担忧工作问题，担忧孩子的问题，担忧婚姻问题，担忧健康问题。她对生活中的一切没有不担忧的，很明显担忧或焦虑已经成为求助者典型的情绪模式。

咨询师希望求助者认识到焦虑情绪模式的利弊，便引导求助者讨论体验到担忧情绪时，她会做什么，这样做的结果会怎样，求助者回答说，体验到焦虑后她会做一些事情来避免事情发生，事实上她自己担心的事情没有发生，她觉得自己很幸运，也认为担忧很有必要。当然，有时自己担心的事情也发生了，这更加说明担心是合理的、有必要的。

接下来，咨询师询问焦虑情绪给自己带来了什么困扰，求助者回答说，因为担心各种各样的事情，整天都处于焦虑状态，一点也不放松，严重的时候，焦虑情绪也会导致饮食睡眠方面的问题，因为担心家人和工作方面的问题，有时便会与他人发生矛盾，为了避免可能的危险，自己限制了活动的范围。

咨询师让求助者比较焦虑情绪的利弊，求助者最初认为利弊参半，各占50%。咨询师质疑焦虑所驱使的行为有效性，求助者认识到事情本可能不会发生，也可能自己原本具备的能力和水平就足以应对这些事情。经由这样的讨论，求助者发现焦虑情绪及其所驱使的行为好处并没有自己想象中的那么多，既然如此，她调整了焦虑情绪利弊的占比，表示愿意放弃焦虑情绪模式（见表3-11）。

---
① 斯蒂芬·霍夫曼.认知行为治疗：心理健康问题的应对之道 [M].王觅，等译.北京：电子工业出版社，2014：94-96.

表 3-11 焦虑情绪的利弊

情绪	焦虑情绪	
	利（积极后果）	弊（消极后果）
利弊分析	做好准备预防发生，幸运地避免了许多不好的事情	紧张不放松、饮食睡眠问题、与人发生矛盾、社会活动受到限制
比较	35%	65%

3.5.4　检验行为利弊的技术

在心理咨询过程中，求助者需要改变的不仅有认知和情绪，行为也是需要改变的。为了帮助求助者改变其不适应的行为方式[①]，我们也可以用利弊分析的方法来讨论，让求助者认识到原有行为的好处和坏处，进而产生改变行为的动机。

应用利弊分析方法来讨论行为反应，会谈内容包括：① 确定求助者的行为反应方式；② 这种行为反应方式的好处，也就是它解决了什么问题或者避免了什么问题；③ 这种行为方式的弊端，也就是它造成了什么问题，体验到什么情绪体验；④ 行为反应利弊大小比较。

一对夫妻因为二人的矛盾无法调和前来寻求咨询师帮助。这对夫妻的行为反应是造成他们问题得不到解决的重要原因。对于他们之间存在的问题，妻子喜欢指责、抱怨和丈夫讲道理，认为自己是对的，并希望把责任归因于丈夫；丈夫对于妻子的指责和抱怨，则采取沉默加以应对，实在忍受不了就回避。

咨询师与来访者夫妻共同回顾了多个夫妻矛盾问题之后，总结了他们的反应模式：妻子是指责抱怨的行为模式，丈夫是沉默回避的行为模式。对此分析，夫妻二人表示认同。接下来，咨询师与他们讨论这样的行为方式的利弊是什么（见表 3-12）。

对于表 3-12 需要稍做说明，我们同时对夫妻二人都做了行为反应利弊分析。针对妻子行为反应的利弊分析和比较项目内容，询问妻子本人；针对丈夫行为反应的利弊分析和比较项目内容则询问丈夫本人。

---

① 杰弗里·杨 等. 图式治疗：实践指南 [M]. 崔丽霞，等译. 北京：世界图书出版公司,2010:104-105.

表 3-12 　夫妻行为反应利弊分析

行为模式	妻子：指责抱怨行为模式		丈夫：沉默回避行为模式	
	利	弊	利	弊
利弊分析	自己是有理的，自己不需要做出改变，错在对方	很多问题没有得到解决，自己感到愤怒和失望	避免争吵，避免挫败感，避免关系恶化	问题依然存在，甚至恶化，对婚姻和夫妻关系失望
比较	25%	75%	40%	60%

　　通过行为反应利弊分析，夫妻二人都认识到各自的行为反应结果都是弊大于利（妻子为 25% ＜ 75%，丈夫为 40% ＜ 60%），他们表示愿意调整双方的互动行为，二人能够化解矛盾，希望婚姻和夫妻关系能够变得更好。

3.5.5 　决策练习技术

　　在心理咨询实践中，我们经常会遇到求助者见咨询师的目的就是想倾诉自己的痛苦感受，赢得咨询师的理解和支持。如果咨询师试图与求助者协商确定心理咨询目标，并要求他们完成家庭作业，就会遇到阻碍，因为他们并没有做好改变的心理准备。

　　这个时候，我们可以与求助者做决策练习[①]，通过决策练习让求助者认识到维持现状的利弊，和改变现状的利弊，通过维持与改变的利弊比较，激发求助者迈出改变的第一步。

　　求助者是一位外企员工，前来求助的原因是经常迟到；上班迟到、开会迟到、坐火车乘飞机也迟到。因为迟到，很多生活上的安排被破坏了，每次迟到后都会告诉自己不要再迟到，但下次依然会迟到。咨询师进一步了解原因，求助者说自己不能按时起床，即便早起有时也要磨蹭出门，导致迟到。她之所以不想起床，觉得自己还可以多睡一会儿，还认为长期早起会让自己不舒服，没法坚持。

　　咨询师与求助者讨论维持现状与做出改变的利弊，经过讨论得到这样的结果（见表 3-13）。虽然各有利弊，对求助者而言，个人未来发展相对来说更为

---

　　① 　大卫·巴洛 等 . 情绪障碍跨诊断治疗的统一方案：自助手册 [M]. 武春燕，等译 . 北京：中国轻工业出版社 ,2013: 37-41.

重要，也就是说，改变的好处更多，因此，求助者表示愿意改变，解决自己经常迟到的问题。

表3-13   关于迟到现状改变的决策练习

选择	做出改变	维持现状
好处	时间被更合理利用，做事更有效率，得到领导和同事认可，有更大的发展计划	可以有更多自由时间，同时也能少工作，少开会，避免不喜欢的事情
坏处	比较辛苦，挑战自己的毅力	被批评，耽误事情，影响自己在他人那里的印象

3.5.6   问题与机会技术

人的一生，我们总会有与绝望或困境不期而遇的时候，像丢掉了工作、婚姻破裂、恋人分手、考试失败、丧子之痛、身患绝症，等等。当我们遭遇这样的困境，体验到绝望、痛苦，甚至是后悔、自责、自罪都是很正常的。在这样的情况下，求助者特别容易陷入困境和痛苦中而不能自拔，沉迷其中，走不出来。

为了帮助求助者走出困境或痛苦，需要帮助求助者认识到问题或困境背后的机会，一个改变的机会、一个变好的机会。如果求助者发现自己还能有机会变得更好，他们就愿意做出改变，从而走出困境。

求助者是一位已经离婚的女士，她告诉咨询师说离婚是自己反复多次考虑后的决定，自己也没有复婚的打算，但自己还是经常会后悔，不舍得20多年的婚姻，失去了很难过。

咨询师：离婚是你经过深思熟虑之后的决定，离婚后的你现在处于什么样的状态呢？

求助者：孩子已经上大学，我现在一个人住在原来的老房子里，在这个方面，我已经住了20多年，这个房子还是我和前夫结婚时单位分配的房子，孩子也是在这里出生和长大的。看到房间里的一切，会让我回想起在过去这些年的日子，二人相互扶持，共同把孩子抚养长大的情景，现在离婚了，过去这 20 多年共同的生活和记忆就被抹去了。

咨询师：听起来，你有些怀念原来的日子，也有不少感慨。你在工作和生活方面如何呢？

求助者：照常上班，业余时间也会和朋友一起出去玩。

咨询师：也就是除了婚恋情感方面，其他都还正常？

求助者：是的，怀念过去 20 多年的情感，我也知道没有和前夫复婚的必要，当初做出离婚的决定，现在看起来还算是明智的。

咨询师：这样说起来，你处在一个困境之中，一方面怀念过去的感情，另一方面你也不打算找回这份感情，不打算与前夫重修旧好。

求助者：是这样的感受。

咨询师：想必你听说过这样的话："上帝关上了一扇门，就会打开一扇窗。"

求助者：是的，我听过这样的话。

咨询师：在心理咨询中，我们经常说的还有一句话"困境就是腾飞之地"，这句话的意思是指，在困境中寻常的办法是走出不来的，我们必须有革命性的改变，比如，飞翔才能脱离困境，找到美好的前景。

求助者：这句话给人希望，对我来说，我要怎样腾飞呢？

咨询师：我们通常是按照习惯的方式做人做事，当这套做法不管用时，我们就处于困境之中。就像你平常通过门进出房间，现在发现门被锁死出不去了，你被困在里面了。当人处于困境之中，就意味着原来的做法不管用了，我们需要找新的方法。困境意味着改变的机会，一个变得更好的机会。

求助者：进出房间的门被锁死了，我们该怎么样进行变革呢？

咨询师：在身处困境中，我们需要思考、寻找和发现新的机会，有时候我们还需要提高自己，才能走出困境。就像房间门被锁死后，你可以抬头看，上面有没有可以出去的地方，比如窗户，你只有通过寻找才能发现出去的机会。

求助者：我明白了，上帝给我们关上门，他在等待我们去发现并去打开这扇窗。

咨询师：你理解得太对了！现在你缅怀过去 20 年的情感但又不想复婚，这个困境就给了你一个机会，探索新的解决办法的机会。毕竟你现在自由了，有了更多的选择。先不用考虑这些机会是否有实现的可能，你能想到哪些可能的机会呢？

求助者：找一个情投意合的人再婚，如果前夫愿意做出一些改变也许可以复婚，也可以想办法让自己一个人快乐地过下去。

咨询师：这些想法都很好，我们需要花一些时间去探索。无论做出什么选择，对你来说，最重要的事情就是你决意走出困境了。今天的会谈让你印象深刻的内容是什么呢？

求助者：困境就是改变的机会，这句话给我的启发最多。

咨询师：是的，困境就是腾飞之地。

求助者：嗯。

3.5.7 照见未来技术

"祸兮福之所倚，福兮祸之所伏。"这句话表明祸与福之间可以相互转换，如果从心理学角度来分析，这句话表明一件事有两种结果，一个结果是立即发生的（即时结果），另一个结果是未来发生的（远期结果），即时结果与远期结果常常相反。比如，人们吸烟，即时结果就是感到舒服（这是福），但长期来看却容易罹患癌症（这是祸），正是"福兮祸之所伏"表达的意思。再比如，减肥，人们需要"管住嘴迈开腿"，这样的行动对当事人来说很不爽（这是祸），但长期来看，不仅对形体好，也更有利于健康（这是福），这就印证了"祸兮福之所依"这句话。

像吸烟和减肥这样的行为，它们有着两个相互矛盾的结果：即时结果和未来结果相互矛盾。这样矛盾的结果会给求助者带来困扰，使其不知道该怎么办。在这两个结果中，人们的行为常常受即时后果的影响，而未来结果的影响所起的作用就非常小了。这种现象被概括为"即时强化短路模型"（见图 3-1）。吸烟立即感到舒服但远期有害，人们很难为了避免远期的害处而对抗即时的好处"爽"，减肥也一样，减肥会让人立即感到累和压抑，但远期好处多，同样，人们很难为了远期的好处而坚持减肥。

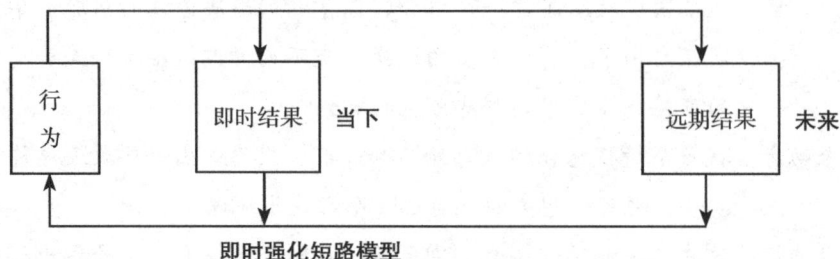

即时强化短路模型

图 3-1   即时强化短路模型

对人类来说，我们并不仅仅活在当下，我们还需要估计未来，为了美好的未来我们在当下需要做些事情。既然人容易受即时结果的影响，不容易受远期结果的影响。我们就需要想办法让远期结果对个体当下的行为产生影响。照见未来技术就是这样的技术，它通过让当事人看到远期未来，考虑远期目标（或后果），将它与当下行为联系起来，并影响当下行为选择的方法。具体做法就是通过冥想或者其他方式让求助者"看到"未来，也就是把"远期结果"拉进当下，这样远期结果就可以和即时结果同样发挥作用了（见图3-2）。

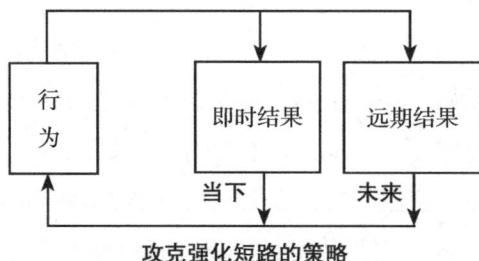

攻克强化短路的策略

图 3-2   攻克强化短路的策略

照见未来技术会谈的步骤如下：① 说明即时结果与远期结果的具体内容和矛盾之处；② 为了远期结果需要忍受即时结果；③ 让远期结果发生作用的具体做法。

求助者是一位有着 10 年婚外情经历的男士，他前来求助的目的是希望结束这段感情，但他总是反反复复难以下定决心。咨询师决定应用照见未来技术让他看到未来，并采取决定性的行动。

咨询师：许多和你有着同样处境的人都很难下定决心，我能理解你的纠结和痛苦。接下来，我们想讨论婚外情行为的两个结果，一个是即时的结果，另一个远期的结果。当你和恋人见面在一起的时候是什么体验呢？有什么让你感觉好的方面？

求助者：愉快开心，能得到理解和支持，也比较放松。

咨询师：你和恋人之间这种关系的远期结果，将来会是什么样的局面呢？

求助者：事实上，我们二人都清楚我们无法走到一起，将来只能是分手的结局，如果我们自己不能主动结束这段关系的话，将来只能是被我或她的家人发现后结束。如果是那样的话，两个家庭都会闹得鸡飞狗跳，不得安宁，甚至可能因此家庭破裂，事业也会因此而遭受损失。

咨询师：看起来，你对未来结局有着相当清楚的认识。

求助者：是的，我们都知道，就是我们自己克制不了自己。说好不见，只要彼此一个微信、一个电话，我们就又会旧情复燃。

咨询师：你面临的这种情况，是很常见的情况，就是一个行为的即时结果和远期结果有冲突的时候，往往获胜的是即时结果，在婚外情行为这件事上，即时结果就是二人在一起时愉快，得到理解和支持，远期结果是家庭破裂、事业受损等。尽管你知道未来的结局，但你还是忍受不了愉快开心以及得到理解和支持的诱惑。

求助者：你说得对，就是这回事。

咨询师：我们可以把远期结果拉到当前，让它战胜即时结果，这样你就能停止婚外情行为了。

求助者：我要怎么做呢？

咨询师：你能想象婚外情事件暴露，你的家庭会发生什么吗？

求助者：一旦被发现，肯定是夫妻争吵，家里鸡犬不宁，闹离婚等。

咨询师：会离婚吗？

求助者：应该不会，我会为了挽救这段婚姻而认错，回归家庭。

咨询师：这样就能恢复家庭宁静了吗？

求助者：应该不会，老婆可能对我不再信任，不放心，盯得很紧，我就不自由了。

咨询师：你估计这样的情况要持续多少个月或多少年才能恢复现在相互信任的样子呢？

求助者：可能几年，也可能永远都不会了，大家凑合着过日子。只要一吵架，这件事情可能就会被翻出来，不断地被指责。

咨询师：你刚才谈到的未来有三个画面：一是事件暴露家庭鸡犬不宁的情形；二是回归家庭后妻子打电话之类的盯梢情形；三是夫妻吵架后再次因为这件事被指责的情形。

求助者：嗯。

咨询师：现在我们做一个冥想练习，把这三个情形在头脑中演练一遍，就像自己真正经历过一样，这样的练习有助于克制目前的婚外情行为，防止事情最终走到那一步。好吗？

求助者：好的。

咨询师：好的，先闭上眼睛，做几个深呼吸（暂停）。先想象第一个情境，婚外情事件败露后家庭鸡犬不宁的情形（这里有关场景细节的描绘文字省略）；接下来，想象第二个情境，老婆对你不放心，每天都会不停给你打电话的情形（细节描述省略）；接下来，想象三个情境，你和老婆吵架，她指责你婚外情的情形……好了，现在结束想象，做几次深呼吸，让心情平静下来后睁开眼睛。

求助者：（结束冥想）。

咨询师：你冥想了远期结果的三种情形后，你还想继续自己的婚外情行为吗？

求助者：不想了。

咨询师：和之前你想停止婚外情行为的决心相比，你现在的决心有多大？

求助者：很大？

咨询师：如果用倍数来描述的话，你觉得是几倍呢？

求助者：至少 10 倍。后果太严重，当下的快乐不值当。

咨询师：你能有这种认识非常好，你回去还需要继续这样的冥想练习，每天练习一次，巩固我们今天的会谈成果。另外，当你有想要和她联系与见面的冲动的时候就进行这样的练习，直到你放下见面愿望为止。

求助者：好的。

第 **4** 章
行为改变

认知行为疗法主要通过认知改变和行为改变来实现预期咨询目标，认知改变技术和行为改变技术是认知行为疗法的支柱，它们共同支撑起认知行为疗法的干预体系。前一章我们给大家介绍了认知改变技术，本章给大家介绍行为改变技术。

实现行为改变最重要的技术是行为试验。**行为试验**既可以验证求助者的认知是否有效，也可以帮助求助者尝试或学习新行为方式。**暴露**本质上也属于行为试验，它已经发展成为一套相互关联的技术方法，因此把它单列一节进行讲述。**行为矫正**通过改变行为的前因和后果，从而使得求助者放弃原来的行为，尝试并建立新行为，这些技术可以帮助求助者建立良好习惯或改变坏习惯（如长时间玩手机、酗酒、啃指甲等）。咨询师都知道让求助者采取行动有困难，因此，我们安排了**促使采取行为**一节来介绍能够促使求助者行动起来的相关方法，只有这样才能实现我们行为改变的目标。

4.1 行为试验

求助者行为反应不当，是问题持续和恶化的重要因素，求助者只有改变行为或改善行为才能解决问题。对于需要做出的行为改变，求助者很可能缺乏相应经验，他们可能会担心新行为失败。此外，行为改变也有风险，甚至可能会造成严重问题。

心理咨询师可以用行为试验的名义来鼓励求助者做出行为改变，恰当而巧妙的行为试验安排，可以降低行为改变风险，协助求助者做出行为改变，进而取得咨询进展。

行为试验有三个功能：一是促使求助者做出行为改变，求助者学习解决问题的适当行为，通过行为试验尝试新的行为，找到解决问题的新方法；二是验证求助者的自动思维，咨询师需要为求助者安排一些试验，通过试验来验证求助者的自动思维是否正确；三是在试验的基础上提出新的想法，用以替代原来的想法。

本节系统地介绍了行为试验的三种形式，分别是预言验证试验、假设检验试验和学习新行为试验。此外，本节还介绍了思维阻断法、白熊试验、担忧检验法和积极行为预测法等具体的行为试验方法，思维阻断法和白熊试验的目的在于降低问题行为的发生频率，担忧试验法可以减少求助者躯体健康等方面的忧虑，积极行为预测法可以促使求助者采取积极行为。

4.1.1　预言验证试验

从认知行为疗法的角度来看，求助者的心理问题是由于其存在歪曲的认知（包括自动思维），在认知歪曲的影响下，求助者会体验到负性情绪（如焦虑、恐惧、抑郁等），在负性情绪的支配下，求助者可能会做出不当的行为反应，这些行为反应不仅会持续刺激求助者的心理问题（有时可能会恶化），而且还会强化求助者的歪曲认知，认为自己的看法是合理的。

一位求助者对狗感到恐惧，她只要远远地看到狗就会感到紧张，不敢继续前行，因为她担心离狗越近，狗就可以伤害她。在这里，求助者认为狗会伤害她，这种想法在某些情况下可能是对的，但在距离狗很远（如距离狗 2 米以上）的情况下，这种想法就不符合实际了，因为狗并不会对人构成威胁。求助者在恐惧情绪的驱使下，回避与狗接近，这种行为不仅不会使求助者对狗的恐惧得以改善，还因为她的回避行为强化了她对于自己想法合理性的认同。

如果咨询师能够纠正求助者的歪曲认知，帮助求助者认识到现实并不是其想象的那样，就可以改善求助者的情绪。这样一来，求助者就不会在情绪的驱使下做出不当的行为反应了。求助者的心理问题也就得到了解决。

在上面的案例中，如果咨询师能够证明近距离接触狗是安全的，求助者在这种情况下就不会感到恐惧，自然也就不用回避与狗接近了。

问题的关键是，咨询师怎样才能证明求助者的认知是歪曲的呢？

咨询师可以应用预言验证行为试验。所谓预言验证行为试验[①]，就是依据求助者的歪曲认知，对求助者在特定情境下出现的某种情形的预言进行检验，看看这个预言是否得到验证，如果得到验证，就说明求助者的认知是正确的，如果没有得到验证，就说明求助者的认识是有错误的。

预言验证行为试验包含四个步骤。

第一步，明确求助者的认知内容。了解引发求助者焦虑、恐惧、抑郁等情绪的认知观念是什么，这是预言验证的基础。

第二步，设定检验预言的具体情境。咨询师需要明确求助者在这个具体的情境中会做出什么样的行为反应。这一步非常重要，如果我们不设定一个具体情境，就无法检验求助者的认知观念。

第三步，明确求助者对这个情境的预言，并确定检验预言的具体标准。一个预言能否得到检验，有着客观可检验的标准非常重要，这也是行为试验的难点所在。有时我们可能难以找到预言验证的指标，这是可以考虑预言为证伪的指标。

第四步，制定并实施行为试验方案，只有实施行为试验，才能检验求助者的预言是否正确。行为试验需要重复多次，这不仅因为一次行为试验有偶然性，更重要的是多次行为试验的结果更有说服力。此外，为了记录行为试验结果，我们需要设计行为试验记录表。

我们以上述求助者对狗恐惧个案为例，说明预言验证行为试验的操作过程。通过上面的叙述，明确了求助者的认知是"狗会伤害她"。接下来，我们要设定行为试验的情境。

如果我们直接让求助者站在狗身边，求助者会因为过于恐惧而不敢尝试，我们可以使用分级任务方法（相关内容参见 4.4.1 节），选择对求助者有一定挑战性的情境（如距离狗 5 米），然后慢慢缩短求助者与狗之间的距离，在狗距离求助者很近的情境中检验求助者的认知。

在这里，我们就设定为距离狗 5 米。设定情境后，我们还要明确求助者的行为内容，行为内容才是行为试验的关键，如果求助者没有做出行为改变，就

---

① 大卫·韦斯特布鲁克 等 . 认知行为疗法：技术与应用 [M]. 方双虎，等译 . 北京：中国人民大学出版社，2014：169-181.

无所谓行为试验了。求助者的原来的行为是回避与狗接近，也就是求助者看到狗感到紧张后就会离开这个情境，现在我们要求求助者做出行为改变，也就是当求助者看到狗时不逃离，而是停留在这个情景中（至少 5 分钟）。

设定情境后，接下来讨论预言和相应的检验标准。

咨询师：当你距离狗只有 5 米远，你没有逃离而是停留在那里的情况下，你觉得会发生什么？

求助者：狗会跑过来咬伤我。

咨询师：出现了什么情况就可以证明你的说法是正确的呢？

求助者：狗跑过来咬伤了我。

咨询师：我们要明确一下，狗也有可能跑过来，但是它没有咬伤你，也可能会先向你走过来一段距离，然后又返回去了。我们可以设定两个方面指标，一是狗向你走过来，二是狗咬伤了你，你觉得呢？

求助者：可以。

咨询师：对于狗走过来，我们还要确定一个客观距离指标，一旦小于这个距离，狗就会对你构成真正的威胁，你可能来不及逃跑。你认为这个距离多少合适呢？

求助者：狗距离我大约 2.4 米吧。

经过讨论，咨询师与求助者确定了两个指标：一是狗距离求助者大约 2.4 米，二是狗咬伤了求助者。

接下来，就是制定并实施行为试验方案了。咨询师建议求助者晚上在小区里散步的时候，当看到前面有狗，主动向狗走过去并停在距离狗大约 5 米远的地方，在那个地方停留 5 分钟。在这段时间里，求助者不能逃跑。如果出现意外（距离狗 3 米的时候），狗可能会伤害自己，求助者可以用棍子保护自己。试验要求求助者每天连续进行 3 次。求助者要在预言验证行为试验表（见表 4-1）中填写试验结果。

表 4-1　预言验证行为试验表

行为方案：在小区内距离狗 5 米，停留在那个地方 5 分钟
自动思维：狗会跑过来咬伤自己
担心后果：狗咬伤自己
检验指标：狗距离自己 2.4 米以内；狗咬伤自己

日期和时间	情境	自动思维相信程度	实际结果	再次评估自动思维相信程度
12 月 5 日晚 7:15	小区广场，一只成年金毛	100%	距离始终在 3 米外	80%
12 月 5 日晚 7:40	小区门口，一只德国牧羊犬	100%	距离始终在 4 米外	70%

求助者在一周内共做了 14 次试验（表 4-1 中仅列出两次行为试验结果），在不同情境中遭遇不同品种和大小的狗，都没有出现符合证实预言的两个指标的情形。通过试验，求助者对于"狗会跑过来咬伤自己"的相信程度下降到 30% 以下的水平。接下来，咨询师可以设置新的试验情境（比如，求助者距离狗 4 米的情境）继续进行预言验证。

4.1.2　假设检验试验

在心理咨询的过程中，假设检验试验通常是预言验证试验后的新阶段，是预言验证试验的必然结果。经过大量的预言验证行为试验后，求助者的原有信念或自动思维被否定，相信程度显著下降，这时咨询师可以根据试验结果提出替代性的认知观念。这样对于同样的情境，我们就有两个想法，如果我们继续安排试验，就可以同时检验这两个想法。在这两个想法没有被最终证实之前，我们通常把它称为假设，因此，我们把这样同时对两种假设进行的试验称为假设检验试验。

假设检验行为试验包含四个步骤。

第一步，在原有试验结果的基础上提出新的认知观念。这个认知观念与求助者的原有认知观念是对立、相互否定的，即一个正确，另一个错误。

第二步，设定假设检验的具体情境。情境描述必须非常具体，求助者的行为反应也要包括在内。由于假设检验试验是在预言验证试验的基础上展开的，因此假设检验试验情境也是预言验证试验情境的推进。关于这一点，我们可以从分级任务（相关内容参见 4.4.1 节）或循序渐进的角度来思考。

第三步，确定检验预言的具体标准。 两种假设孰对孰错，有着客观可检验的标准非常重要。确立的检验标准必须是非此即彼的，试验结果要么支持一方，要么支持另一方，不能双方都支持，也不能双方都不支持。

第四步，制定并实施行为试验方案，具体要求同预言验证试验。

我们仍然用求助者对狗恐惧这个案例来加以说明。咨询师引导求助者完成了距离狗 5 米、4 米和 3 米三个情境的行为试验，在这三个情境试验中，求助者所担心的事情并没有发生，并且在这三个情境中对于"狗会伤害我"的想法相信程度降到 30% 以下。

咨询师认为可以根据这些试验结果提出新的认知，便于求助者根据这些试验结果总结出新的观点。

咨询师：我们做了三个情境的行为试验，试验结果发现你所担心的事情在现实中并没有发生，对吧？

求助者：是的。

咨询师：你能从这三个情境的试验结果中总结出什么样的观点？

求助者：狗没有伤害我？

咨询师：这是一种表述方式。从你这几十次的试验结果来看，狗看到你的情况下并没有向你跑过来咬伤你，这说明什么呢？

求助者：狗没有攻击性？

咨询师：可以这样说，你有没有注意到其他人和狗互动的情形呢？那是怎样的情形呢？

求助者：有好多人喜欢狗，狗和人相处也和谐。

咨询师：通过你的试验结果和他人与狗的相处经验，我们把它总结为"狗对人友好"可以吗？

求助者：可以。

咨询师：你原来的想法"狗会伤害我"这句话，在意思不变的情况下稍做调整，以便与"狗对人友好"这句话对应，可以怎么说呢？

求助者：狗会伤害人？

咨询师：可以。接下来，我们把"狗会伤害人"和"狗对人友好"这两个对立观点用行为试验的方式来进行检验，看哪种说法更有道理，你看可以吗？

求助者：可以。

经过讨论，确定两个相互对立的认知观念后，咨询师就需要在原来预言验证试验的基础上，继续推进试验，确定一个让求助者感到更加恐惧的情境。原来试验情境是求助者距离狗 5 米、4 米和 3 米，这次试验情境设定为狗距离求助者大约 2.4 米，求助者的行为反应与前面试验的要求相同——停留在那里 5 分钟。

咨询师：我们需要讨论检验两种假设真伪的鉴别标准，在之前的试验中，我们使用了狗咬伤了你和狗距离你大约 2.4 米两个标准，考虑到我们现在的假设，需要确定这些标准是否还适用。

求助者：狗伤人能算一个标准吧，伤人就可以说明"狗会伤人"。

咨询师：是的，就是狗距离你大约 2.4 米这个标准就有问题了。狗可能只是接近你，也可能是向你示好，这个标准就用不上了。

求助者：是的，我同意。

咨询师：因为你已经距离狗很近了，用距离的标准就不合适了，你可以考虑将狗的其他反应作为标准。

求助者：狗朝我狂吠，这个可以吗？

咨询师：可以。你还想到别的吗？

求助者：狗看到我后直接向我跑过来？

咨询师：可以增加一个距离，狗距离你一步之内没有停下来，同意吗？

求助者：可以。

经过会谈，确定了三个标准：狗咬伤人、狗朝我狂吠及狗跑向我并且距离一步时也没有停止。接下来，就是制定并实施行为试验的方案了。咨询师要求求助者主动创造试验机会，在小区内主动接触狗，与狗保持 2.4 米距离，停留在那个地方 5 分钟，观察狗的行为，看它有没有出现上述三个标准中的行为。如果出现意外（狗距离求助者一步远的时候），狗可能会伤害自己，求助者可以用棍子保护自己。试验要求求助者每天连续进行 3 次试验。求助者要在假设检验行为试验表（见表 4-2）中填写试验结果。

表 4-2　假设检验行为试验表

行为方案：在小区内距离狗 2.4 米，停留在那个地方 5 分钟
原假设（自动思维）：狗会伤人
新假设（替代思维）：狗对人友好
检验标准：狗咬伤人、狗朝我狂吠及狗跑向我并且距离一步时也没有停止

日期和时间	情境	实际结果	原假设（自动思维）相信程度	新假设（替代思维）相信程度
12 月 28 日晚 7:08	小区广场，一只白色的成年博美犬	正常	80%	50%
12 月 28 日晚 7:40	小区广场，一只棕色半成年小鹿犬	正常	70%	55%

注：在实际结果中，填写是否出现检验标准描述的情形，如果无，就填写"正常"。

求助者在一周内共做了 12 次试验（表 4-2 仅列出两次行为试验的结果），在不同情境中遭遇不同品种和大小的狗，都没有出现符合检验标准所列的三个标准的情形。通过试验，求助者对于"狗会伤人"的相信程度下降到 20%，对"狗对人友好"的相信程度提高到 90%。接下来，咨询师可以设置新的试验情境（如求助者距离狗更近）继续进行试验。

4.1.3　学习新行为试验

行为试验不仅可以用来检验认知观念的有效性，而且还可以用来帮助求助者学习新行为，用以解决自身所面临的行为问题。学习新行为试验的重点在于帮助求助者找到一种更好的问题解决办法，这是因为求助者原来的行为方式无效，问题不但没有解决，反而使得问题得以持续甚至恶化。

求助者是一位 40 多岁的女士，在与他人的互动过程中，她倾向于顺从，

无论对老公、孩子，还是对领导、同事，抑或是对陌生人。面对他人的要求，她总是选择同意，但内心又十分不情愿，便常常为此感到自责，有时她也会抱怨他人没礼貌。面对这些情境，她想过拒绝，但又担心给他人留下不好的印象，影响与他人的和谐关系。

求助者认识到顺从他人并不是好办法，虽然他人满意，但自己不满意；如果拒绝他人，又觉得会得罪他人。可见，顺从和拒绝都不是好的解决办法，求助者的应对方式不当，使得问题没有得到解决。

求助者要想摆脱困境，就需要学习与顺从他人方式不同的新的行为方式。对求助者而言，任何新的行为方式对她来讲都是有风险的，新的行为方式有可能解决不了问题，反而会让问题更严重。

为了降低新的行为方式对求助者的风险，我们并不直接建议求助者做出什么行为改变，而是和求助者讨论一些可行的新的行为方式，从中选择一些行为方式进行行为试验，在行为试验中挑选效果最佳的方式作为求助者未来的行为选择。

学习新行为试验包含四个步骤。

第一步，选择若干可以试验的行为方式。咨询师引导求助者观察周围的人是怎样解决类似问题的，他们的行为方式有哪些是可以尝试的。当然，咨询师也可以推荐一些可行的做法。求助者所选择或尝试的行为方式，有些可能会取得更好的结果，有些则可能会让事情变得更糟糕，作为试验，这些都是有可能发生的。咨询师如果在这个方面具有丰富的经验，可以给求助者推荐一些能够取得更好预期效果的方法，这样可以增强求助者面对咨询的信心。

第二步，确定评估行为效果的客观标准。如果我们希望找到更好的解决问题的办法，我们就需要有评价这些办法优劣的标准，这个标准要可以量化。

第三步，确定行为试验方案。在风险可控的情况下，咨询师指导求助者在低风险的情境中开始新行为试验，待试验取得成功，可以在风险更大的情境中继续新行为试验。这种逐渐递增的风险情境安排是明智的，也更容易得到求助者的配合。

第四步，实施行为试验。咨询师按照事先制定的行为方案实施行为试验，求助者需要主动创造试验机会，按照试验要求行事，评估并记录试验结果，填写行为试验表格。需要再次说明的是，行为试验不能只做一次，至少做 6 ~ 8

次，最好做 12 次以上。

　　接下来，咨询师需要和求助者讨论可供选择的行为方式。对求助者来说，一旦他人的要求违背自己的心愿，答应他人的要求就不符合自己的心愿了，拒绝是必然选择，咨询师与求助者讨论的就是拒绝方式问题。哪种拒绝方式既合乎自己的心愿，又能维持人际关系呢？

　　咨询师与求助者商讨了三种拒绝方式：① 直接拒绝，直接回绝对方的要求。比如，某人想要借你的手机打电话，你可以说："我的手机概不外借。"② 借口拒绝，找个借口拒绝对方。比如，你可以说："我的手机欠费停机了，打不了电话。"③ 包含共情、拒绝和建议的拒绝三段论，就他人的要求表示理解和同情，然后说明不能答应要求的具体原因，最后提出可以解决这个问题的建议。

　　为了评估这三种拒绝方式，咨询师需要和求助者确定评估标准。

咨询师：为了评估新的行为方式的效果，我们需要确定评估标准。在你与他人的互动过程中，你比较在意哪些方面呢？

求助者：不要影响人际关系，自己也要感到舒服。

咨询师：我们试验的是拒绝方式，我想只要违背你的心愿你就拒绝，你是否感到舒服应该就不是问题了吧。拒绝别人，你的心愿就能得到满足，对吧？

求助者：是的。

咨询师：评估拒绝方式的优劣就集中在它对人际关系的影响程度上。如果你按照自己的心愿拒绝了他人，他人因自己的愿望没有实现而感到沮丧或不高兴就是正常现象。要判断你们之间的关系是否受影响，主要看后续你们之间的互动是否受影响，比如，你和对方打招呼，看他理不理你。如果不是一个非常令人难堪的拒绝，过一段时间待对方心情平复后还是会理你的，对吧？

求助者：是的，一般情况下我们还是能和好如初的。

咨询师：这样的话，我们把拒绝会造成对方产生多久不高兴的情绪作为评估指标，也就是需要多长时间对方愿意搭理你作为指标，你觉得可以吗？

求助者：可以。

咨询师：你可以隔一段时间与对方互动，笑着问对方："你在忙什么呢？"看对方是否回应你，看对方隔多长时间愿意回答你这个问题。你要记录对方需要多长时间才愿意回答你的问题。

求助者：好的。

咨询师：间隔时间虽然客观，但评估起来比较麻烦，你可以参考对方间隔多长时间搭理你和对方当时的情绪表现，用 0 ～ 100% 的人际关系标尺做效果评价。

求助者：怎么做？

咨询师：如果你拒绝他人，你们之间的关系并没有受到影响，也就是你拒绝他以后，他没有不高兴，你随即问他："你在忙什么呢？"如果他能回复你，在这种情况下，我们就可以评定为 100%。你可以以此为标准，按照对方搭理你需要的时间和对方当时表情在 0 ～ 100% 之间用一个数字来描述关系受影响的程度。比如说，你觉得达到什么程度可以评为 0 呢？

求助者：他再也不理我了。

咨询师：多长时间不理你，你就认为他再也不理你了？

求助者：半年以上吧。

咨询师：好的，我们把半年以上不理你，评估为 0。那要是一周不理你，一周以后你们的关系得到修复的话，你拒绝他的这件事所带来的影响可以评估为多少呢？

求助者：50% 吧。

咨询师：好的，我们确定了 0、50% 和 100%，这三个分数的具体表现，在接下来的行为试验中，你参考这三个后果，来评估每次拒绝他所带来的影响程度。

求助者：可以。

确定试验的行为方式和评估标准后，咨询师需要与求助者落实最初试验情境。咨询师应当选择风险小的最初试验情境，这样求助者才敢于尝试新的行为。咨询师与求助者确定的最初的试验对象是求助者的儿子，拒绝的内容是当儿子提出让妈妈帮忙的时候被妈妈拒绝。

如果咨询师不能消除求助者对会有意外发生的担心，求助者还是不能尝试的。因此，行为试验方案中还涉及意外应对的问题，也就是在行为试验中，如果出现求助者担心的情况，她可以采用什么方式应对。在这里，求助者拒绝他人，她担心影响人际关系，别人疏远自己，不搭理自己。咨询师告诉求助者事后可以采取一些修复人际关系的举动，在拒绝儿子后如果亲子关系变差，她可以通过给儿子做美食来修复与儿子的关系。

关于行为试验的实施，咨询师要求求助者将每种拒绝方式至少试验 5 次以上，对儿子的相同要求（比如，让妈妈找衣服，向妈妈要钱买东西，让妈妈送东西到学校等）尝试不同的拒绝方式，每次试验后都要把试验结果和效果评估结果填写在学习新行为试验记录表中（见表 4-3）。

表 4-3　学习新行为试验记录表

日期和时间	情境	行为方式	结果	效果评估
4 月 12 日早上	儿子问我，他的校服在哪里	直接拒绝：你自己找，这是你自己的事情	儿子不高兴，自己去找校服，1 小时没理我	80%
4 月 12 日下午	儿子问我，他的羽毛球拍在哪里	借口拒绝：我现在很忙，没有时间给你找	儿子有些失落，自己去找羽毛球拍，20 分钟没理我	90%
4 月 12 日晚上	儿子问我，他的手机充电线在哪里	拒绝三段论：找不到充电线手机就充不了电，我现在手头有事没法走开，要不你让奶奶帮你找	儿子没有不高兴，自己去找	100%

求助者在一周内完成了 18 次拒绝试验，每种拒绝方式都试验了 5 次以上，综合各种拒绝方式的试验结果，求助者发现：直接拒绝的行为不利于人际关系的维护，而拒绝三段论的行为方式对人际关系的影响最小，借口拒绝的行为方

式影响适中。

基于这样的试验结果，咨询师要求求助者在更多场合进行类似的试验，以便取得更多数据来确认哪种拒绝方式更优。

4.1.4 思维阻断法

当头脑被持续性的、经常的想法（或画面）占据，这种想法（或画面）会给求助者造成痛苦，停止它们就是一个合理的选择。强迫症患者的穷思竭虑（如"为什么人要有两只眼睛、两只耳朵，却只有一张嘴"），抑郁症患者的思维反刍（如"当初要是我劝阻他出门，他就不会遭遇车祸了"），以及自卑者的头脑中经常出现的自我贬损的想法（如"我什么都做不好"）都是这样的情况，他们受这些闯入性想法的控制和影响，其结果是情绪痛苦，行为反应受到抑制，进而影响其学习、工作和人际交往等社会功能。

思维阻断法[①]就是用来处理求助者头脑中存在的闯入性、持续性的想法。它先设计一个动作来停止继续思考，再设计一个令人愉快的替代性想法、画面或动作。思维阻断法实验包含五个步骤。

第一步，明确需要阻断的想法或意念内容。

第二步，讨论中止这种想法或意念的具体方式。常见的方式为大声叫"停"，可以同时想象有人在你面前做出叫停的动作，你也可以告诉自己"停"的时候揪耳朵或掐大腿内侧。

第三步，安排叫停之后的替代内容。一个想法被叫停，并且没有后续的其他想法或活动安排，求助者就会很容易陷入原来的想法中。为了保障思维阻断取得成功，我们还需要设计后续的想法、意念或活动，确保求助者转移注意力。新的想法、意念或活动既可以与原来的想法相关，也可以与原来的想法不相关，只要它具有足够的吸引力就行。设计替代方案时可以考虑两三种备选方案，在实践中我们要尝试每个方案，看哪个方案的效果更好。

第四步，咨询室演示思维阻断方法。咨询师在没预告将采取何种措施的情况下，让求助者主动想象相关画面或陷入相关想法中，当求助者处于这种状态

---

① 迈克尔·斯宾格勒 等.当代行为疗法（第五版）[M].胡彦玮，译.上海：上海社会科学院出版社，2017：297-299.

中时，咨询师要伸出食指给予提示。这时咨询师要在求助者面前大声叫停并且用脚跺地，结束这些动作后，问求助者现在在想什么？是在想刚才的想法或画面吗？求助者回答说没有，因为他的注意力集中到了咨询师身上。

第五步，实施思维阻断法试验，用相关表格记录试验结果。

求助者是一位男大学生，暑假很快就要到了，但他不敢回家，因为他害怕回家后与母亲发生不正常的性关系。他这样的担心是因为在他的头脑中经常出现与母亲发生性关系的画面，他害怕回家后自己真的做出这样令人不齿且违法的行为。

求助者头脑中经常出现的不伦画面并非刻意也无法制止，咨询师把思维阻断法作为干预方案的措施之一，这里给大家介绍思维阻断法的应用情况。

在确定需要阻断的意念（不伦画面）后，接下来就是讨论中止的方法。咨询师与求助者商定的方法为大声叫"停"（以后过渡为默念），同时头脑中想象一名警察高举着"停"的牌子站在自己面前。接下来，咨询师与求助者讨论替代方案，因为闯入性内容是画面，替代方案用画面替代更容易实现。

> 咨询师：接下来，我们讨论叫停不伦画面之后的替代内容。一般而言，替代的画面如果是你喜欢的内容，就更容易吸引你并维持你的注意力。在生活中，你有什么喜欢的事情或活动吗？
>
> 求助者：我喜欢打篮球，打游戏，朋友聚会和摄影。
>
> 咨询师：对于每个活动，你挑选一个最令你激动的画面作为代表，这个画面就作为思维阻断后的替代画面。请你描述一下这四个活动的画面。
>
> 求助者：打篮球活动给我印象最深刻的是我们系队取得全校篮球赛决赛冠军的那场球，我投进了决胜的 2 分球。
>
> 咨询师：很好，请接着说出另外三个场景。
>
> 求助者：打游戏时我最喜欢通关的感觉，朋友聚会最难忘的是高中同学从外地赶来聚会的场景，摄影活动是和初恋女友外出给她拍照的情景。
>
> 咨询师：好的，我们找出了四个替代画面，在这些画面中，你愿意选择一

些画面作为替代方案还是都试试？

求助者：我挑选打篮球和摄影两个场景吧。

咨询师：好的，我们先用这两个场景作为替代方案。

求助者：好。

替代画面讨论完后，咨询师和求助者在咨询室进行了演练，让求助者主动想起不伦画面，然后咨询师大声叫停，接着让求助者想象替代画面。经过几次练习，求助者熟悉了思维阻断法的操作流程，咨询师要求求助者回家后实施思维阻断法，并在思维阻断法试验记录表（见表4-4）中填写试验结果。

表 4-4　思维阻断法试验记录表

日期和时间	情境	阻断方法	持续时长
5 月 24 日早上 8:45	课堂上课	默念"停"＋想象"停"画面＋想象打篮球画面	6 秒
5 月 24 日中午 12:18	食堂吃饭	默念"停"＋想象"停"画面＋想象摄影画面	7 秒

在下次咨询会谈中，咨询师与求助者一起回顾试验结果（表4-4中象征性地列出了两次试验结果）。先统计求助者头脑中出现不伦画面的次数，以及不伦画面的总时长。经过统计，求助者发现出现不伦画面的次数略有增加，以前一周大约出现30次，现在一周大约出现35次，思维阻断法最重要的改善就是总时长有显著下降，以前每次画面要持续7～8分钟，总时长大约为240分钟，现在每次画面的持续时间不到10秒，总时长不到5分钟。然后咨询师与求助者讨论结果，得到这样的试验结论：思维阻断法虽然没有彻底阻止求助者头脑中不伦画面的出现，但它阻止了不伦画面每次出现的持续时间，不伦画面对求助者的情绪的影响大幅改善。

4.1.5　白熊试验

为了不让头脑中出现闯入性想法或画面，许多强迫症患者采用的解决方法就是阻止（他们阻止的方法不像思维阻断法那样完整），他们发现阻止的结果是无法阻止，这样的想法和画面依然高频率地在头脑中出现。无力阻止让求助者非常沮丧和痛苦。

对于求助者的问题，认知行为疗法有两种解决方法，第一种方法就是前面介绍的思维阻断法，当求助者陷入闯入性想法或画面时立即叫停，用其他内容来替代。第二种方法就是允许回想，不阻止这样的想法或画面。

为什么阻止回想反而会增加闯入性想法或画面的出现频率呢？行为主义认为，闯入性想法或画面出现后求助者阻止它，阻止本质上起着关注的作用，关注就是强化，这样的强化也就增加了它再次出现的可能性。

既然阻止它反而会强化它，我们为何不接纳它呢？接纳它就去除了强化。通过实践，心理咨询专家发现，对强迫症患者（这里特别强调强迫症患者）而言，允许回想的确能够降低闯入性想法或画面的出现频率。

对于那些过去试图阻止想法或画面出现反而出现次数更多的求助者，咨询师经常建议求助者放弃阻止它，转而接纳它——允许回想。咨询师除了要向求助者说明为什么允许回想能够降低想法或画面的出现频率，阻止回想反而增加想法或画面出现频率的原理，还要在咨询室里做一些简单的试验来证明这一点，白熊试验就是一个很好的证明方式。

在咨询室里，咨询师可以让求助者想象一只白熊的样子，在求助者的想象画面清晰后，咨询师可以转移话题去讨论其他话题。一分钟后，咨询师要询问求助者在这段时间里曾有几次想到白熊。通常而言，求助者会报告 0 次，他们没有再关注这件事。接着，咨询师开始进行第二步试验，让求助者不要想象白熊，指导语如下[1]。

闭上双眼。在脑海中想象一只毛茸茸的白熊。想象它的皮毛、鼻子、耳朵、爪子。想象的画面尽可能清晰。记住这一画面。接下来，你可以想任何事情，除了这只白熊。每次这只白熊闯入你的脑海中时，都请说出"白熊"。我将会计时，记下你在接下来的一分钟里说出白熊的次数。你可以想任何事情，除了这只白熊。当它闯入你的脑海中时，请说出"白熊"。现在开始。

---

① 斯蒂芬·霍夫曼.认知行为治疗：心理健康问题的应对之道 [M].王觅，等译.北京：电子工业出版社，2014：84.

试验结束后，求助者会发现越不让他想白熊，他就越容易想到白熊。一位求助者曾经在 1 分钟里 23 次想到了白熊！统计求助者在不让他想白熊的情况下多少次想到白熊后，接下来进行第三步试验，允许他回想白熊，指导语如下：

闭上双眼。在脑海中想象一只毛茸茸的白熊。想象它的皮毛、鼻子、耳朵、爪子。想象的画面尽可能清晰。记住这一画面。接下来，你可以想任何事情，也可以想这只白熊。每次这只白熊闯入你的脑海中时，都请说出“白熊”，我会记录一分钟里你说出白熊的次数。你可以想任何事情，也可能想这只白熊。当它闯入你的脑海中时，请说出“白熊”。现在开始。

通过第三步试验，求助者会发现允许回想白熊，白熊出现的次数反而减少，减少的程度还很大。上面那位求助者在允许想白熊的条件下想到了 23 次，但在允许想白熊的情况下，只想到了 3 次，更多时间他都用来想生活上的事情了。

白熊试验结果证明：求助者初步相信允许回想能够减少闯入性想法或画面出现的次数。接下来，咨询师邀请求助者从自己的闯入性想法或画面中挑选一个内容做试验，允许自己回想而不是像之前那样阻止回想。

4.1.6 担忧检验法

有的求助者尽管身体健康，各项检查正常，但他们依然会担心心脏病发作，担心无法呼吸，担心发疯，担心开车时失控，担心工作时失误，等等。虽然到目前为止他们并没有出现自己所担心的症状，但他们依然相信未来的某一时刻自己会出现这些症状。

对于求助者有关疾病和失控等方面的担忧，伯恩斯[①]提出了一个击垮求助者担忧的检验方法。担忧检验法是一种行为试验方法，当求助者担心自己是否发病时，可以采取一个事先规定的动作序列来检验自己是否发病，求助者能完成所规定的序列动作就说明自己并没有发病，否定求助者的担忧内容，也就修

---

① 戴维·伯恩斯. 新情绪疗法 II[M]. 李亚萍，译. 北京：科学技术文献出版社，2017：216-218，240-244.

正了求助者的认知。

玛格丽特是伯恩斯的一位求助者，她担忧自己会心脏病发作，伯恩斯让她找出一种方法来证明她的心脏病是否发作。

伯恩斯：你能不能想出一种可以测试自己是否真是心脏病发作的方法吗？

玛格丽特：我可以做心电图。

伯恩斯：我的办公室里没有这种设备，你家里也没有这种设备。再想想，还有其他方法吗？

玛格丽特：我可以摸脉搏，看心跳是不是过快。

伯恩斯：你心跳过快也有可能是因为焦虑，所以它证明不了什么。如果你现在心脏病发作，有什么事情是你做不了的？

玛格丽特：我会虚弱无力，全身剧痛，我会心脏衰竭，身体不能动弹。

伯恩斯：好极了。如果现在就要证明你是否会心脏病发作，你会做什么样的试验？

玛格丽特：我可以看自己能不能站起来，然后看自己能不能走，能不能跑。如果这些我都能做，那么就证明我没有心脏病发作！

通过会谈，玛格丽特设计了循序渐进的三个行为：站起来、走和跑。接下来，伯恩斯立即叫她在办公室检验一下，她站起来了，并且她在办公室里来回走，也没问题，最后她在办公室外的大厅里慢跑，还是没问题。她获得了信心。伯恩斯建议她回家后在任何地方一旦担心自己会心脏病发作，就做刚才的这三个动作，用来检验自己是否有心脏病。

担忧检验法的关键是，设计一个由易到难的动作序列来说明求助者并没有发病。比如，一位求助者患有高速公路恐惧症，每次在繁忙的高速公路上开车时，她都会紧张不安并告诉自己："如果我无法控制车辆怎么办？"由于她极度恐慌，只能把车停在路边，等待交警帮助她。既然求助者担心自己在开车时会失控，心理咨询师就可以帮助她检查自己是否对车辆失去了控制，以此来否定她的担忧。

在这种情况下，咨询师不能建议求助者去做变道、超车等危险行为，动作安排应当由易到难。伯恩斯的检验是这样的动作序列：① 打开和关闭收音机（手能动）；② 看左右后视镜（头和眼能动）；③ 控制刹车减速；④ 控制油门加速；⑤ 将车速维持在每小时 90 千米的水平。

每当求助者担心自己开车失控时，她就会按照这样的动作序列进行操作，每完成一项操作，都能增强她的信心，她并没有失控，直到完成所有操作，她就确信了自己并没有失控，是正常的。

4.1.7　积极行为预测法

对于抑郁的人、悲观的人和拖延的人，他们往往不愿意采取行动，因为他们觉得积极行为没有意义，不会带来好的结果，既不能让自己心情变好，采取特定行为的过程中甚至可能会让自己的心情变得糟糕，也不能使事情发生改变，目前糟糕的局面不会有好转。

当求助者对行为的后果感到悲观，而不愿意采取行为时，咨询师可以采用积极行为预测法来帮助求助者做出改变，当求助者发现实际结果要好于预测结果，实际行为的确能够使心情好转和问题改善时，他们就更加愿意采取积极的行为了。

积极行为预测的会谈流程包括：① 由于求助者自身存在的消极预测未来等认知歪曲，对于采取行动取得效果有着悲观预期。咨询师告知求助者，实际结果会比预期好得多，随着行为的持续，问题可以好转。这样做的目的在于激发求助者采取行动的动机。② 与求助者讨论可以采取哪些行为，并对这些行为的后果进行预测。咨询师需要根据不同问题类型确定不同预测指标，比如，对于心情抑郁的求助者，可以确定愉快度指标，对于担心事情没有进展的求助者，可以指定进度指标。③ 与求助者协商行为方案并执行，在执行过程中填写记录表格。④ 在下次会谈中，咨询师与求助者回顾记录表格，讨论预测结果与实际结果的差异，是否存在实际结果优于预期结果的情形，这是我们期望的试验结果。对于试验中出现的实际结果依然糟糕的情况，咨询师可以分析行为试验过程中求助者可能存在的自动思维干扰等原因。

求助者是一位小伙子，最近刚遭遇失恋，女友与他分手了，虽然他想尽了各种办法挽回，都无济于事，失恋让他陷入悲观厌世、做什么事都没有兴趣的抑郁状态。为了帮助求助者从抑郁状态中走出来，改善自己的情绪状态，咨询师让求助者做快乐活动预测试验。

咨询师要求求助者列出一些可能让他感到快乐的活动（相关内容参见5.2.4节），这些快乐的活动可以是他曾经感兴趣的、喜欢的活动，也可以是自己曾经想做但没有做的活动。列出这些快乐的活动后，咨询师要求求助者评估每个活动可能带来的愉快程度，愉快程度用0～100%的情绪标尺衡量，0表示没有开心，100%表示非常开心。接下来，咨询师要为求助者布置作业，让求助者去实践这些快乐的活动，看看实际行动时给求助者带来的愉快程度是多少。

经过一周的实践，咨询师与求助者讨论试验结果（见表4-5），求助者发现从事这些行为带来的愉快程度高于自己的预期，不仅如此，因为自己主动做事情，情绪状态明显好转。看到这样的结果，求助者表示愿意继续这样的行为实践活动，让自己早日走出失恋的阴影。

表 4-5　积极行为预测记录表

项目	预测值	行为试验实测值
1. 读书	30%	40%（12.5）；60%（12.6）；50%（12.7）；70%（12.9）
2. 和朋友聊天	50%	80%（12.6）；70%（12.9）；80%（12.10）
3. 跑步	30%	30%（12.5）；50%（12.6）；60%（12.7）；50%（12.8）；60%（12.10）
4. 逛街	40%	70%（12.7）；65%（12.10）

注：（1）预测值为愉快程度的估计值；（2）行为试验实测值中"×%"为实际行动时的评估值，"（××.××）"为行动日期，如40%（12.5）表示12月5日有这个行为，愉快程度评定为40%。

还有一位求助者，她是大学老师，有严重的拖延症。她对自己的未来有很多规划，但最终都因为自己迟迟不采取行动而荒废了。她感慨青春岁月就这样被蹉跎了。比如，最近她希望跳槽到另一所高校当老师，她知道那所高校正在招募师资，自己也符合对方的招募条件。但因为拖延症这个老毛病，她没有采取任何具体行动。

对于这位只有心动没有行动的拖延者，咨询师采用积极行为预测法帮助她做出行为改变。咨询师首先对求助者进行心理教育，告诉她说事情并没有她想象得那么困难。

咨询师：只有心动没有行动，主要原因还是你有畏难情绪，对吧？

求助者：嗯。

咨询师：一般来说，有着拖延习惯的人往往会把事情想象得很困难，很难应付，甚至有可能搞不定。你拖延的时候在想什么呢？

求助者：我觉得事情太麻烦就不想做了。

咨询师：是的，你觉得事情太麻烦了，自己难以应付，也就不想做了。实际上，你的拖延习惯放大了问题和困难，事情不是这样的。

求助者：是吗？

咨询师：是的，有着拖延习惯的人采取积极行为试验后都会意识到这一点。

求助者：这是什么试验？

咨询师：就是一个行为试验，我们可以预期行为困难度（或容易度），然后采取行动，看看事情是否像我们预期得那样困难。有着拖延习惯的人经过试验后会发现，事情远没有自己想象得那样困难，也就积累了行动的信心，未来就更愿意采取行动而不是拖延了。

求助者：哦。

咨询师：这样的试验能够给你带来启迪，从过去的困境中走出来。你愿意和他们一样做这样的试验吗？

求助者：愿意。

　　求助者同意做积极行为预测试验后，咨询师与求助者讨论向外校提交求职申请需要做哪些事情，考虑到求助者的畏难情绪，咨询师最好把行为进行细分，细分列出行为清单，然后让求助者预估每个行为的困难程度，困难程度的描述用 0 ~ 100% 来刻画，0 表示非常轻松容易，不费力就能达成；100% 表示非常困难，表示没有进展的情形。接下来，咨询师要求求助者去实践行为清单上的具体行为。实践结束后，求助者根据实际感受再次评估每个行为的困难程度，并将试验结果填写在积极行为预测记录表（见表 4-6）中。

表 4-6　积极行为预测记录表（示例）

项目	预测值	行为试验实测值
1. 复印身份证和学历证书	30%	20%
2. 复印发表论文资料	50%	20%
3. 撰写个人简历	60%	30%
4. 撰写求助信	70%	40%
5. 找到对方的人事部联系人及其联系方式（如手机号码、电子邮箱）	80%	50%
6. 联系对方负责人，了解对方意向	90%	—
7. 联系对方人事处，了解求职申请信息和有关要求	90%	—
8. 发送求职资料到对方指定邮箱	30%	—
9. 告知对方已经发送相关信息，请查收	50%	—

求助者终于采取了求职的行动。在事前商定的求职申请的 9 个行为中，经过一周的实践，求职者完成了前面 5 个行动。比较这 5 个行动预期困难程度和实际困难程度，求助者发现实际困难程度比预期困难程度低，她意识到自己倾向于高估行动的困难，实际上并没有那么难。通过比较，求助者的畏难情绪减少，行动信心增强，对于后续的求职行动，她表示愿意继续做下去。

4.2　暴露

在认知行为治疗中，对于求助者存在的非现实性担忧、恐惧和焦虑，最主要也是最有效的解决方案就是暴露。咨询师把求助者置身于担忧的情境中，禁止求助者采取避险的安全行为，结果求助者所担心的事情并没有发生。求助者就会认识到自己的担忧是多余的，安全行为是没有必要的，恐惧和焦虑情绪自然也就缓解了。

认知行为疗法的暴露有多重样式。就暴露形式而言，有想象暴露和现场暴露两种形式，想象暴露就是在头脑中想象自己身处引发焦虑与恐惧的情境中，现场暴露就是自己身处引发焦虑与恐惧情绪的现场。就暴露的目标而言，有情绪暴露和认知检验两个目标，情绪暴露的目的在于增强求助者对于焦虑情绪或其他负面情绪的忍耐力，降低求助者在焦虑情境中的情绪反应强度，如担忧暴露练习与打击羞耻练习，认知检验暴露的目的是证明求助者的担忧想法是假的，如暴露反应阻止。

暴露本质上是行为试验，是行为试验的一种特殊形式。把暴露形式和暴露目标系统性组织起来的暴露技术有四种形式：**满灌暴露**、**系统脱敏**、**眼动脱敏**（EMDR）和**暴露反应阻止**（ERP）。满灌暴露是把求助者置身于焦虑或痛苦情绪最强烈的情境中，反复暴露，直到求助者适应这个情境；系统脱敏则是逐步提升焦虑情境，通过放松来降低求助者的焦虑情绪，等求助者适应这个情境后再升级焦虑情境，再放松再适应，直到完成所有焦虑情境的暴露；眼动脱敏主要是针对创伤经验而提出的一种暴露方式，求助者暴露于闯入性创伤画面的同时，在咨询师的引导下快速来回眼动，经过多次重复暴露，直到焦虑程度下降到最低水平；暴露反应阻止则针对求助者的认知歪曲，通过想象暴露与现场暴露相结合的形式，采取与系统脱敏类似的逐级暴露方式完成所有情境暴露任务，纠正求助者对情境的威胁性认知。求助者的认知得以修正，很自然地，恐惧和焦虑情绪以及不必要的安全行为也会得以修正。

4.2.1　想象暴露

一位学习音乐的研究生，因为参加音乐表演而感到焦虑，演出焦虑已经严重影响到她的发挥，音乐演出发挥不好也会影响到毕业和取得学位。这位求助者的问题属于社交焦虑障碍中的公众演讲焦虑。对于求助者的焦虑症、恐怖症和强迫症等焦虑障碍，认知行为疗法认为最有效的治疗技术就是暴露。

就暴露的形式而言，有想象暴露和现场暴露两种主要形式。另外，随着虚拟现实技术的发展，有人也把虚拟现实技术引入暴露技术中，让求助者在虚拟现实中进行暴露。这种暴露形式的效果还有待检验，由于每位求助者需要暴露的情境差异很大，如果每个情境都设计成虚拟现实情境，用虚拟现实的方式进行暴露，那么成本会很高。基于这些原因，虚拟现实暴露短期内不会成为暴露的主要形式。

想象暴露不受时间和条件限制，非常广泛地应用在心理咨询中，特别是在心理咨询会谈过程中，心理咨询师非常喜欢想象暴露这种形式。想象暴露在心理咨询过程中有三个用途：① 通过想象暴露完成概念化（即情景再现），识别求助者的自动思维内容、情绪体验和行为反应，在识别的基础上应用认知行为技术进行干预；② 通过想象暴露的方式把求助者置身于问题情境中，一方面，演练咨询中学到的应对技巧可以被检验出其有效性，另一方面，想象暴露中的多次练习可以使得应对技巧更加熟练；③ 想象暴露可以增加求助者的情绪忍耐力，通过想象置身于情境中，求助者就会体验到焦虑或恐惧等情绪，让求助者停留在这个情境中，情绪强度就会下降，多次重复想象暴露后，求助者也就适应了这个情境。求助者如果能够反复体验情境中的焦虑，并且待在那里，他就能适应这个焦虑的情境，而不是情境不再让他感到焦虑。

想象暴露对情境进行概念化的过程：在暴露之前，咨询师需要尽可能详尽地了解实际现场情境，把相关内容编辑成想象暴露文本。暴露的时候，求助者闭上双眼，并且根据咨询师的叙述想象相关的情境，尽量去想象，情境越生动越真实越好，待求助者能够再现情境后，咨询师就可以询问求助者的情绪和自动思维等内容。

想象暴露增加情绪忍耐力的过程：过程基本同上，不过，它与想象暴露进行概念化任务不同，在这里，不需要求助者报告自动思维和情绪内容，而是需要求助者报告情绪体验的强度，用 0 ~ 100% 的情绪标尺报告此时此刻的情绪强度。报告情绪强度后，咨询师会要求求助者停留在这个画面中，继续体验情绪，每当情绪缓和时，求助者就报告情绪值，直到情绪强度下降到 30% 以下，结束想象暴露过程。

想象暴露演练应对技巧的过程：首先，在咨询会谈中，咨询师与求助者协商特定情境中该怎么想怎么做，然后进行想象暴露，求助者闭上双眼，想象自己身处需要应对的情境中，咨询师要求求助者按照事先讨论的想法（替代思维）和做法（新的行为反应）来应对，在想象暴露的过程中，求助者报告事件的进程。想象暴露结束后，咨询师与求助者讨论想象暴露中的问题，探讨这些问题的解决办法，制定新的应对技巧和方案，然后再次进行暴露，直到求助者对现实生活中应对同样问题有信心为止。

想象暴露应用于概念化方面的实操可以参见 1.3.1 节情景再现的内容说明，想象暴露应用于情绪忍耐力的实操可以参见 4.2.7 节暴露反应阻止中的相关内容说明。在这里，我们只介绍想象暴露演练应对技巧的具体做法，现在以这位因参加音乐表演而感到焦虑的研究生为例加以说明。

经过咨询会谈，求助者概念化内容如下：情境为本系每周进行的汇报表演，在本系音乐厅举行，听众主要是本系老师和学生，也会有外系学生参加，听众规模大约50人；自动思维是担心自己表演不好被人看不起；情绪是紧张、焦虑，生理反应是手心出汗、心跳加快。咨询讨论会谈后，得到的替代思维和应对策略如下：替代思维是"他们只是在等待自己的演出任务，不关心别人表演得如何，认真听演唱的人都是来学习的"，行为反应也就是求助者的应对技巧办法，咨询师建议求助者把听众想象成一颗颗形态各异的白菜，它们听不懂也不会评价你的表演，求助者只需要把注意力集中在演唱内容和演唱技巧的应用上。

在上述会谈的基础上，咨询师邀请求助者在咨询室想象暴露练习学习到的技巧，进一步协商后制定了想象暴露文本。一切都准备好之后，求助者开始首次进行想象暴露练习。咨询师念想象暴露文本，求助者闭上双眼进行相应的想象。

> 你已经准备好今晚的表演。你走上舞台，这是你非常熟悉的舞台，自己曾经无数次在这里表演。现在你走到舞台中央，扫视全场，看到了舞台上的工作人员，舞台下的观众。请告诉我现场是什么样子，说得越详细越好。（等求助者回复后）请注意你的身体感觉和头脑中的想法，告诉我你的身体感觉和想法是什么。（等求助者回复后）好，现在把你的想法调整过来，告诉自己说：他们只是在等待自己的演出，不关心别人表演得如何，那些认真听演唱的人都是来学习的。请你在心里重复几遍这样的想法。在你真这样想之后，再次扫视这些听众，你会发现他们变成了一颗颗形态各异的白菜。（停顿几秒）现在你已经准备好了，给伴奏者一个手势，开始你的表演。（暂停几秒）想象你正在表演，你把注意力集中在演唱内容和演唱技巧的应用上。（暂停十几秒）请你继续表演，直到整首歌演唱完。完成后，做几次深呼吸，然后睁开双眼。

想象暴露结束后，求助者报告说：他在表演过程中自己的焦虑程度明显下降，但冥想过程中的自动思维，以及身体反应和情绪体验还是经常会冒出来。求助者认为把听众想象成一颗颗白菜对自己很有帮助。咨询师继续安排求助者进行想象暴露练习，经过5次想象暴露练习，求助者能够在想象中按照替代思维和应对技巧行事，她对于自己在现场中应用这些技巧相当有信心。咨询师给求助者布置作业，让她回家后继续练习（至少每天练习一次），即使在参加过真实的音乐表演后，也还是需要练习。

4.2.2 现场暴露

想象暴露可以被视为现场暴露的准备，求助者能够应对想象暴露场景，会积累信心面对真实的现场暴露。对于那些求助者必须再次面对焦虑和恐惧的情境，如上一节介绍的社交焦虑问题，以及各种恐怖症和强迫症问题，只进行想象暴露是不够的，求助者还要经历现场暴露环节。

这里有必要说明一下，实施现场暴露并非必须以想象暴露为前提，有些暴露策略（如满灌疗法）就是直接让求助者进行现场暴露，而且是强度最高的现场暴露。此外，创伤后应激障碍（PTSD）这类问题的暴露形式以想象暴露为佳，一方面，因为求助者遇到的灾难（如战争、地震等）不太可能再次出现，另一方面，让求助者再次现场体验这样的灾难也是不人道的。因此，因创伤而产生的焦虑或痛苦情绪的治疗，通常采取想象暴露的方式。

现场暴露与想象暴露有三个区别。

（1）进行现场暴露时求助者需要亲身经历引发痛苦的实际情境，有社交焦虑的求助者需要参加社交活动，恐惧狗的求助者需要接近狗，恐惧乘坐电梯的求助者要乘坐电梯，有强迫洗涤问题的求助者需要在故意触摸门把手后还不洗手，等等。

（2）现场暴露还可以验证求助者的威胁性认知（即对情境的担忧内容）是否为真，也就是求助者担心的内容是否会发生。如果担心的内容没有发生，担忧就没有必要，回避行为或者强迫行为同样没有必要。需要说明验证威胁性认知为假并非现场暴露的唯一目的，如增加情绪耐受力，提升演练应对技巧也可以是现场暴露的目的之一。

（3）想象暴露可以在咨询室里进行，但现场暴露通常是在求助者的实际生活场景中进行的。正是由于这样的原因，现场暴露通常是咨询师不在现场的情况下求助者自己实施的。如果条件允许，咨询师或治疗师可以在现场帮助求助者实施现场暴露。

实施现场暴露，有四部分内容需要明确：

（1）现场暴露的具体情境：在什么时间、什么地点、什么场合进行；

（2）求助者的行为反应：需要做什么，不可以做什么；

（3）情绪强度评估：暴露的时候，求助者用情绪标尺（0～100%或者0～10分）报告情绪强度；

（4）暴露规划：每次暴露需要持续多久，到什么程度可以停止；重复暴露需要多少次，到什么程度可以终止等内容。

下面以一位电梯恐惧患者的现场暴露为例加以说明。在本案例中，咨询师带领求助者进行现场暴露。现场暴露的相关信息如下：

- 情境：某五星级酒店，电梯最高至32层；
- 行为反应：独自站立，不能闭上双眼，身体不能倚靠电梯；
- 情绪强度：焦虑值（0～10分）；
- 暴露规划：循序渐进暴露，每次暴露其焦虑值下降至50%以上停止；
  每个层级的暴露焦虑值最终下降到2分及以下。电梯楼层数设定为上升
  到2层、5层、10层、14层、20层、25层、32层。

咨询师与求助者选择周三下午1:30开始实施现场暴露计划。这个时间段电梯使用人员少，选择了使用人数不多的、最里面的货梯进行最初的暴露试验；并在现场暴露情绪评估记录表（见表4-7）中记录焦虑值。

第一步暴露是从1层乘坐电梯到第2层然后步行出来。走进电梯前，求助者报告焦虑值为5分，进入电梯后焦虑值为6分，咨询师让求助者睁开双眼，站在电梯中间不要倚靠电梯，电梯上升过程中求助者报告焦虑值达到9分，电梯到达2层后走出电梯时焦虑值下降到5分。等求助者情绪平静后，步行下楼，重新回到1层再次开始重复暴露。暴露过程与第一次相同：报告焦虑值并制止安全行为。这一步的暴露共进行了8次，最终达成了预期目标，焦虑值下降到2分及以下。

表 4-7　现场暴露情绪评估记录表（示例）

暴露任务：从 1 层乘坐电梯到达第 2 层
行为反应：独自站立，不能闭上双眼，身体不能倚靠电梯
暴露目标：焦虑值最终下降到 2 分及以下
日期：2021 年 7 月 12 日

次数	焦虑值评估（0 ~ 10 分）			
	进电梯前	进电梯后	电梯运行中	出电梯后
1	5	6	9	6
2	5	6	8	5
3	4	5	8	5
4	4	5	8	5
5	3	4	6	4
6	2	3	6	3
7	2	2	4	2
8	1	1	2	1

完成了第一步现场暴露任务，咨询师立即安排第二步暴露任务，乘坐电梯从 2 层回到 1 层，暴露流程和评估与前面相同，求助者仅用了 4 次就达到暴露所要求的标准。每次求助者乘坐电梯从 2 层回到 1 层以后，就直接坐电梯回到 2 层，这样的安排不仅可以节约步行到 2 层的时间，还可以巩固前一阶段暴露的成果。

进行完乘坐电梯从 1 层上升到 2 层的暴露任务后，接下来就是乘坐电梯从 1 层上升到 5 层，然后步行回到 1 层。完成这个暴露任务，求助者用了 6 次就达到了预期目标，接下来就是安排求助者乘坐电梯从 5 层回到 1 层，回到 1 层后乘坐电梯上升到 5 层，然后乘坐电梯回到 1 层。求助者用了 4 次，就实现了乘坐电梯从 5 层回到 1 层的暴露目标。

接下来是乘坐电梯从 1 层上升到 10 层的暴露任务，求助者乘坐电梯从 1 层上升到 10 层后，步行回到 1 层，然后再乘坐电梯从 1 层上升到 10 层，评估方法同前，结果经过 5 次暴露，求助者达成了暴露目标。

接下来是乘坐电梯从 10 层回到 1 层的暴露任务，求助者回到 1 层后，乘坐电梯上升到 10 层走出电梯后，再乘坐电梯回到 1 层，如此往复，经过 6 次

暴露，求助者完成了暴露目标。

后续的暴露按照上面的安排进行，鉴于楼层越高，步行下楼就越发不可行。当求助者乘坐电梯从 1 层上升到 20 层后，就不再步行回 1 层了，而是等待情绪平复后，乘坐电梯回到 1 层。把乘坐电梯上楼和乘坐电梯下楼结合起来进行暴露。

当天下午的暴露进行了 3 小时，暴露任务进行到乘坐电梯从 1 层上升到 20 层。后续的暴露任务于次日（周四）下午相同时间进行。次日的暴露试验首先要复习昨日暴露任务，以巩固暴露成果，因此要从第一步的暴露任务开始进行，而不是直接进行后面的暴露任务。最终求助者经过了 4 个半天的暴露试验，完成了全部的暴露任务。

4.2.3　担忧暴露练习

俗话说"人无远虑必有近忧"，有些人在做人做事方面都倾向于充满忧虑，他们担心一旦自己应对不当，自己就会陷入悲惨境地。比如，有的求助者担心自己会失业，不得不承受高强度工作和超长工作时间，还要承受领导的不合理对待。有人对睡眠质量非常在意，因为他们担心睡眠不好就会影响学习或工作效率，进而引发更糟糕的后果。

对于他们的担忧，如果更加深入了解，我们会发现他们担忧背后还有担忧，正是因为对最后结果的恐惧，他们才会担忧当前的情形。比如，许多家长都会对子女到了适婚年龄却不恋爱而感到非常焦虑，究其原因是因为他们担忧将来孩子老了无人奉养，孤苦无依。因为他们对孩子老无可依的担忧引发了对子女没有结婚现状的担忧。

求助者对未来糟糕后果的担忧并非现实的存在，即使遭遇这些糟糕的情况，他们自己也有能力应对局面，他们没有必要对这样的结果保持强烈的担忧，并让这样的担忧限制或影响自己当下的行为。

为了破解糟糕后果的担忧对求助者当下行为的影响，认知行为疗法专家采用暴露的方法来处理求助者的担忧情绪，这种方法被称为担忧暴露练习。在这个练习中，通过想象求助者置身于最担忧的情境中，体验强烈的忧虑、焦虑或痛苦情绪，在这里求助者什么也不用做，只需要体验和感受情绪即可。正如我们在前面的学习中所了解到的那样，暴露练习需要被反复进行，直到降到某种程度为止。在担忧暴露练习中，咨询师让求助者反复置身于担忧情境中体验担忧感受，直到厌烦为止。

求助者是一位职场男士，他几乎把全部精力都用在了工作上，全年无休。这样的工作强度不仅使得他处于焦虑、紧张状态中，同时身体系统也发出了警报，心血管和内分泌系统某些指标超出了正常范围。医生嘱咐他要注意休息，但他表示身不由己，不得不坚持工作。通过会谈，咨询师了解到求助者是家庭的经济支柱，他很担心自己工作不好就会失业。

对失业的担忧只是求助者最表面的担忧，他真正担忧的是失业会导致的糟糕后果：因为无法挣钱养家，长期失业的结果可能是妻子带着孩子与自己离婚，自己连探视孩子都不被允许；因为失业，自己也无法奉养父母，父母也因为自己失业和离婚而感到没面子。

针对求助者的担忧，咨询师应用担忧暴露练习进行干预。和前面介绍的想象暴露一样，咨询师需要针对求助者最担忧的情形编辑一个文本。在暴露过程中，咨询师阅读这个文本，求助者根据文本进行想象，设身处地地体验和感受，停留在情境中。必要时，求助者报告自己的情绪强度，当情绪强度下降到一半以上时就结束一次暴露练习。经过咨询师与求助者的讨论，担忧暴露练习文本如下。

> 请闭上双眼，做几次深呼吸。请跟随我的描述想象相应的情形。你已经失业两年了，因为长时间无钱养家，妻子带着孩子和你离婚，你净身出户，现在租住在郊区的一间出租屋内，屋子面积很小，是你和其他人合租的，屋内仅有一张床、一张桌子和一台旧电脑。请停留在这个情境中，体验自己的感受。告诉我你现在体验到的痛苦情绪强度是几分？（待求助者回答后继续）
>
> 你现在没有经济来源，现在每个月不到 300 元的花销都是从父母的退休金中省出来给你的。想象你正在和母亲视频通话，你从旧手机里看到母亲衰老的样子，不禁悲从中来，母亲这么大岁数了还为自己操心，你找不到工作和离婚让他们在亲戚邻居面前抬不起头。请停留在这个情境中，体验自己的感受，告诉我你现在的痛苦情绪强度是多少吗？（待求助者回答后继续）

看着手机屏幕里母亲衰老的模样，转头看看你现在居住的房间，再想想无法见面的孩子，想想自己这个名牌大学毕业生竟然沦落到今天这个地步。

让自己停留在这个情境中，重复这样的想象。

直到你的痛苦程度下降到刚才的一半为止。

在首次进行担忧暴露练习的过程中，求助者失声痛哭，咨询师让他坚持完成担忧暴露练习，20 多分钟后，求助者完成了第一次暴露练习；经过短暂休息之后，再次进行相同的暴露练习，第二次用时 18 分钟；接下来，又进行了第三次暴露练习，这次用时 15 分钟。

然后，咨询师给求助者布置家庭作业，要求求助者回去后每天连续进行 3 次担忧暴露练习，直到他在练习中痛苦程度下降到 20% 以下，对这样的练习感到厌烦为止。求助者回去后，超量练习，每天连续进行 5 次暴露练习，经过 5 天的持续训练，最终达到练习要求——痛苦程度下降和厌烦练习。

咨询师询问求助者当下的心境，他告诉咨询师：无数次邂逅最惨的自己，自己对此完全放下了。人生最糟糕的境遇不过如此，自己已经经历过，相信自己也不至于会这么糟糕，沦落到这步田地，自己也就彻底放下了。

4.2.4　打击羞耻练习

人是社会性的动物，大多数人都非常在意他人对自己的看法，如果他人对自己有不好的看法或评价，就会影响到个体的自我评价，个体对自我的看法或评价又反过来影响自己与他人的互动和交往。

在与他人的交往过程中，我们常常担心他们的负面评价，如道德评价，某行为"令人不齿""不道德""自私自利"等，以及能力评价，某行为"太傻""太蠢""好笨"等。对于他人的这些与品德和能力相关的负面评价，我们常常会体验到羞耻、尴尬、自责和内疚等消极情绪体验。

一旦我们体验到这样的情绪体验，很自然地反应就是限制自己的言行，避免招致别人的负面评价，如此一来，就会影响人际关系，影响学习和工作。这样的自我限制妨碍了个人的学习工作和未来发展。

艾利斯①发明了一种方法来解决这个问题，这种方法被称为打击羞耻练习。打击羞耻练习与担忧暴露练习相似，它们都是情绪暴露练习，理念也是相同的——我们害怕什么就做什么，做多了我们就不害怕了。所不同的是，担忧暴露练习针对的是焦虑情绪，应用的是想象暴露手段，而打击羞耻练习针对的是社交焦虑情绪，采用的是现场暴露方法。

打击羞耻练习让求助者故意做出引发自己负面认知和情绪的行为，如果求助者做事过程中担心别人会认为他很傻，咨询师就会让他故意去做让别人觉得"傻"的行为。正如我们在前面学习到的：暴露需要反复，在这里也一样，求助者需要多次重复地做出相同的引发负面认知和消极情绪的行为，直到求助者能够很自然地做出这样的行为，没有原来的负面认知和消极情绪体验为止。

打击羞耻练习的提出源自艾利斯本人的经验，他在儿童时期非常害羞，不敢与女孩子说话与互动，为此他常常感到很痛苦。后来，他终于下定决心面对这个问题，他决定主动去和女孩子说话，为此他还制定了一个与100个女孩子主动说话的目标，每次主动与女孩子说话一次，就记录一次，还没有达到与100个女孩子主动说话目标的时候，他已经能够很大方地和女孩子说话了。

打击羞耻练习包含两个步骤。

第一步，咨询师与求助者协商出一个可以引发求助者担心评价和情绪体验的行为，这个行为不能是自我伤害的或是伤害他人的。比如，一位担心他人认为自己"傻"的求助者，就不能通过"扇自己耳光"或者"扇家人耳光"的方式来表现自己傻，他可以故意做出他认为"别人会认为他傻"的行为（别人实际上可能不这么认为），如向别人请教一个简单的问题。

第二步，求助者需要去实践这种行为，在生活中创造各种机会去实践这种行为。在实践这种行为的过程中，求助者可以进行自我对话，让自己不再体验到原来的负面评价和情绪感受。求助者持续地重复这个行为，直到它不再有原来认知和情绪感受为止。

求助者是一位大学生，在人际交往中他非常在意别人对自己的评价，特别害怕别人说他"傻"，如果有人随口说"你傻不傻呀"，他就会感到羞耻。心理

---

① 阿尔伯特·艾利斯 等.理情行为治疗 [M].刘小箐，译.成都：四川大学出版社，2005：100-106.

咨询师准备应用打击羞耻练习来帮助他。咨询师先给求助者介绍了打击羞耻练习的原理和预期效果，求助者同意后，咨询师与求助者商量练习方案。

根据打击羞耻练习行为选择的要求，既要引起相应认知评价和情绪体验，还不能伤害自己或他人，最后求助者想到了"向陌生人借10元钱"这个行为。咨询师要求求助者每次实施向他人借钱的行为后，都要做好记录。

求助者下次回到咨询室后向咨询师报告了自己试验的结果。他说借钱的第一个对象是校内的大学生，当我向他借10元钱时，我声音太小他没有听清楚，我又说了一遍，他回答我："我又不认识你，你找认识的人借钱吧。"我想："他肯定会认为我是一个挥霍无度的人，认识我的人都不把钱借给我，只好找陌生人借钱。随他去吧。"

后来，求助者在教学楼前找到一个看起来像刚入学的学生借钱，对方说："我借给你了，你怎么还我呢？"求助者说："自己并没有准备好答案，有些猝不及防，最后没有成功。"后来他继续进行试验，变换不同对象，在实践过程中，他的感觉越来越好，他看到他人的疑虑，也看到他人的热情，也看到他人的困惑，后来他竟然很享受这个过程。

"向陌生人借10元钱"的行为取得了预期的成功，咨询师继续安排求助者进行类似试验，直到求助者能够有信心面对他人，积极主动地融入身边的人际交往圈子为止。

4.2.5　满灌暴露

英国小镇上有位求助者因为他曾经目睹一起惨烈的交通事故，于是开始担心自己驾车也可能遭遇交通事故，后来发展到连乘车也感到恐惧，最后导致不再乘坐汽车，更别说开汽车了。由于生活中必须乘坐汽车，因此求助者的家人便向心理咨询师求助。

心理咨询师决定下剂猛药，一步到位。心理咨询师把求助者绑在车的副驾驶上，目的是确保求助者在乘车过程中不会因为无法忍受而突然打开车门下车。心理咨询师亲自驾车，车一路狂奔，经过高山、峡谷、道路、桥梁及各种各样的路况，这个过程中求助者担心得要命，感觉自己心脏都要跳出来了；随着时间的推移，他渐渐地平静下来，一方面，因为长时间的恐惧体验消耗了他的精力和体能；另一方面，虽然历经危险却也没有发生实际交通事故。咨询师一路高速开车两个多小时，来到诊所结束了本次咨询。求助者从咨询师的车上下来后如释重负，对乘车的恐惧也消除了。最后他乘坐家人的车回家了，这一举动是多年来的第一次。

心理咨询师使用的方法是传统的心理咨询方法，这种方法被称为冲击疗法，也就是满灌暴露。这种方法让求助者置于最焦虑的情境之中，在这种情境中求助者的焦虑值升到最大值，求助者被要求停留在这里，忍受强烈的焦虑或痛苦情绪，等待焦虑或痛苦的情绪下降。

满灌暴露和其他暴露方法相比，优点在于见效快，缺点在于挑战太大，许多求助者不敢尝试，只有动机强烈的求助者才敢接受这样的挑战。一般来说，应用满灌暴露方法的前提是求助者急于取得进展，如果求助者动机并不是很强烈，还是选择循序渐进的暴露方法为宜。

满灌暴露成功实施的关键在于：时间短、密度大、重复暴露或持续暴露，最终一定要达到求助者对于引发焦虑的情境没有任何情绪体验为止。

求助者[①]是一位离异的女士，深受强迫症之苦，任何时候，只要她接触了她认为与死亡有关的（哪怕只有微弱的关系）物体后，她都要做这些仪式行为——把接触过的东西如身上穿的衣服和脚上穿的鞋子脱下来清洗；如果身体可能被弄脏，就需要长时间洗澡；如果只是手碰触到的话，就反复洗手。比如，她手里拿着一份报纸，上面有一篇文章是关于某人被杀的内容，她就会觉得报纸是脏的，就要进行清洁和洗涤的仪式行为。

她承受这样的痛苦已经有许多年，她前来求助的原因是要再婚了，很不幸的是再婚对象是一位丧偶的男士，和这位男士接触的任何时候都可能出现与死亡相关的线索，这些线索让她受够了。她喜欢这个男人，愿意和他结婚，现在她必须克服这个心病。因此，求助者向心理咨询师询求帮忙。

她急于解决问题，因此求助动机强，符合满灌暴露的条件，咨询师决定用满灌暴露的方法。咨询师安排的第一个暴露情境是要求求助者和咨询师一起来到医院的太平间，通过抬一具尸体来污染自己，但不允许求助者进行仪式行为（洗涤和清洁）。接下来，在求助者居住的房间内布置与死亡相关的

① 迈克尔·斯宾格勒 等. 当代行为疗法（第五版）[M]. 胡彦玮，译. 上海：上海社会科学院出版社，2017：234.

物品，如刊登有与死亡事件相关的图片的报纸、花圈、去世者的衣物、个人藏品等，求助者被要求看着这些物品，逐一去触摸这些物品，试穿逝者的衣服，翻阅逝者留下来的图书等。在这个过程中，求助者的焦虑值升到最高，咨询师要求求助者克制仪式行为的冲动，在这个环境中持续了接近 2 个小时，求助者的焦虑情绪的程度下降到非常低的水平（20% 左右）后结束了首次满灌暴露试验。

在当天回去后到第二天再次见咨询师的这段时间里，求助者并没有出现洗涤和清洁等仪式行为，心理咨询见到了初步效果。咨询师为了巩固咨询效果继续进行暴露试验，创造生活中各种可能与死亡相关的场景，让求助者去体验强烈的焦虑情绪。第二天的暴露试验持续了 3 个多小时。在这个过程中，咨询师鼓励求助者克制仪式行为，并表扬求助者能够遵守规定的行为。

整个暴露过程进行了 12 天，每天都持续 2 ~ 3 小时，心理咨询取得了成功，求助者已经不再有洗涤和清洁等仪式行为，虽然在生活中她面对与死亡相关的物品时还会有紧张的情况。

4.2.6 系统脱敏

满灌暴露让求助者直接面对引发强烈焦虑反应的情境，这种做法对那些求助动机不高的人而言，容易产生畏惧心理并放弃咨询。如果能够采取循序渐进的方式，先让求助者接触焦虑程度低的情境，等他适应这个低焦虑情境后，再让他挑战更强焦虑程度的情境。求助者在低焦虑情境中累积的成功经验将有助于应对更强焦虑程度的情境，如此逐步推进，直至完成全部焦虑情境的暴露。

这种逐步提升焦虑情境暴露等级的做法被称为系统脱敏方法，这种方法是由约瑟夫·沃尔普（Joseph Wolpe）提出的。系统脱敏方法不只是把焦虑情境按照强度从低到高排列这么简单，它还包括三个核心要素。

（1）**焦虑等级序列**。咨询师需要把所有引发求助者焦虑的情境按照焦虑程度从低到高进行排列，并且对每个情境的焦虑程度进行评分。焦虑程度高的情境评为 10 分（或 100%），以此为标准对其他焦虑情境进行评分。

（2）**学习竞争性反应**。和满灌暴露中求助者什么都不做相比，系统脱敏要求求助者在面对焦虑情境时做点什么来降低焦虑情绪体验。标准系统脱敏的做法是应用肌肉放松练习，求助者通过肌肉放松的方法来应对因焦虑引起的肌肉紧张、心跳加快等反应。为了能在实际焦虑情境的暴露中应用肌肉放松练习，求助者需要事先学习并掌握肌肉放松练习方法。关于竞争性反应，后来有人认为凡是能够让人感到放松的方式都可以使用，如进食、听音乐、表现自信、唤起性兴奋、大笑，甚至积极的自我暗示如"我能处理好，不必焦虑"都可以使用。

（3）**暴露过程中焦虑与放松对抗**。在系统脱敏的过程中，咨询师首先让求助者置身于焦虑情境（无论是想象还是现场方式）中，引发求助者的焦虑情绪，然后让求助者启用肌肉放松等竞争性反应对抗焦虑，直到焦虑程度下降到低水平（2分以下，或20%以下）。接着再次重复引发焦虑情绪，再次使用肌肉放松练习对抗焦虑，直到焦虑程度下降到低水平。

求助者是一位女士，她前来求助的问题是不敢开车。在现实生活中，有许多情形都需要开车，无论日常上班，还是接送孩子上下学，或者是开车回老家看望父母等。不敢开车的心理问题让她非常痛苦。

在开车的过程中，求助者需要根据实时的情况做出必要的反应，因此，满灌暴露并不适合求助者，因为在强烈焦虑的情况下，求助者可能无法做出适当的反应。心理咨询师决定采用系统脱敏的方法帮助求助者。

系统脱敏治疗的第一步是放松练习。考虑到求助者在暴露过程中需要操作车，因此没有采用常用的肌肉放松练习，而是采用了腹式呼吸放松练习。有关放松练习的说明参见"认知行为疗法心理咨询师实践必读丛书"其他书中的相关内容。

第二步是制定系统脱敏焦虑等级序列。在求助者练习并掌握放松技术后，咨询师与求助者商定与开车有关的、引发焦虑情绪的各种情境，要求求助者评估各种情境的焦虑值，然后把焦虑值按照从低到高的顺序排列，并将排列好的焦虑值填写在求助者开车的恐惧等级表（见表4-8）中。

表 4-8　求助者开车恐惧等级表 [①]

项目	焦虑值（分）
1. 一位有经验的司机在空旷的高速路上开车，我和丈夫是乘客	20
2. 一位有经验的司机在空旷的高速路上开车，我是乘客	30
3. 一位有经验的司机在拥挤的高速路上开车，我是乘客	40
4. 一位新手司机在空旷的高速路上开车，我是乘客	50
5. 我在空旷的高速路上开车，丈夫在旁边关注我开车	60
6. 我在空旷的高速路上开车，丈夫打电话	70
7. 我在拥挤的高速路上开车，丈夫是乘客	80
8. 我在小区内开车，丈夫是乘客	85
9. 我单独在小区内开车	90
10. 我在超市停车场开车，丈夫是乘客	95
11. 我在超市停车场开车	100

第三步是系统脱敏规划。系统脱敏要考虑暴露方式（想象暴露或现场暴露）和暴露焦虑等级数量。在这里，咨询师选择现场暴露和选择 5 ~ 10 分等级上升的方式。如果选择想象暴露或者现场暴露，在不需要求助者完成什么操作的条件下可以采用标准的 5 ~ 7 级暴露序列，如果是五级序列，就是焦虑值为 20 分、40 分、60 分、80 分和 100 分的五个焦虑情境；如果是七级序列，就是 15 分、30 分、45 分、60 分、75 分、90 分和 100 分的七个焦虑情境。

第四步是实施系统脱敏。由于咨询师的存在本身也是影响焦虑值的因素之一，就像求助者的丈夫在旁边会降低求助者的焦虑值一样，因此，系统脱敏的暴露工作由求助者独自完成，咨询师并不在车上。在前面 4 个暴露任务中，求助者自己并没有驾车，由其他人驾车，在本焦虑项目完成之前，司机中途不能停车，让求助者在相同情境中反复体验焦虑情绪。体验到焦虑情绪后，求助者可以采取呼吸放松的方式让自己放松下来。待放松后，停止呼吸放松练习，等待焦虑情绪再次出现，然后再次放松；不断地重复焦虑与放松这一循环，直到求助者不再焦虑为止。

---

① 斯蒂芬·霍夫曼. 认知行为治疗：心理健康问题的应对之道 [M]. 王觅，等译. 北京：电子工业出版社，2014：87.

在后面 5 ~ 11 个暴露任务中，求助者是司机，需要一直开车，如果行驶途中焦虑值过高，可以在安全区把车停下来休息。一般情况下，求助者应当坚持下去。进入每个项目后求助者都会体验到焦虑，然后练习放松技术降低焦虑直到恢复平静，接下来停止放松练习，继续驾车等待焦虑值升高，只要意识到焦虑值升高，求助者就可以应用放松练习来降低焦虑值，不用等到焦虑值升到最高。如此反复暴露升高焦虑值和放松练习降低焦虑值，直到求助者体验不到明显焦虑为止。

求助者按照上述方案，每天都安排 1 ~ 2 小时进行练习，经过 3 周的系统脱敏练习，她终于能够正常驾车，虽然在行驶途中可能会出现轻微程度的焦虑，但她都能用呼吸放松的方式加以应对。

4.2.7 眼动脱敏

眼动脱敏重加工 [①]（Eye Movement Desensitization and Reprocessing，EMDR）简称眼动脱敏，它是弗朗欣·夏皮罗（Francine Shapiro）在治疗与创伤性经历有关的痛苦记忆和想法而提出来的方法。

夏皮罗说，1987 年的一天，他在公园里散步，突然意识到一直萦绕在脑海中的不愉快念头消失了，他不记得自己当时做了什么，等他再次想起这个念头的时候，这些念头已经不可能让他感到烦恼了。他仔细回想自己当时做了什么，最终他回想起来当时不愉快的念头在脑海中出现时双眼开始左右快速移动，接着这种想法就从脑海中消失了。这个发现让他很惊奇，于是他把过去困扰的事情拿出来思考，双眼左右快速移动，同样的事情发生了，这些事情不再让他感到困扰了。

这样的发现让他感到惊奇，为了弄清楚其中缘由，他还专门攻读了心理学博士学位，他的博士论文研究就是应用他的眼动方法干预遭受强奸和战争创伤的患者，研究结果发表在 1989 年的《创伤应激反应杂志》（*Journal of Traumatic Stress*）上。

夏皮罗相信，只要完善自己的方法，就可以把过去的负性经验记忆重新处

---

① 迈克尔·斯宾格勒 等. 当代行为疗法（第五版）[M]. 胡彦玮，译. 上海：上海社会科学院出版社，2017：242-243.

理并以更好的方式存储起来，于是他在原来眼动脱敏疗法的基础上增加了"重加工"这个名词，最终形成"眼动脱敏重加工"这个名称。

眼动脱敏干预包含 3 个阶段。

1. 准备阶段

与求助者建立咨询同盟，解释 EMDR 过程和效果，以及相关注意事项。在求助者同意 EMDR 干预方案后，咨询师搜集与创伤记忆相关的内容，如创伤的具体情境（画面）、当时的身体感觉、出现的想法（自我评价），痛苦情绪的强度（0 ~ 10 分评估）。接下来，咨询师进行认知干预，帮助求助者得到适应性想法（即替代观念），并评估对适应性想法的相信程度（0 ~ 100% 评估）。

比如，一位曾遭遇性侵的求助者，咨询师会要求她报告经常出现在自己头脑中的闯入性画面，当这个画面出现时，她头脑中的想法（如"我是脏的""这是我的错"）、情绪体验（恐惧、羞耻）和身体感觉（胸闷、喘不上气）。经过认知干预后，得到适应性想法："我做得非常不错。他当时拿刀威胁我，而我让自己活了下来。我是一个强大的、坚韧的女性。"求助者评估对这个想法的相信程度为 50%。

2. 眼动脱敏阶段

咨询师要求求助者主动再现头脑中经常出现的闯入性画面，以引发求助者的创伤性体验。求助者要向咨询师口头描述创伤性情境、头脑中的想法、情绪体验和身体感觉。描述完成后，咨询师要求求助者不仅要想象这个创伤情境，而且还要注意身体感觉。接下来，咨询师让求助者盯着自己的食指，快速、有节奏地左右移动手指（每秒两次的频率），求助者出现快速眼动[①]，快速移动手指 30 秒后停下来。咨询师询问求助者现在头脑中都出现了什么，如某些画面或者想法。咨询师对求助者报告的内容不做任何评价，仅仅要求求助者注意自己的感受，然后开始新一轮的刺激。咨询师不断重复上述过程，直到求助者对闯入性的创伤性画面的焦虑痛苦情绪值下降到 0 或 1 分为止。

[①] 夏皮罗认为，手指来回移动引发的快速眼动与做梦的快速眼动相似，这样的操作会帮助求助者释放与压力有关的主导情绪的物质。

除快速眼动外，后来有人提出了一些替代方案——身体双侧性刺激：触碰双手，或两耳边轮替出声等。

3. 重加工阶段

咨询师再次要求求助者呈现创伤性画面，由于前面的处理，此时求助者体验到的焦虑痛苦程度已经非常低（0 或 1 分），同样地，咨询师会让求助者描述情境和身体感觉。接下来，咨询师要求求助者用适应性想法代替原来的想法，进行新的自我对话，在自我对话的过程中，从头到脚扫描身体的感觉。每次暴露结束后，咨询师都要评估求助者对适应性想法的相信程度和焦虑程度，并报告头脑中出现什么样的想法。本阶段的重加工同样需要重复多次，直到求助者的焦虑值维持在低水平（0 或 1 分），并且对适应性想法的相信程度达到90% 以上为止。

上面介绍的那位求助者经过三个阶段的干预后，她能够不带恐惧和羞耻感地回忆这件事，而且过去经常出现的闪回消失了。当她再次回忆这件事时，她的想法、情绪和身体感觉会变得中性或积极，她说："那依旧是令人厌恶的画面，但并不是因为我做错了什么。"

专家研究发现，眼动脱敏方法最好不要应用在童年时曾遭受过多次创伤的求助者，使用眼动脱敏可能会导致求助者的症状更加严重。

4.2.8　暴露反应阻止

多少年来，强迫症都被认为是很难治疗的。针对强迫症过去的治疗方案，通常是满灌暴露。满灌暴露虽然能够在短时间内取得效果，但它容易反弹，求助者在现实生活中遭遇危机后，强迫症容易复发。

满灌暴露干预的主要目标是求助者的焦虑情绪，基于情绪驱使行为的原理，一旦求助者的焦虑情绪得到缓解，强迫行为或强迫思维也就大为缓解。梅耶（Meyer，1966）吸收了新一代认知行为疗法的思想——认知才是心理问题的直接原因，提出强迫症治疗要以改变求助者的认知为核心，提出了一个验证求助者认知为假的治疗方案——暴露反应阻止（Exposure and Response Prevention，ERP）。

根据梅耶提出的 ERP 方案，心理咨询师已经成功地治疗了大量强迫症患者，ERP 方案取得了巨大成绩，成为治疗强迫症的首要选择。虽然 ERP 是从治疗强迫症中提出来的，但它对于治疗其他焦虑障碍（如恐怖症、惊恐发作和社交焦虑等）都有效果，已经成为治疗焦虑症障碍的首选方法。

暴露反应阻止（ERP）这个名词就已经说明了其技术要素：一是暴露，包括现场暴露和想象暴露两种形式；二是仪式行为阻止，也就是要阻止患者的安全行为（回避行为或过度重复）。求助者暴露在焦虑情境中，会体验到强烈的焦虑痛苦情绪，阻止自己的仪式行为（或安全行为）。在阻止仪式行为的情况下，求助者担心的事情并没有发生，这就说明其担忧认知是多余的、不正确的，这样的经验就为修正求助者的认知歪曲提出了事实基础。在反复的暴露反应阻止试验中，求助者最终认识到危险其实并不存在，很自然地，求助者也就不再感到焦虑，也就没有必要做出仪式行为了。

ERP 实施过程在《认知行为疗法咨询方案：10 大心理障碍》一书中有详细介绍，感兴趣的读者可以阅读相关章节。为了节约本书篇幅，在此仅简单介绍 ERP 实施要点。

ERP 焦虑情境排序：咨询师需要和求助者确定引发焦虑的所有情境，以及每个情境的焦虑或痛苦程度，并根据程度从低到高进行排列，这种做法与系统脱敏的做法相同。

ERP 暴露方案：与系统脱敏类似，ERP 暴露按照从低到高逐渐暴露，与系统脱敏可能存在不同的地方是，在 ERP 中焦虑分值在一定标准（如 30% 或 3 分）以上所有情境都需要暴露。同一个焦虑情境的暴露遵循先想象暴露再现场暴露的顺序安排。

ERP 暴露实施步骤：第一步，想象暴露。求助者在头脑中想象令其感到焦虑或痛苦的具体情境，体验焦虑情绪，让担忧的事情发生（事实上它不会发生），让焦虑值升高，停留在那里等待焦虑值下降。在这个过程中，求助者不能实施安全行为（或仪式行为）来降低焦虑值。通过反复的想象暴露，当焦虑或痛苦程度下降到 20%（或 2 分）以下结束。第二步，现场暴露。完成想象暴露后，求助者在实际生活中进行与想象暴露相同的任务。在现场暴露过程中，求助者需要忍受焦虑或痛苦情形并阻止安全行为（或仪式行为），通过结果来检验求助者的担忧认知是否为真。现场暴露和想象暴露一样，需要反复进行，直到求助者在现实情境中的焦虑值下降到 20% 以下，并且对于担忧认知的相信程度下降到 30% 以下为止。接下来，咨询师和求助者就可以开始下一个焦虑情境 ERP 暴露了。

4.3　行为矫正

行为有时是求助者心理问题的主要表现形式，如强迫行为、成瘾行为、冲动行为、拖延行为、回避行为、逃避行为和攻击行为等。对于求助者存在的行为问题，认知行为疗法有三条路径来干预。

第一条路径是认知改变路径。基于认知决定行为的基本原理，心理咨询师可以通过改变求助者的认知来改变行为。前面讨论的控辩方、发散思维和可能区域等认知技术的主要功能是改变认知，认知改变后，求助者需要进行相应的行为改变，与认知改变相配套的行为技术有行为激活、行为表演等。

第二条路径是行为改变路径。如果求助者的认知歪曲缺乏必要的经验证据来修正，这时咨询师可以要求求助者先做出行为改变，通过行为改变得到与过去不一样的结果。这样做一方面可以促使求助者解决问题，另一方面可以改变求助者的原有认知。这样一来，行为改变了、认知改变了，问题也就得以解决了。前面两节介绍的各种行为试验技术和各种暴露技术都属于这种性质。

第三条路径是行为后果路径。有时候求助者行为问题的后果没有立刻显现出来（如吸烟的危害要多年以后才会出现），有时候求助者能够从行为问题中获益（如霸凌行为、成瘾行为等），在这种情况下，我们就需要对问题行为人为地赋予后果，促使求助者改变问题行为。本节给大家介绍的惩罚、强化、消退和差异强化等技术就属于这种性质，它们通过赋予求助者某种行为的后果而改变了求助者的行为。

惩罚是对个体的行为赋予一个消极后果（如罚款、扣分），使得个体放弃问题行为；强化是对个体的行为赋予一个积极后果（如称赞、奖金），使得个体愿意重复良好行为；消退是撤销维持问题行为的积极后果，一旦撤销原来的问题行为，就不再有意义，从而放弃问题行为；差异强化结合消退和强化，它一方面会去除问题行为的积极后果，另一方面会给良好行为赋予积极后果以增强良好行为发生的可能性。

习惯扭转疗法是通过训练求助者发展竞争性反应行为（如把双手放在衣服口袋里）来对抗不良习惯行为（如咬手指甲），使得求助者不再表现不良行为的方法；厌恶疗法是在求助者因不良行为而获得快感的基础上，叠加导致厌恶感受（如恶心、呕吐、痛苦）的刺激，使得求助者一旦表现出不良行为，就体验到厌恶感受，从而放弃不良行为。

4.3.1 惩罚

如果求助者存在问题行为，想要消除这样的行为，我们首先想到的办法就是惩罚。所谓惩罚，就是在求助者表现出问题行为后，为问题行为赋予一个消极后果，这个后果让求助者或承受损失，或忍受痛苦，或失去快乐。因为这个消极后果的存在，求助者再次表现出问题行为的可能性会降低。

生活中惩罚方式的使用非常普遍，比如，违反交通规则被罚款和记分，乘车逃票被加倍罚款，逾期缴费加收滞纳金，学生课堂违纪被罚站，等等。惩罚虽然常用，但惩罚方式的使用要合理且必要，最重要的是不能损害求助者的身心健康。基于上述要求，在此给大家推荐五种惩罚方式。

1. 第一种惩罚形式：过度练习

这种惩罚形式要求在求助者表现出问题行为之后，立即要求其练习正确的行为若干次或若干时间。练习更多次数的正确行为在这里被视为惩罚。

我们以孩子尿床为例来说明过度练习的操作方法。首先，我们需要确定孩子有克制尿床的能力，也就是说，这个年龄段的绝大多数孩子都不会再尿床了，而你的孩子依然尿床，这样的行为就可以考虑应用惩罚的方式来纠正。其次，实施过度练习惩罚之前家长需要明确告知孩子，尿床将要受到什么形式和程度的惩罚。最后，在孩子尿床以后，家长立即实施过度练习。

过度练习要求孩子按照正常程序小便：掀开被子从床上起来，下床来到卫生间，脱下裤子，小便（蹲在马桶上或站在马桶前，停留片刻），穿上裤子，回到床上，然后盖好被子。孩子要重复 3 ~ 5 遍这样的程序，这些重复的次数就被叫作过度练习。过度练习既示范了正确的行为，也惩罚了孩子直接在床上小便的行为。由于孩子尿床，床和衣服都弄湿了，家长还可以和孩子一起换干净的床单、被子和衣服。如果这个部分也要重复几遍的话，也可以视为过度练习。

2. 第二种惩罚形式：过度补偿

所谓补偿，就是求助者表现问题行为给他人或环境造成损害以后，要负责修复和赔偿。补偿是我们犯错之后应当做的事情，算不上惩罚。过度补偿就是在正常补偿的基础上，增加一定量或范围的赔偿才能算得上惩罚。比如，商品销售中"假一赔一"，你买到一个假冒的商品，你向商家投诉，商家给你换了一个真商品，这算不上惩罚；为了惩罚商家，故要求"假一赔三"，你买到一个假冒的商品，商家要赔偿三个真商品，与正常的换回真商品相比，多出了两个真商品，多出的这两个真商品就是对商家的惩罚。

比如，孩子在墙上乱涂乱画，家长不仅要要求孩子把自己弄脏的墙面清洗干净，还要要求其清洗更大面积的墙面作为惩罚。再比如，孩子发脾气乱扔玩具，家长不仅要要求孩子把乱扔的玩具收拾好，还要要求其把其他玩具收拾好。

3. 第三种惩罚形式：罚时出局

几个孩子一起玩游戏，大家玩得非常开心，这时其中一个孩子动手打了另一个孩子，场面顿时混乱，游戏自然进行不下去了。在这种情况下，为了惩罚这个打人的孩子，并立即恢复正常的游戏秩序，家长最好的惩罚方式就是不让这个孩子继续玩游戏，也就是禁止他继续玩游戏。当然，我们这样做的目的是让孩子好好地玩游戏，不是彻底地禁止玩游戏，我们通常会设定一个禁止玩游戏的时间限（通常在 2 ~ 10 分钟，年龄越小的孩子被禁止玩游戏的时间越短）。过了禁止玩游戏的时间限后，孩子可以继续玩游戏。

上面这种剥夺一定时间玩游戏作为惩罚孩子在游戏中不好好参与游戏的行为（在这里是打人）的惩罚方式被称为罚时出局。罚时出局是以剥夺一定时间（不是永久）作为惩罚的形式，禁止时间到了以后，他又可以重新回到刚才的游戏中。

在成年人世界里，你经常能见到罚时出局的处罚形式，领导最喜欢的一票否决就是罚时出局的具体表现，被评价个体参加评优，如果出现某个问题行为，就不能评优。这样的一票否决仅限于一个评定周期，在下一个周期如果没有出现否决的问题行为，依然可以有资格评选优秀。另外，像交警实施的暂扣驾照、吊销驾照一定时间也是罚时出局的具体表现。

4. 第四种惩罚方式：反应代价

反应代价是生活中常见的惩罚方式，它是指当求助者做出问题行为之后，剥夺求助者所享有的一些好处，对孩子而言，如扣减零花钱、减少娱乐时间、不能穿漂亮衣服、不能吃零食、不能外出玩耍等。零花钱等丧失可以作为错误（也就是问题行为）的反应代价。

一位母亲为两个儿子的争吵而感到非常烦恼，不知道应该怎么去解决，她把这个情况告诉了身边的心理专家，心理专家给了她一个建议，并让她回去后就实施这个建议。她每周都会给孩子 5 元零花钱，供他们买自己喜欢的东西。她拿出一张纸，在纸的上部左、右位置分别写上两个儿子的名字，在他们的名字的下面画了 10 个 5 角硬币的图形，然后告诉他们说，如果他们发生一次争吵，她就会在两人名下分别划去一枚 5 角硬币（代币），能够领取多少零花钱取决于一周下来剩下多少硬币。

交代完规则之后，就开始实施。很快两个儿子就发生了争吵。她没有像往常那样去询问缘由、明断是非，而是告诉他们：因为你们发生了争吵，所以你们每个人都要扣除 5 角零花钱，一边说一边用笔划掉一枚面值 5 角的代币。然后，她与两个儿子回顾他们的争吵过程，并讨论怎样避免他们发生争吵。由于争吵是相互的，两人都要接受处罚，因此，他们有动机和意愿解决他们之间的争吵问题。以后，每当两个儿子发生争吵，她都按照同样的程序处理，当着他们的面在纸上划掉一枚 5 角代币，然后与他们讨论减少争吵的办法。经过两周的努力，两个儿子很少再争吵了。

5. 第五种惩罚方式：施加厌恶刺激

反应代价是剥夺求助者喜爱的物品或活动作为惩罚的方式，而施加厌恶刺激就是在求助者表现出问题行为后给予讨厌的物品或刺激作为惩罚。在行为矫正的过程中，对于孩子某些严重的问题行为，经常应用面部遮蔽、水雾喷脸、噪声和柠檬汁等作为厌恶刺激，而不是使用电击这样的手段，虽然微弱的电击不会损害孩子的身体健康。当然，一些家长喜欢的打骂、体罚等惩罚方式更不在合理使用之列。

我们给大家介绍一个使用厌恶刺激——柠檬汁来纠正问题行为的案例。一个 6 个月大的婴儿因为体重过轻且营养不良被送进儿科医院，导致婴儿体重过轻的原因是婴儿有一个危及生命的问题行为——反刍，在他进食结束后，食物就从他的胃里返流到嘴里。这种行为在他进食后持续 20～40 分钟，直到他把全部或大部分的食物吐出来。很显然，要让婴儿恢复正常体重，药物治疗并不是有效的解决办法，医院的心理专家采用心理学方法来纠正婴儿的反刍行为。具体做法是，当婴儿开始反刍时，护士就把少量浓缩的柠檬汁滴到婴儿的嘴里。苦涩的柠檬汁流到他嘴里，他表现出一副愁眉苦脸的样子，停止了反刍。如果他再次反刍，护士会再次把柠檬汁滴到他嘴里。柠檬汁在他的嘴里时，如果他开始反刍，就会体会更长时间的难受，婴儿只能停止反刍。这样的程序被坚持下来，后来婴儿逐渐减少了反刍行为（直到停止反刍为止），因为反刍的改善，他的营养吸收情况得到了改善，经过两个月的努力，他的体重恢复了正常。

4.3.2　强化

如果我们希望求助者表现出我们期望的行为，这时我们应该怎么做呢？我们可以在求助者表现出期望行为的时候，为这个行为赋予一个积极的结果，这个结果可能是微笑、表扬、拥抱，甚至是金钱、礼物等，或者是免除求助者不喜欢的东西（如免除劳务或责任）。对求助者而言，这样的结果使得求助者受益，求助者再次出现这样的行为的可能性得以提升。这种赋予某个行为结果使得行为可能性提高的操作被称为强化。需要说明的是，如果为某个行为赋予某个结果，虽然看起来对求助者有获益，但求助者再次出现这样行为的可能性并没有提高，这样的操作就不能被称为强化。

强化的实施通常包含三个步骤。

第一步，确定需要强化的行为。这一点非常重要，我们只有把求助者的抱怨或不满转化为期望行为，才可能实施强化。当我们把抱怨转化为期望行为，常常会发现期望行为可以有很多，这时候我们要限定强化行为的数量，同时强化行为过多，其实并不利于行为习惯的养成。

比如，有家长抱怨孩子做事不能坚持，妻子抱怨老公不关心自己。对于这样的抱怨，我们可以转化为培养孩子做事能坚持，老公关心自己这样的目标。针对这些目标，需要具体化为我们期望的行为。比如，做事能坚持就需要具体到家长首先希望孩子做什么事情能够坚持，是学习、做家务，还是体育锻炼。再比如，妻子希望老公关心自己需要具体化到老公需要做出什么行为，是为自已购买礼物，对自己说一些关心的话，还是在双方发生冲突的时候老公能让着自己等。

第二步，**确定强化物**。当对方做出期望行为时，我们用什么方式去鼓励对方的行为。强化物可以是微笑的表情，可以是肯定的话语，可以是精心的礼物，可以是共同度过的时间，可以是物质奖励。强化物的选择要能触动对方，如果对方对你的激励措施不感兴趣，你的强化就不会有效果。如果你发现自己的激励措施不能提高对方表现出良好行为的概率，你可以更换强化物。

第三步，**实施强化**。当求助者表现出期望行为时，就予以强化。为了保障强化效果最大，强化应当**立即**和**一致**。立即的意思是当求助者表现出期望行为时，最好立即给予强化物，强化后果兑现时间越短越好；一致的意思就是每当求助者表现出期望行为时，我们就实施强化。如果一会儿强化，一会儿不强化，期望行为就不容易被养成习惯。

对于家长反映孩子不爱学习这个问题，我们可以用强化的方法来培养孩子的良好学习习惯。应用强化手段培养孩子热爱学习的基本思路是这样的：当孩子表现出学习行为（如预习、听课、作业、复习、提出问题等）时，家长要为这个行为赋予一个积极的结果（如言语称赞、物质奖励、增加娱乐活动时间等），这个结果增加了孩子重复学习行为的意愿和可能性。每当孩子表现出学习行为时，家长就坚持予以激励，如此一来，孩子就能养成良好的学习习惯。

为了保障上述方案取得成功，有几点家长需要注意。① 孩子学习习惯的养成，需要一个一个地来，不要同时奖励多个学习行为。比如，家长可以从孩子按时完成作业开始，等孩子养成按时完成作业和主动完成作业的习惯之后，再培养孩子预习、复习和主动提出问题的习惯。② 孩子热爱学习的重点是行为改变并非学习成绩的提高，如果家长希望尽早看到孩子成绩的改善，孩子就容易产生挫折感，影响孩子的学习积极性。换句话说，家长应当关注孩子是否养成了良好的学习习惯，而不是考试成绩排名靠前。只要孩子养成了良好的学习习惯，成绩自然就改善了。③ 激励措施应当是孩子喜欢或感兴趣的，物质奖励、增加娱乐活动时间或者与朋友一起玩等都可以选择，为了达成理想效果，激励措施方案可以与孩子协商达成一致。当然，一旦达成协议，家长和孩子都应当认真履行，如果对一方协议不满意，可以在双方同意的情况下对协议做出修改。

4.3.3　消退

孩子为什么要撒谎?

我们先假设这样一个情景:孩子的期中考试成绩不理想，没有达到父母的期望，他认为父母会惩罚他，为了避免遭受惩罚，他篡改了考试成绩或谎报分数（即撒谎行为），结果父母对孩子的成绩感到满意并且也没有惩罚他。孩子的撒谎行为使得他获益——避免父母的惩罚，这样的后果增强了未来撒谎的可能性。如果孩子经常因为撒谎而获益的话，就会撒谎成性。上述这个过程其实就是我们前面介绍的强化过程。

怎样不让孩子撒谎呢?

你可能首先想到的就是惩罚，要让孩子的撒谎行为得不偿失，这是一种做法，但还有另一种做法，这种做法被称为消退。消退是一种纠正问题行为的技术，它能去除原来起着强化作用的后果，让问题行为不再获益，问题行为没有存在的必要，问题行为出现的可能性也就逐渐下降了。我们知道孩子撒谎是因为会获益，如果孩子撒谎不能获益的话，孩子撒谎也就没有意义了，这样的话，孩子就没有必要撒谎了。

怎样让孩子不能从撒谎中获益呢? 这里有两种做法，第一种做法就是说实话不受惩罚，撒谎就没有额外收益了，要做到这一点，家长需要认识到"诚实"比考试成绩更重要;第二种做法就是能够发现撒谎，孩子撒谎却不能避免惩罚，撒谎同样也就没有必要了。

应用消退技术矫正问题行为包含三步。

第一步，确定需要纠正的问题行为，并找到维持问题行为的强化后果。比如，一个孩子每天晚上上床睡觉时都会哭泣，妈妈为了安抚她，就坐在床前给她讲故事。在这里，睡前哭泣属于家长想要解决的问题行为，妈妈坐在床前给孩子讲故事就是行为后果。正是因为妈妈给孩子讲故事，使得孩子的哭泣行为得以维持。再比如，一名初中生经常啃手指甲，在这里，问题行为是啃手指甲，而维持这个问题行为的强化后果是什么呢? 实际上，这类行为的后果是主观感觉，也就是求助者啃手指甲之后感到某种刺激（也许是手指甲疼的刺激），虽然这种感觉在我们看起来并不舒服，但对求助者而言，它可以避免烦恼或无聊等消极感受。

第二步，确定除去强化物的安排。如果强化物是由外部提供的，我们只需要停止提供就可以了。比如，女孩睡前哭泣是因为妈妈给她讲故事所致，妈妈只需要停止给她讲故事，她就不再哭泣了。但对于像啃手指甲这类行为的后果的主观感觉进行去除就要困难些，我们需要想办法让求助者不再体验到行为的后果。对啃手指甲的孩子来说，我们可以让他戴上手套[①]，他啃戴着手套的手指甲就不会感到刺激，这样的行为存在也就没有必要了。

第三步，实施消退。一旦准备好，我们就可以实施消退，当对方表现出问题行为时，我们不再给予原来的强化后果（如妈妈不再给女儿讲故事）。可以预期对方没有得到原先预期的结果，问题行为持续时间会更长或者更强烈，这种现象被称为消退爆发，这是正常现象。只要我们坚持消退不再强化，问题行为就会逐渐减少直到不再出现。在问题停止出现后的一段时间里，偶尔还是可能会出现问题行为，这种现象是自然恢复。当问题行为再次出现时，我们的解决办法是继续坚持消退。

消退方法能够成功实施有两个关键点：一是找准强化物，如果去除错误的强化物（实际上它不起强化作用），是不会导致出现问题行为的概率下降的。判断强化物是否找得准确的方法很简单，就是在你去除强化物后，对方是否出现消退爆发。如果你去除某个东西，求助者的问题行为反应更加激烈或持续时间更长，就说明你找对了，如果没有这样的反应，就说明你的强化物找错了。二是坚决执行并坚持到底。一旦确定消退，对方必然会有激烈反应，如果我们心软或者被威胁而不敢继续坚持，消退方法也就失败了。因此，在实施时，我们一定要有心理准备，必要时还需要有人监督，对各种可能的威胁行为（如威胁跳楼自杀）反应要做好预案，防止被威胁。

---

① 这需要征得求助者的同意，救助者愿意改正自己的问题行为，这样才能保证求助者啃手指甲时不会摘下手套。当然，如果求助者能够忍受自己摘下手套啃手指甲的冲动，我们应该表扬和鼓励，强化他的克制行为。

4.3.4　差异强化

一位30多岁的女性求助者向咨询师抱怨丈夫：经常玩手机，不照看孩子；干点家务活就唠叨个不停；脾气暴躁，容易发火；动不动就不高兴；动不动就贬低人等。她对自己的丈夫、婚姻和未来感到非常失望，便前来求助咨询师，希望咨询师能够帮助她找到解决老公存在的问题的办法。

对于老公存在的这些问题，咨询师可以应用差异强化技术指导求助者改变老公的行为模式，承担家庭责任和改变夫妻沟通中的问题行为模式。

差异强化是一种结合强化和消退方法的技术，一方面，对于个体存在的问题行为采取消退技术，即去除问题行为原来的强化物；另一方面，对于期望个体建立的良好行为给予强化，也就是每当个体表现出良好行为时，就予以强化。差异强化用消退来去除问题行为，用强化来建立和巩固良好行为，是一种有破有立的技术方法。

我们以上述妻子抱怨丈夫的问题为例，说明差异强化技术应用的步骤。

第一步，明确问题行为和良好行为。 差异强化的特点是有破有立，因此要首先确定需要破除的问题行为是什么，需要建立的良好行为是什么。比如，妻子抱怨老公经常玩手机而不照看孩子。在这里，我们可以把玩手机视为问题行为，把照看孩子视为良好行为。再比如，与丈夫说话的时候，把他动不动就发脾气视为问题行为，把他不发脾气（可以做发脾气以外的任何其他行为）视为良好行为。

第二步，确定强化物。 在这里，有两个强化物，一个是问题行为的强化物，这个强化物是需要被去除的，另一个是良好行为的强化物，这个强化物是要新增加的。比如，对老公玩手机这个问题行为而言，玩手机的强化作用后果可能是带来愉快或是回避做家务，照顾孩子这个良好行为，我们需要设置一个强化作用的后果，如称赞老公。再比如，与丈夫说话，他发脾气的强化作用的后果可能是情绪宣泄，也可能是阻止妻子絮叨指责，当他没有发脾气（其他行为）时，可以新增加强化作用的后果，如肯定对方等。

第三步，实施差异强化。 在这个案例中，求助者对丈夫的期望不止我们上面提到的少玩手机多照看孩子、少发脾气保持情绪稳定等内容，不论求助者对于丈夫行为的改变有多少诉求，在实施过程中我们都应该逐一施行，只有一个良好行为成为习惯之后，才能施行下一个行为改变计划。在这里，我们以少发脾气为例说明如何实施。首先，每当妻子与丈夫说话而丈夫没有发脾气时，如他能够心平气和地与妻子说话，妻子就可以给予丈夫肯定的语言，如："我注意到你说话很平静，我喜欢你这样的说话方式。"如果出现丈夫发脾气的情形，这时妻子有两种处理方式，一种方式是暂停说话，换个时间继续沟通，妻子不因为丈夫发脾气而停止沟通；另一种方式就是妻子注意与丈夫沟通的时机，避免与丈夫沟通时宣泄情绪，也就是在自己情绪稳定的时候与丈夫沟通。

实施差异强化与前面讨论的强化和消退方法一样，如果干预没有取得预期效果，一个可能的原因是问题行为的强化物后果没有找对，良好行为的强化后果没有起作用；另一个可能的原因是没能坚持"立即和一致"的原则。立即的意思就是每当求助者表现出问题行为或良好行为时，就应尽快给出相应反应（给予强化物后果或是去除强化物后果），一致的意思就是，每当求助者表现出相同行为时都能得到相同的后果。

4.3.5 习惯扭转疗法

有的求助者因为怪异动作前来求助心理咨询师，如咬手指甲、捻或扯头发或胡须、敲铅笔、叼钢笔、吮拇指、斜眼、眨眼、咧嘴、鬼脸、耸肩膀、不停地咳嗽及清嗓等，这些动作虽然不会对其社会功能造成严重影响，但会影响自己在他人心目中的形象，因而他们希望通过心理咨询来解决。

除上述问题外，像孩子的抽动秽语综合征也让家长感到苦恼，有这种问题的孩子，会突然上肢不自主地抽动，或者下肢大幅度抽动，有时会不停地做鬼脸，家长越干涉，孩子做得越起劲，时不时还会发出喉鸣音、吼叫声、刻板式咒骂及污秽词语等内容。

对于上述问题，阿兹林等人（Azrin & Nunn，1973）提出了习惯扭转疗法[①]，这种方法对于治疗上述问题确实有效，它让求助者应用竞争性行为反应来对抗原来的怪异行为（这种行为被称为不良习惯行为），从而改变原来习惯

---

① 雷蒙德·米尔腾伯格.行为矫正：原理和方法：第5版[M].石林，等译.北京：中国轻工业出版社，2018：343-354.

行为。

习惯扭转实施步骤如下。

第一步，明确需要矫正的不良习惯行为，如吮吸拇指、扮鬼脸及上肢抽动等。

第二步，观察并记录不良习惯行为发生的时间和情境，求助者在什么时间或情境下出现这样的行为，比如，吮吸拇指可能发生在做作业遇到难题时，扮鬼脸可能发生在与家人互动时，等等。了解不良习惯行为发生的时间和情境，有助于发现诱发因素及协助制定干预方案。

第三步，训练竞争性行为反应动作。所谓竞争性行为反应，就是与求助者原来不良习惯行为相矛盾或对立的行为，比如，让求助者把双手放在裤子的口袋里，这样求助者就不能吮吸拇指了。作为咨询师，找到与原来不良习惯行为的竞争性行为非常重要，竞争性行为可以很多，但对求助者而言，不要太怪异，以免求助者担心他人看见后会觉得自己不正常。明确竞争性行为动作后，求助者就需要反复练习这些动作。

训练方式有三种：① 反复练习竞争性行为动作，让它变得熟练和自然。咨询师发出动作指令，求助者以快速做出相应的竞争性动作。求助者在生活中也应当有意识进行这样的练习。② 想象暴露练习。求助者闭上双眼想象自己在某个场合中做出不良的习惯行为，随后做出竞争性动作来对抗它。求助者做出竞争性动作对抗时，依然闭上双眼，只需要把注意力集中在自己的动作上。③ 行为表演练习。在咨询室里，求助者故意表现出不良的习惯行为，然后演练竞争性反应动作加以对抗。

第四步，实践应用。当求助者掌握竞争性反应动作后，就可以在现实生活中应用。一旦出现不良的习惯行为，求助者就马上启动竞争性反应动作加以对抗。实践初期，不良习惯行为的势力强大而竞争性反应动作势力弱小，竞争性反应动作实践起来比较困难，随着时间的推移，竞争性反应动作会越做越轻松容易，因此，坚持实践应用竞争性反应动作至关重要。

一个 5 岁的女孩儿常常在不活动时揪头发、咬手指甲。咨询师设计的竞争性反应动作就是把双手抱在一起放在膝盖上。咨询师先指导妈妈对女儿说："把双手放在膝盖上。"无论什么时候，只要妈妈说出这个指令，孩子就要照做。在孩子能够按照指令行事后，妈妈就可以实施干预了。只要看见女儿揪头发或者咬手指甲，妈妈就要立即发布"把双手放在膝盖上"的指令，如果女儿没有照做，妈妈就帮助女儿完成这个指令。经过多次实战练习引导，女儿听到妈妈说"把双手放在膝盖上"，女儿就会照做。后来，当女孩咬手指甲或揪头发时，她就会意识到要把自己的双手放在膝盖上。再后来，当女孩有咬手指甲或揪头发冲动的时候，她就会把双手放在膝盖上。为了增强效果，咨询师还建议妈妈：不管什么时候，只要女儿把双手放在膝盖上时，妈妈就要表扬她（这是差异强化的体现）。

4.3.6　厌恶疗法

1954年9月的一天，英国的L先生被一个女士揪到法庭，因为他弄坏了她的钱包。经过法庭的调查发现，L先生曾有类似前科，破坏皮夹子或童车。法官认为，L先生有心理问题，于是在判断赔偿女士的损失后，建议他寻求心理治疗。

精神病院的医生都认为L先生适合精神分析，他曾接受过系统的精神分析。通过治疗，他明白了皮夹子和童车都是具有象征性意义的容器，即女性生殖器。尽管如此，他依然如此，每周都得做两三次破坏皮夹子或童车的事情。

实际上，L先生的问题可以被诊断为恋物癖。对于这样的问题，从行为改变的角度有三种解决思路。

第一种解决思路是消退，通过去除L先生的破坏皮夹子或童车的强化后果来解决。那么，这个行为的后果是什么？实际上，它是L先生的主观感受——快感，甚至性兴奋。他甚至需要借助皮夹子才能勃起，完成夫妻之间的性生活。恋物带来的快感消退下去很困难，在实际咨询中很少采用这种方法来治疗恋物癖。

第二种解决思路是惩罚，就是当求助者出现恋物行为（如破坏皮夹子）后予以惩罚，如罚款、关禁闭等。因为这种惩罚是事后的，效果也不理想，求助者会在遭受惩罚的时候（甚至没有遭受惩罚）感到后悔，但事后依然会再犯。

第三种解决思路是在求助者表现出恋物行为时叠加厌恶刺激，让他在做这样的行为时体验到的不是快感或性兴奋，而是恶心或痛苦，那么他就不愿意再采取这样的行为了。这种方法被称为厌恶疗法。

厌恶疗法（Aversion Therapy）[①]主要针对求助者的不良行为带来快感一类的问题，像吸烟、酗酒一类的物质滥用，以及像恋物癖之类的性变态行为。它是通过叠加厌恶刺激使得求助者产生的厌恶反应（如恶心、痛苦）远远高于不良行为带来的快感，并且每次出现不良行为时，咨询师就叠加厌恶刺激，最后在不良行为与厌恶反应之间建立条件反射，即只要求助者表现出不良行为，就会体会到厌恶反应。鉴于行为的厌恶反应后果，求助者就会放弃不良行为。

厌恶疗法实施步骤如下。

第一步，确定是否采用厌恶疗法。一般来说，厌恶疗法是其他疗法效果不佳之后的最后选择；另外，厌恶疗法比较适合的对象是求助者的行为带来快感一类的问题，因此，当我们确定采用厌恶疗法时，要思考采用厌恶疗法是否是必要的。

第二步，选择厌恶刺激物。厌恶刺激物的选择对于咨询效果至关重要。只有厌恶刺激物带来的厌恶反应远远大于不良行为获得的快感，人们才可能因此而放弃这种行为。另外，厌恶刺激物起效的时间点也很重要，按照条件反射形成的要求，它需要与求助者的不良反应同时出现，才可能形成厌恶感受的条件反射。因此，在选择厌恶刺激物时，要优先选择那些强度可控和立即起效的厌恶刺激物。厌恶刺激物电击、致吐药物、想象刺激（羞辱、呕吐等）、强烈噪声（如刮玻璃）、憋气、面部喷雾等。

第三步，实施厌恶治疗：① 由于厌恶疗法会引发求助者强烈的厌恶反应，因此实施厌恶疗法需要取得求助者的知情同意。一般来讲，求助者需要具有强烈的求助动机才是实施厌恶疗法的合适时机。② 为了诱发求助者的不良行为，咨询师和求助者需要准备相应物品，比如，给酗酒者准备酒，给恋物癖者准备相应物品。③ 呈现刺激诱发不良行为，每当求助者表现不良行为时，咨询师就要通过帮助求助者厌恶刺激物来引发其厌恶感受。在这里，时间点和强度很重要。致吐药物需要一定时间才起效，因此求助者需要提前服药，在药物即将起作用时呈现诱发刺激物；还要把握好强度，厌恶感受要远远大于不良行为获

---

① 张亚林.行为疗法 [M].贵阳：贵州教育出版社，1999:75-91.

得的快感，也就是求助者此时此刻没有丝毫快感为宜。

心理治疗师决定采用厌恶疗法治疗 L 先生的恋物癖，在厌恶刺激物方面选择了致吐药物，注射后可以引起求助者的恶心难受、剧烈呕吐的厌恶反应。医生准备了很多各式各样、制作精美的皮夹子和色彩斑斓的童车。

准备工作完成后，治疗师给 L 先生注射了致吐药，该药物需要 5 分钟起效。5 分钟后，治疗师给 L 先生呈现皮夹子或童车，这时他立刻兴奋起来，这时药物起作用了，他立即体验到恶心，这种感受也越来越强烈，最后呕吐。虽然皮夹子或童车在他跟前，但他现在已经没有了最初的那种感受。

为了取得效果，治疗师按照每两个小时一次的频率安排厌恶治疗，整整持续了一周。然后，治疗师安排 L 先生回家休息一周后再来治疗。继续进行每两个小时一次的厌恶治疗时，由于原致吐药催吐效果下降，治疗师更换了新致吐药催吐。几天后，L 先生看到皮夹子和童车时就会感到恶心，当治疗师拿出这些物品时，他竟然失声痛哭，请求治疗师把它们拿走，他对它们已经不再有快感了。

4.4　促使求助者采取行动

在认知行为疗法咨询的过程中，求助者实现了认知改变，接受了新的想法或信念，但这并不意味着心理咨询结束，咨询师还需要让求助者实现行为改变，只有求助者完成了认知改变和行为改变，实现"知行合一"，心理咨询才能结束。

我们知道"知易行难"，求助者有时也会说"道理我都懂，就是做不到"，可见从"知"到"行"是心理咨询的难点，我们需要想办法让求助者采取行动，通过行动的成果激发求助者采取更大的行动，直至实现最终最完全的改变。

制约或者影响求助者采取行动的因素有两个矛盾，一个是能力与难度的矛盾，如果求助者能力有限同时行为改变（或成功）难度太大，求助者就会认为自己无法成功，也就是求助者不愿意采取行动。另一个是风险和意愿的矛盾，如果做事风险太高同时意愿又不是很强，求助者当然不愿意采取行动了。

为了促使求助者采取行动，我们需要在能力与难度、风险与意愿方面进行调节，使得求助者有能力完成任务且风险可控，如此一来，求助者自然就愿意尝试采取行动了。

在认知行为疗法中，**分级任务**是促使求助者采取行动的技术，它把整个行为改变的任务分成若干阶段或步骤，这样做既降低了难度，也让风险可控，求助者通常会接受这种循序渐进的行为改变方式。**引导参与**是通过咨询师示范、言语指示和身体促进等手段，帮助求助者采取新的行为。**行为表演**和行为试验一样，可以降低行为的风险，增强求助者采取行动的意愿，如果事情没有什么风险，在求助意愿的激发下，求助者愿意采取行动。

4.4.1 分级任务

求助者是一位 20 多岁的公务员，他前来咨询求助的问题是参加会议时频繁上卫生间。他说自己 20 多分钟就要去一次卫生间，频繁进入会场会引起领导注意，领导问起来自己又不能总说是去卫生间，一方面，自己会尴尬；另一方面，领导也不会相信，认为自己是找借口做其他事情，会给领导留下不好的印象。

咨询师了解情况后发现，求助者频繁去卫生间实际上是对参加会议感到紧张、焦虑所致。咨询师一方面要处理求助者对会议的紧张、焦虑情绪，另一方面要处理他频繁去卫生间的问题。

就去卫生间频率的讨论，咨询师通过每次尿量的事实和频繁去卫生间是因参加会议引发的焦虑情绪所致，求助者意识到自己可以间隔更长时间去一次卫生间。最终，咨询师与求助者确定间隔 90 分钟以上去一次卫生间作为咨询目标。

既然求助者认识到间隔 90 分钟以上去一次卫生间是可行的，如果咨询师要求他回去以后就按照目标状态 90 分钟以上去一次卫生间，他会同意吗？他肯定不会同意。事实上，他的确没有同意，因为这对他来说太难了，风险也太大了，他目前只能做到间隔 20 多分钟去一次卫生间，如果一步到位直接间隔 90 分钟以上去一次卫生间，他认为自己做不到。

为了降低难度和风险，咨询师采取了分级任务的方法。分级任务是相对于一步到位的行为改变策略而言的，它采取循序渐进、分步到位的行为改变策略。把问题现状（起点）到目标状态（终点）所需要的改变分成若干节台阶

（环节），求助者每次迈上一个台阶，完成后再迈上下一个台阶，最终达到所期望的目标状态（见图 4-1）。

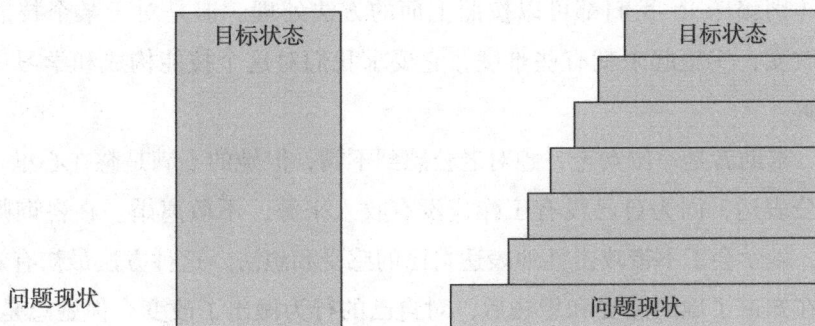

图 4-1　行为改变一步到位（左）与分步到位（右）比较

采用分级任务策略时要注意两个关键点：① 一般情况下，不需要规划中间环节及每个环节标准，只需要确定第一个环节达到何种程度即可，后续环节规划可以根据实施情况再确定，这样做避免了事先规划的安排不符合实际。② 每个环节的目标设定都要基于求助者的现有表现，也就是求助者只需要通过一定程度的努力就能达标或实现。如果难度太大，求助者就无法达标，咨询师就需要对当前目标进行分解。

我们以上面这位求助者频繁去卫生间为例加以说明。求助者经常间隔 20多分钟就去一次卫生间，目标是间隔 90 分钟去一次卫生间。在这里，我们不能凭借想象把它设定为 30 分钟、40 分钟、50 分钟、60 分钟、70 分钟、80 分钟和 90 分钟七个环节。实施分级任务时只需要确定第一个环节就可以了。至于第一个环节设置多少合适，这要参考求助者过去的成功经验。比如，过去一周，他有 1/3 以上的时候坚持到 28 分钟，我们就可以把 28 分钟设定为第一个环节目标，要求求助者做到间隔 28 分钟以上才能去一次卫生间。当然，他应当想办法坚持得更久一些，至少要保证间隔 28 分钟才能去一次卫生间。

当求助者实现第一个环节目标（间隔 28 分钟以上）去一次卫生间后，再根据求助者的实际表现，确定第二个环节目标，第二个环节目标同样可以按照 1/3 以上的成功率作为标准。根据上周的试验，咨询师与求助者确定了 36 分钟的指标，后面指标的安排都按照这个原则设定，直到求助者最终达成间隔 90分钟以上去一次卫生间的预期目标为止。

对于数量指标的行为改变，我们比较容易实施分级任务，无论是坚持学习时间的增加（爱学习），还是睡眠时间提前（别熬夜）或是起床时间提前（别赖床），我们都可以按照上面的方法处理。但是对于某个技能性的行为改变，实施起来就有些难度，它要求我们对这个技能构成和学习过程有所了解。

求助者是一位女士，她对老公感到不满，但她的不满是憋在心里，不敢对老公表达，因为自己没有工作，没有收入来源，不敢离婚。在咨询师的指导下，她学会了不带攻击性地表达自己的感受和想法，这种方法最初有效果，老公在知道了她的感受和想法后，对自己的行为做出了改变。但她总是这样说，让老公感到很烦，最后结果就是老公对她说的话无动于衷。

在这个案例中，咨询师把求助者与老公的沟通技能等同于表达感受和想法，因此没有取得理想的沟通效果。如果我们采用分级任务来处理人际沟通技能的学习，首先要了解人际沟通技能的构成及顺序。通常来说，人际沟通技能包括聆听、共情、澄清、表达、时机和共识等六个方面技能（见图4-2）。要做好沟通，求助者首先应当学会聆听、共情和澄清，然后学会表达。学会表达后，求助者还要继续掌握沟通时机和达成共识等技能，才能取得满意的沟通效果。

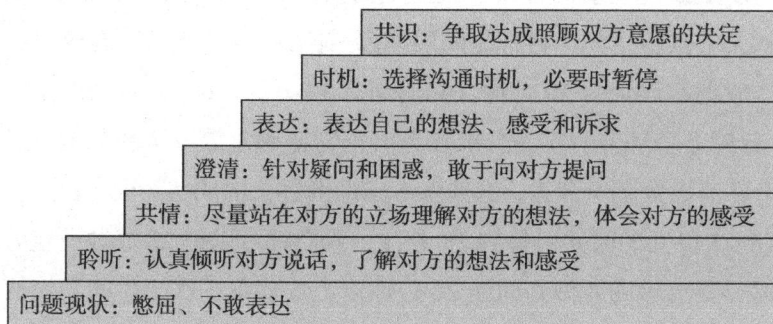

共识：争取达成照顾双方意愿的决定
时机：选择沟通时机，必要时暂停
表达：表达自己的想法、感受和诉求
澄清：针对疑问和困惑，敢于向对方提问
共情：尽量站在对方的立场理解对方的想法，体会对方的感受
聆听：认真倾听对方说话，了解对方的想法和感受
问题现状：憋屈、不敢表达

图4-2　人际沟通技能分级任务阶梯

像人际关系技能一类的分级任务，由于每个阶段的内容是固定的，先要做到聆听才能去做共情。那么，是不是第一个目标就是要做到聆听呢？显然不是。求助者过去不曾聆听过，我们就不能要求她一步到位，马上做到聆听。我们可以把聆听再细分为几节台阶，比如，她首先可以做到每天一次聆听，也就

是在每天数次的沟通中，只需要做到一次聆听就可以了。待这一步实现后，我们再增加聆听次数。

4.4.2　引导参与

S 太太是一位 49 岁的单身女士，她极度害怕过马路，这个症状已经持续 10 年了。对于过马路的恐惧让她不敢出门，为此她几乎断了所有的社会联系，随之而来的绝望让她想要自尽。在他人的建议下，她前来进行心理咨询，并寻求帮助。

S 太太的问题显然是特定恐惧症，就是对马路的恐惧。对于这样的问题，通过前面的学习，我们知道应该采取暴露的方式来治疗。暴露包括想象暴露和现场暴露、满灌暴露和系统暴露等方式。无论采取何种暴露方式，都需要求助者敢于迈出暴露的第一步。

为了让 S 太太愿意实施暴露，咨询师采用了引导参与（Guided Participation）的方法促使求助者做出行为改变，不再回避马路而是面对马路。

引导参与方法是布伦希尔德·里特[①]提出的一种促使求助者做出行为改变的方法，这种方法结合了他人示范、言语提示和身体促进、行为预演和现场脱敏等技巧。

引导参与包含三个步骤。

第一步，他人示范。一般来说，咨询师应该给来访者示范求助者应当做出的行为。在 S 太太这个问题中，咨询师向她示范了过马路。

第二步，引导完成。咨询师用语言指导求助者模仿咨询师示范过的行为（言语提示），如果求助者做得不到位，咨询师可以手把手地辅导求助者做出正确的动作（身体促进）。求助者完成任务后，咨询师要称赞以强化行为。

第三步，撤除引导。当求助者能在咨询师的引导下完成任务，咨询师可以逐渐撤出引导手段，如上面提到的身体引导和言语提示等内容，最后达到求助者独立完成行为任务的目的。

咨询师带领 S 太太来到一条来往车辆不多也比较窄的马路前。咨询师首先

---

① 迈克尔·斯宾格勒 等.当代行为疗法（第五版）[M].胡彦玮，译.上海：上海社会科学院出版社，2017：263-265.

示范过马路，他让 S 太太站在马路边看他过马路。咨询师花了不到 2 分钟穿过了马路。接着是引导完成，咨询师从马路对面走回来，挽着 S 太太的手臂（身体促进）并言语指导她过马路时如何左右看以确保安全（言语示范）。S 太太在咨询师挽着自己手臂的情况下来回穿过这条马路，直到她能够独自过马路。然后是撤除引导，咨询师挽着 S 太太的手臂走到马路中间时，放下 S 太太的手臂，但与 S 太太并行走到马路对面；后来逐渐过渡到全程都不挽着 S 太太的手臂并行过马路；再往后则过渡到跟在 S 太太身后过马路；到最后，S 太太独自过马路。

4.4.3　行为表演

一位求助者具有许多强迫症状，其中一个症状是晚上睡觉前，他总是担心煤气阀门没有关闭，经常起身反复检查数次，直到筋疲力尽、困乏不堪睡着为止。咨询师应用控辩方技术、可能区域技术等帮其进行认知矫正，让其得到了替代思维"睡前担心煤气阀门没有关闭的想法是不合理的，即使没有检查煤气阀门是否关闭，也不会发生不幸的事情"，相信程度被评定为 80%。

既然得出了替代思维，求助者就需要按照替代思维行事，晚上睡觉前不再反复检查煤气阀门是否关闭，而是只检查一次。对于咨询师的这个行为建议，求助者表示其难以同意，因为他担心万一漏气的话，家里人就会有生命危险。在这种情况下，咨询师决定应用行为表演技术促使求助者采取新的行为。

行为表演技术是在求助者已在相当程度上接受替代思维或信念的基础上，让求助者假装其完全相信，做出与替代思维或信念相一致的行为。求助者在完成行为的过程中要像演戏一样，进入角色，尽量做得逼真。

行为表演技术的益处有两个：一个是如果新行为取得了成功，那么会增强求助者继续新行为的信心，未来更加愿意表现出新行为；另一个是如果新行为没有成功或遭遇失败，不仅不会危及求助者的负性核心信念，反而会降低行为改变的风险。由此可见，行为表演既降低了行为风险，也促使了求助者尝试新的行为。

咨询师：关于睡前检查煤气阀门是否关闭的问题，经过讨论，我们得到了新的想法"睡前担心煤气阀门是否关闭的想法是不合理的，而且即使没有检查煤气阀门是否关闭，也不会发生不幸的事情"，你对这个想法的相信程度是80%，我想问你的是，如果你完全相信这个想法，你还会在睡觉前不断去检查煤气阀门是否关闭吗？

求助者：那就不用去检查煤气阀门是否关闭了。

咨询师：是的。如果我们一旦相信新的想法，我们的行为就会发生改变。现在请你尝试按照新的想法去做，不再检查煤气阀门是否关闭。

求助者：万一真的漏气怎么办？

咨询师：你真的相信这个想法吗？

求助者：我知道这个想法是不真实的，只是还有些担心。

咨询师：是的，虽然你已经不怎么相信原来的想法了，但你还是有些担心。接下来，我想请你做一回演员，给你的家人表演你完全相信"没有检查煤气阀门是否关闭，也不会发生不幸的事情"。

求助者：怎么表演呢？

咨询师：你不去检查煤气阀门是否关闭，让他们知道你的行为和过去有些不同，你也可以和他们一起讨论或者告诉他们关闭煤气阀门是安全的。

求助者：知道了，还有更多要求吗？

咨询师：你可能不会一直表演下去，从不去检查煤气阀门，你可以先做到每天晚上表演一段时间，如30分钟，其余时间可以按照原来的想法行事。每次表演结束后，评价自己的演技如何，包括行为表演的结果（你这段时间没有去检查事实上是否漏气）和你对替代思维的相信程度。下次我们再讨论接下来的安排，你看好吗？

求助者：好的。

第**5**章
情绪调节

认知、行为和情绪是认知行为疗法的核心概念，凡是以讨论认知、行为和情绪改变为主要内容的咨询疗法都属于认知行为学派，无论它给自己起什么名字。从这里我们知道，判断一种疗法是否属于认知行为学派的标准，就是它是否重点关注求助者的认知、行为和情绪，如果是，它就是属于认知行为学派，反之则不是。

认知行为疗法非常关注认知改变、行为改变和情绪改变。在这些改变中，认知行为疗法主要通过改变认知或者改变行为来改变情绪，因此在认知行为疗法中有关认知改变和行为改变的技术方法非常多，直接针对情绪调节的技术方法比较少。

本章给大家介绍情绪调节技术，在这里，我们没有用"情绪改变"而是用"情绪调节"，是希望大家了解生活中的许多消极负面情绪有时接受它要比改变它更为理性，更有助于问题解决。如果试图回避消极负面情绪反应而带来更严重的问题，如成瘾行为、恐怖症等。

传统的认知行为疗法强调"改变"，大家知道并不是所有的事情都能改变，比如，一个人的智力等，对于不能改变的事情，我们只能"接纳"。近些年来，以"接纳"为核心思想的正念相关疗法脱颖而出，这些疗法的出现填补了传统认知行为疗法的空白。"改变你能改变的，接纳你不能改变的"，"接纳"和"改变"共同构成完整的认知行为疗法体系。

正念疗法和较早的森田疗法都强调接纳，这些疗法所指的接纳主要是接纳客观现实和情绪。所谓客观现实，就是指独立于个体意志的客观存在，比如，不公平、某些歧视，以及个人的智力局限，头脑中出现的闯入性思维等。至于情绪，人们常说"人生不如意事十之八九"，因此，焦虑、抑郁、沮丧等负面情绪的存在是客观的，我们需要接受它，而不是急于避免和改变它。

本章安排了两节，第一节介绍正念情绪处理方法。正念情绪处理的主要思想是接纳所发生的情绪，接纳情绪和近距离观察自己的情绪才能更好地找到问题解决之道。**食禅练习**、**观呼吸练习**和**安检机练习**是正念的三个基本练习，锚定现在、全盘接受和避免诠释才是处理情绪的正念方法。第二节介绍一些直接处理情绪、让求助者情绪好转的一些做法，如**情绪宣露法**、**安全岛**、**分心与再聚焦**、**增强正面情绪**和**情感启动法**等。

5.1　正念

改变是认知行为疗法解决心理问题的基本策略，无论是改变认知、改变行为还是改变情绪，为了解决求助者的问题，我们总是想办法在认知、情绪和行为方面做出改变。事实上，有些东西并非自己能够改变的。比如，一个人身患绝症余日无多的事实是无法改变的，我们怎样做才能帮助求助者呢？

一个有着东方背景的美国人（印度裔美国人）乔·卡巴金尝试回答了这个问题。他从佛教中汲取营养，把"正念"（Mindfulness）引入心理咨询治疗中。他用正念的方法帮助了身患严重疾病（如皮肤病、心脏病、慢性疼痛、癌症）的患者。他还创造了正念减压（Mindfulness-Based Stress Reduction，MBSR）方法。在他的带动下，许多认知行为疗法专家纷纷把正念整合到自己的理论体系中，创造了新的疗法。其实早前日本人森田正马创造的森田疗法也具有正念的思想，该疗法强调的"顺其自然"就体现了正念的思想。

正念是什么？正念实际上是一种"活在当下，接纳存在，为所能为"的态度。"活在当下"说明的是求助者应当把注意力聚焦在当下而不是过去或未来。"活在当下"要求求助者能够掌握自己的注意力，不要被无关的事情所羁绊；"接纳存在"意味着对于生活中的一切，无论是好的还是坏的、令人愉快的还是令人烦恼的，都要接纳它，接纳外部的客观现实，接纳自身的情绪，不要做没有意义的回避或挑战；"为所能为"在部分正念疗法中强调不多，但在接纳承诺疗法中有体现。正念"接纳"表明，我们承认客观现实不被自己所左右，承认人的能力的局限，但这些不意味着人是无能为力的，我们还是可以做点什么事情的，这是"一种受到限制的自由"，人可以在有限的空间里做"为所能为"的事情。

为了让求助者习得正念的生活态度，正念疗法发展出了一系列的技术方法。活在当下是正念的入门练习，练习的手段与方式众多，这里给大家介绍食禅练习、观呼吸练习和安检机练习入门练习项目，锚定现在、全盘接受和避免诠释三种方式则是正念的具体体现，可以在完成入门练习后加以应用。

5.1.1 食禅练习

活在当下，就是要专注当下，不陷入过去的痛苦经历，不为未来忧虑，不被其他事物所分心，这是一个需要练习才能掌握的技能。食禅练习（Eating Meditation）是比较适合的正念入门练习项目。

食禅练习要求求助者的注意力集中在进食过程中的各种感觉上，不要被无关事物分心。你不能一边吃饭一边说话，也不能一边吃饭一边刷手机，当然也不能在吃饭的时候想其他事情。总之，你当下唯一要注意的就是吃饭的过程，吃饭过程中的各种感觉和操作。

为了帮助求助者进行食禅练习[①]，我们经常会用一个干果（如葡萄干）为例来说明，求助者就可以在咨询室里进行这样的练习。下面是指导语：

> 把一颗葡萄干放在手上，花点时间仔细端详这颗葡萄干，它的颜色、质地、表面的褶皱和折痕，旋转它，看看光线照耀下的明暗效果，葡萄干不同位置的细节变化情况。注意你手指拿捏葡萄干的姿势和旋转的技巧。
>
> 接下来，把这颗葡萄干贴近鼻子。呼吸时，注意葡萄干闻起来是否有香味，是什么样的香味，如果没有香味，你有什么感觉？
>
> 现在把这颗葡萄干靠近耳朵。用手指轻柔地转动它，听一听有没有声音，也许有轻微的声音，仔细听一听。
>
> 把胳膊归回原位，闭上双眼，感受触摸这颗葡萄干的感觉，感受它的

---

① 沙玛什·阿里迪纳.正念冥想：遇见更好的自己 [M].赵经纬，等译.北京：人民邮电出版社，2014：78-79.

形状和重量，轻轻捏它，感受它的形状的变化。

现在准备把这颗葡萄干放进嘴里，你开始流口水了吗？如果流口水，说明你的身体开始启动了消化程序。把这颗葡萄干放在舌头上，感受它在舌头上的感受。然后，用舌头把这颗葡萄干放在两颗牙齿之间，感受牙齿咬它的感觉，用慢动作咬碎它，感受它变碎的过程，体验它的味道。

这颗葡萄干越嚼越碎，它的味道也越来越浓。（暂停）

最后你决定咽下这颗葡萄干。你现在体会它通过口腔，经由食道进入胃的过程。

你已经完成了整个过程，现在把注意力回到眼前。

5.1.2　观呼吸练习

为了让求助者"活在当下"，就需要训练他们的注意力，让他们的注意力聚焦在当下。观呼吸 [①] 就是一种很好的训练求助者注意力的方法，一方面观呼吸的方式比食禅方式更简单，不需要准备材料，呼吸是每时每刻都发生的事情，随时可以进行这样的练习；另一方面观呼吸能够让我们放松下来，缓解焦虑，进入安静的状态。

观呼吸练习和深呼吸练习不一样。在观呼吸练习中，求助者要注意和观察自己的呼吸过程，把注意力集中在当下；在深呼吸练习中，求助者需要刻意控制自己的呼吸——缓慢而深地吸气和呼气，目的是放松情绪。下面是指导语。

请坐好，如果感觉自己坐得不舒服，可以调整坐姿。

现在做三次深呼吸，缓慢地吸气，然后慢慢地呼气。（暂停）接下来，恢复正常的呼吸，你不用刻意呼吸，只需像平常一样呼吸即可。呼吸时把注意力集中在鼻孔边缘，注意呼吸时进气和出气的感觉。

在呼吸过程中，你会发现吸气结束到开始呼气之间有一个短暂的停顿，现在请你注意这个吸气到呼气之间的停顿。（暂停）同样，呼气结束到吸气开始之间也有一个短暂的停顿，请你注意这个从呼气到吸气之间的停顿。（暂停）请你注意呼吸过程中空气进出鼻孔的感觉，注意吸气和呼

---

① 德宝法师．观呼吸：平静的第一堂课 [M]．赖隆彦，译．海口：海南出版社，2009：77-81.

气之间转换的短暂停顿。

在这个过程中，你只需要注意自己的呼吸过程即可，不要用语言来命名它，也不要用语言来指示它。比如，你在吸气的时候，不要念叨"吸气"，也不用提醒自己"慢慢地吸气"等内容。你只需要注意呼吸过程和呼吸过程中给你带来的感觉即可。

在呼吸过程中，请忽略头脑中出现的任何想法或画面，忽略其他感觉器官的感觉，只关注呼吸和呼吸过程中的感觉。

如果你的注意力被其他东西带走，请把注意力重新放回呼吸上，注意呼吸过程中的短暂停顿，注意呼吸进出鼻孔的感觉。

随着呼吸的持续，你会越来越平静，越来越放松，你的呼吸会变得越来越慢。

请记住，你只需要感受呼吸，不要命名它，不要掌控它，忽略周围的事情，忽略头脑中的想法或画面，把注意力始终集中在呼吸上。

对求助者而言，要始终做到把注意力集中在呼吸上很难，只有经过长时间训练的人才可以做到。当求助者的注意力被其他东西吸引，只需要把注意力转回到呼吸上即可。如果求助者发现单纯依靠呼吸不足以维持注意力，可以叠加数数任务，把呼吸和数数结合起来，这种方法被称为数息法。

数息法就是在呼吸的时候数数，有两种比较简单的方式：① 吸气时重复念"1"，即"1、1、1……"呼气时重复念"2"，即"2、2、2……"② 吸气时从 1 数到 10，呼气时也从 1 数到 10。需要注意的是，求助者必须在呼气或吸气结束时数到 10。也就是说，如果呼吸短，就要数得快，呼吸长就可以数慢些。数数是心中默念，不用出声。

5.1.3 安检机练习

求助者经常为头脑中出现的各种想法、画面或感受而苦恼，一是认为这些内容多是悲惨的或糟糕的后果，如想到自己的不幸是父母造成的，想到老无所依；二是认为出现这样的东西就意味着自己是品德败坏的人，如头脑中出现乱伦的画面等。

事实上，每个人头脑中都会出现各种各样的想法、念头或冲动，它们的出现无所谓好坏，没有什么意义，我们对这些信息进行选择、关注、分析和评价的操作，使得这些事情变得有了含义，从而影响到我们的情绪，我们便会产生烦恼和痛苦，自然也就影响到我们的行为选择。

有些人因为糟糕的想法或坏想法而痛苦，有些人则声称自己从来没有这样的想法。实际上，这是选择性注意和评价的结果。我们每天都有好想法，也有坏想法，有乐观的想法，也有悲观的想法。

安检机练习是帮助求助者觉察头脑中出现的所有想法、画面和感受的一种正念方法。它要求求助者在一段时间（如5分钟）内把注意力集中在头脑中出现的各种想法、画面和感受上，观察它们的出现和消失，就像安检机扫描传送带上的每件行李一样。下面是指导语。

> 下面我们将要进行安检机练习。安检机练习就是像安检机对传动带上的每件行李进行安全检查一样，你需要对头脑中出现的每个想法、画面或感受等内容进行扫描和注意。这个练习可以帮助你觉察头脑中出现的所有内容，而不是只注意到其中个别的内容。
>
> 我会给你5分钟时间去观察你头脑中出现的各种想法、画面和感受。每当你的头脑中出现任何想法、画面、感受等内容时，你要说出来。你可以说一个词、一句话，不用构思表达它是否准确或严谨，只需要把头脑中出现的内容说出来即可。我会把你说出来的内容录下来，练习结束后，我们一起回顾你头脑中出现的所有内容。
>
> 对于头脑中出现的内容，你不用回避，也不用去挽留，就像安检机对传送带上的每件行李进行安全检查一样，出现在你头脑中的东西同样受到你的注意，消失后就不再关注。你不用因为它好或不好而关注它或回避它。
>
> 准备好了，我们就开始练习。开始时把注意力集中在呼吸上，然后等待想法或其他内容的出现。

完成练习后，咨询师和求助者一起整理求助者报告的内容。每个内容记作一条，按照时间顺序排列，统计每个内容的持续时间。内容整理完成后，咨询师与求助者就每条内容进行讨论：① 喜欢或不喜欢；② 好的或坏的；③ 愿意继续还是回避。

通过内容整理和对内容的分析评价，求助者意识到头脑中会出现各种各样的想法、画面或感受，有些会让自己感觉好，有些会让自己感觉糟糕，自己倾向于关注某些内容，这些内容对自己而言可能是喜欢或不喜欢的，也可能是好的或坏的。

5.1.4 锚定现在

巴洛（David Barlow）[①]等人认为，过度关注初级情绪（常常是与自我挫败相关的情绪，如愤怒、沮丧、抑郁）和与之相关的负性思维和行为会使情绪体验更加强烈。对情绪的过度关注妨碍了我们对客观事情做出恰当的应对。如果我们放下对情绪的过度关注[②]，就能恰当处理所面临的事情，具体做法就是锚定现在，非评判性的情绪觉察。

尽管消极的情绪体验让我们不舒服，但我们还是要去感受它、接纳它，学会当体验发生时让它发生，等待情绪体验反应发生后自然消退，不用努力减弱或改变它，不评价情绪是好的还是坏的。

这不是要求你必须忍受情绪，也不是告诉你要毫无怨言地接受这一切，锚定现在只是提示你要接纳发生的情绪，观察情绪的发生和消除。这里表达的意思是，有情绪没有问题，你只有接纳情绪，才能客观观察发生的事情，才能找到一种更加深思熟虑、更现实的方式回应当下的问题。

一位妈妈辅导孩子做数学题，其中有一道题是问一个长方形有几个直角，孩子回答说有一个，妈妈要她画出那个直角，孩子在长方形的右上角画出直角。妈妈将作业本逆时针旋转90度，又问她还有几个直角，孩子回答说有一个，妈妈又让她在这个长方形的右上角画出直角。接着，妈妈逐次将作业本旋转90度，孩子依然在这个长方形的右上角画出直角。待孩子把长方形的四个直角都画出来后，妈妈问她长方形有几个直角，孩子依然回答只有一个，虽然孩子在这个长方形四个角的位置都做了标记。这时妈妈非常生气，她认为孩子太笨，不专心。当家长有着这样的情绪体验、自动思维和行为反应时，孩子的

---

① 大卫·巴洛.情绪障碍跨诊断治疗的统一方案：自助手册 [M].武春燕，译.北京：中国轻工业出版社，2013：88-101.

② 这种关注常常是对情绪的评价，比如，愤怒是不对的，我不应该沮丧等。

学习问题能被解决吗？显然不能。实际上，家长这样的情绪不利于问题的解决。这时家长可能有另一种反应，认为自己生气是不对的，克制自己的情绪，再给孩子讲一遍，其结果依然是孩子没有明白。

在同样的情况下，一位能够锚定现在、进行非评判性情绪觉察的家长的反应是这样的，她意识到自己的愤怒，不评价自己情绪的对与错，不压抑或回避，体会自己的愤怒情绪，觉察愤怒情绪是怎样产生的，觉察自己的想法（自动思维），觉察自己的躯体感受。在这个过程中，她与自己的情绪、躯体感受和想法等保持了距离，自己不受这些情绪、感受和想法的影响，从而使自己能够更理性地思考，找到问题的解决办法。

通过这番觉察，她意识到自己将作业本逆时针旋转90度的方式没能让孩子明白长方形有四个直角的结论，这样的方式没有取得成功，所以自己感到挫败，但却把原因归到孩子身上，认为都是孩子的问题故而发怒。她意识到孩子只认为长方形的右上角是直角，自己应该询问孩子的理解，然后再想办法教会孩子。经过这样的思考，她找到了解决办法——换种方式辅导孩子。

锚定现在实践有两个阶段，第一个阶段是刻意练习，第二个阶段是在生活中应用。在刻意练习阶段，求助者在咨询师的指导下觉察此时此刻自己的身体感受、情绪体验和想法等内容。下面是指导语。

> 接下来，我们做锚定现在练习。请你闭上双眼，把注意力集中在你的呼吸上，感受气体进入身体又离开身体的过程。（暂停）接下来，我会让你觉察你头脑中出现的想法、情绪体验或身体状态。当你陷入自己的想法、情绪感受或身体状态中时，请把注意力重新放回呼吸上，注意吸气和呼气的过程。当你这么做的时候，伸出左手或右手食指示意，我会问你刚才觉察到的内容是什么。

> 好的，现在我们开始正式练习。你先把注意力聚焦在呼吸上，关注自己的呼吸，把自己锚定在当下。（暂停）现在你可以注意头脑中出现的想法、体验到的情绪感受、从头到脚的身体状态。当你发现自己陷入某个想法，或是某种情绪体验或是其他感受的时候，不用回避或拒绝，也不用沉溺其中，也不用评价它，你唯一要做的事情就是回到现在，远远地观察它。重新把注意力集中在呼吸上，伸出食指，让自己回到现在。通过呼吸

把自己锚定在现在。当我问你觉察到什么时，你要说出刚才你头脑中的想法、情绪体验或是身体状态的具体内容。

锚定现在进行非评判性情绪觉察是一项技能，需要花时间练习才能掌握，就像我们学习舞蹈、开车和体育技能一样，只有反复练习才能掌握它。当求助者掌握觉察自己的想法、情绪和身体状态并通过呼吸锚定现在的技能时，就可以将这项技能应用于日常生活中，帮助自己面对实际的生活问题了。

锚定现在实践需要找到一个让自己回到当下的刺激物，一旦求助者意识到它，就能回到当下。在上面的练习中，我们使用了呼吸作为线索，当求助者注意到空气开始进出自己的身体的感觉时，求助者就能回到当下，可以与自己的想法、情绪和身体感受保持一定的距离，去观察它们了。在实际生活中，求助者可以选择耳朵能够听到的声音，或者是眼睛能够看到的物体。比如，对经常陷入思维反刍的求助者而言，如果能够找到一个锚定现在的刺激物，他（或她）就可以从思维反刍中跳出来，观察自己的思维反刍了。对求助者而言，生活中可能有家人的说话声音，或者是宠物在自己身边跑来跑去，这些都可以作为锚定现在的刺激物。

确定锚定现在的刺激物后，求助者就可以每天安排时间进行实战，每天至少安排一次这样的训练，每次练习 10 ~ 30 分钟为宜。练习的时候，先注意锚定的刺激物（如呼吸、外面的声音），然后放任自己，跟随头脑中发生的事情（如想法、画面、回忆、情绪、身体感受），在自己意识到这些事情后，通过锚定现在刺激物（如呼吸、外面的声音）回到现在，实际上就是把自己抽离出来，远远看着它。每次练习时，重复数次这样的循环：锚定现在——放任跟随——回到锚定。

需要说明的是，锚定现在只是与你的想法、情绪和身体感受等保持距离，目的是让你更好地理解所发生的事情，不是回避，也不是转移注意力。

锚定现在的练习应当经常进行。经过一段时间的练习，我们应用锚定现在就能随心所欲，任何时候能觉察自己头脑中发生的事情，能够客观地了解发生的事情，从而更好地应对。

5.1.5　全盘接受

提高承受痛苦的能力必须从改变态度开始，这个态度就是全盘接受[①]（Linehan，1993）。当一个人不能得偿所愿时，会体验到各种消极情绪，这些消极情绪常常让自己看不清真相，既无法客观看待周围的环境或他人，也无法正确看待自己，最终妨碍你采取行动来改变它。

全盘接受意味着我们要承认目前的处境。对于目前的处境，不要评价它，也不用去追责，因为事情已经发生，评价它和追责并不能解决问题，我们只有承认现实，承认这个处境，才可能改变它。

全盘接受现实并不意味着你认可自己遭遇的不公平，也不意味着你应当宽恕他人对你的伤害，只意味着你不再纠缠其中，而是准备从中走出来。

为了帮助你全盘接受生活中所发生的一切，下面有一些陈述，你可以从中挑选一些适合自己的句子。（可以在横线处打钩。）

＿＿＿＿只能这样了。

＿＿＿＿一连串的事情导致了今天的结果。

＿＿＿＿我不能改变已经发生的事。

＿＿＿＿和过去纠缠没有用。

＿＿＿＿纠缠过去只能让自己看不清现实。

＿＿＿＿我只有抓住当下。

＿＿＿＿纠缠已经发生的事情是在浪费时间。

＿＿＿＿现在最可贵，即便我不知道将要发生什么。

＿＿＿＿鉴于过去发生的事，现在就应该是这个样子。

＿＿＿＿现在的情况是过去无数个决定的结果。

其他想法：＿＿＿＿＿＿＿＿＿＿＿＿＿＿＿＿＿＿＿

下面是你可以练习全盘接受的方法，运用你选择的上述句子来处理下面列出来的情形。尽管很难去接受这些不如意的事情，但请开始学习接纳吧，接纳现状能够让你看清前面的路，能够找到解决问题的办法。

[①]　马修·麦克凯 等.辩证行为疗法：掌握正念、改善人际效能、调节情绪和承受痛苦的技巧 [M]. 王鹏飞，等译.重庆：重庆大学出版社,2009：9-11.

- 读一篇报道，尝试对此不做评价。
- 下次开车时遇到堵车，不要抱怨，静静等待。
- 对媒体报道的坏人坏事，不要愤怒和责骂。
- 回忆很多年前生活中发生的不愉快的事，不带情绪地描述它，不要评价。
- 给孩子辅导学习时半天讲不明白，接纳现状不生气、不评价。
- 同事在背后说你坏话，不愤怒、不指责。
- 领导或老师批评你，不辩解、不愤怒。

其他想法：_____

5.1.6 避免诠释

一位男性求助者与他的女友去酒店开房，结果没有正常勃起，这让他感到特别沮丧。每天都担心以后会不会永远性功能障碍，后来出现心慌、失眠、食欲和性欲减退症状，开始回避性行为，怕再次出问题，被女友看不起。

这位求助者的问题是由他的错误解释所致的。如果他不试图对这次性行为中没有正常勃起进行分析、解释和评价，他只是承认或接受这个事实，就不会感到沮丧，也不会联想到永远的性功能障碍，自然就没有心慌、失眠等躯体反应。

客观出现的事实、想法、情绪和躯体感受等并不是问题，当求助者试图解释它们时，就成了问题。

对我们每个人来说，对发生在自己身上或身边的所有事情去分析、解释和评价是一种本能。由于诸多方面的原因（如知识经验、所掌握的信息不全、科学的未知领域、个人负性核心信念等），我们可能会对其进行错误的诠释。错误的诠释可以带来更为严重的问题，在这种情况下，避免诠释就是明智的态度。

诠释就是对客观存在的事实、头脑中的想法、体验的情绪和躯体感受等分析原因并赋予意义的过程，在它们经由诠释被赋予意义后，求助者便会产生新的想法、情绪、感受和行为，进而造成更大的问题。

避免诠释就是要阻止这个过程，还原事情的本来面目。具体来说就是[1]：

（1）想法就是想法，不是事实，也不是威胁；

（2）情绪就是情绪，不是事实；

（3）感受就是感受，不是行为指令。

对上面这位求助者来说，他担心会出现永远性功能障碍，这个想法就只是一个想法而已，它不是事实，事实是这次没有正常勃起，这个想法是对这个事实的解释，他只需要把它看成是一个想法或者头脑中出现的五个字"性功能障碍"而已。这个"性功能障碍"的想法也不是一个会让女友看不起自己的威胁，等等。

还有一位求助者，她与老公结婚后育有一儿一女，日子过得幸福，夫妻关系和谐。她求助咨询师的问题是，想确定"前男友是不是真心，是不是真的爱她"。对这位求助者而言，她的头脑中经常会出现"前男友是不是真的爱过我"这样的想法，这样的想法会让她感到困扰。对于这样的想法，与咨询师讨论也不会有结果，最好的办法就是意识到这只是我们头脑中经常冒出来的一个想法而已，无关事实。

对患有强迫症的求助者而言，当他们感到焦虑时，他们就会对焦虑情绪进行解释，他们会认为焦虑情绪就是危险的警报，既然存在焦虑情绪，肯定存在现实的威胁，在这样的思想指引下，他们可能会再次检查门窗有没有关好，再洗一遍手，等等。

如果我们不试图对情绪进行解释，焦虑就只是焦虑而已，接纳自己的焦虑情绪，不要把它当成是某个危险事实，就不会有强迫行为出现了。

惊恐发作、社交焦虑患者往往对身体反应非常敏感，很在意自己的躯体反应，如呼吸急促、心跳加快、脸红、手心出汗等。一旦出现这些躯体反应，他们分析解释并赋予意义，意味着自己要惊恐发作，将会死去，或者认为自己紧张、焦虑，他人看不起自己，等等。

对于躯体反应，求助者只需要接纳自己的这些反应，不要去诠释它，允许自己感觉糟糕，这就是最好的应对策略。

---

① 约翰·赫什菲尔德 等. 强迫症的正念治疗手册 [M]. 聂晶，译. 北京：中国轻工业出版社，2015：5-9.

避免诠释策略不是说不让求助者对所面临的事情进行分析解释和赋予意义，而是说当诠释不能带来问题的解决，反而使事情变得更糟糕的话，避免诠释就是最好的选择。身处困境时，避免诠释，待在那里，保持清醒，随着事情的发展，就可以找到一条出路。

如果那位未能正常勃起的求助者避免诠释，继续保持与女友性生活，他就会发现这是一次偶发事件。如果那位总是想弄清楚前男友是否真爱自己的求助者避免诠释的话，她就会发现这个想法是否有答案并不影响当下的生活。至于那些患有惊恐发作和社交焦虑等求助者，避免诠释身体反应，只是接受这些反应，他们就会发现天也没有塌下来。

5.2　情绪管理

当求助者处于负面情绪时，可以应用正念的方法，接纳这些负面情绪，观察负面情绪，这样做可以让他们看清楚状况，找到更好的问题解决办法。对求助者来说，学会正念并应用正念来解决情绪和实际问题需要较长的时间。如果花太长的时间才能见到效果，求助者通常没有耐心。从维护咨询关系的角度出发，咨询师需要采用一些急救方法来帮助求助者调节情绪，赢得求助者的信任。

在这里，我们介绍了一些改善情绪的方法，如**情绪宣露法**、**安全岛**、**分心与再聚焦**、**增强正面情绪**、**情感启动法**。大家所熟知的放松技术可以帮助求助者缓解焦虑情绪，它也是一种情绪管理方法。按理说，我们应该把它搜集在这里，考虑到本书篇幅限制以及"认知行为疗法心理咨询师实践必读丛书"已经对此做了介绍，在这里就不再介绍肌肉放松和深呼吸放松的方法了。

5.2.1　情绪宣露法

直面情绪冲动，而不是压抑或转移情绪，这是辩证行为疗法对待情绪的基本策略。情绪宣露[①]能够让求助者接纳自己的情绪而不再害怕情绪，也不用压

---

① 马修·麦克凯 等.辩证行为疗法：掌握正念、改善人际效能、调节情绪和承受痛苦的技巧 [M]. 王鹏飞，等译.重庆：重庆大学出版社，2009：157-163.

抑或转移自己的情绪。

情绪宣露的**第一步是记情绪日志**，记录最近一周引发情绪的各种事情（事件）、情绪体验（情绪）和行为反应（应对）三方面内容。比如，弟弟在电话里问我过年时去不去姑妈家拜年，但姑妈又没有邀请我去她家（事件），我感到难过、被排斥、愤怒（情绪），我回答"不去"，口气很不耐烦，改变话题（应对）。

第二步是情绪宣露。咨询师可以从求助者的情绪日志中选择那些反复出现的情绪或者求助者试图压抑情绪反而带来更多痛苦的情绪，作为本次情绪宣露练习的项目。情绪宣露时，咨询师通过语言引导，让求助者进入情绪状态，关注情绪，注意情绪的变化和产生的相关想法，持续对情绪进行观察，直到情绪改变或减弱。下面是指导语。

请闭上双眼，做几次深呼吸，轻而缓慢地吸气，然后慢慢地呼气。

现在请在头脑中想象我们要处理的那个场景，情景想象得越清晰越生动越好。请继续想象，直到你能够感受到自己的情绪出现，感受到了就伸出左手或右手示意。

（待求助者示意后）现在注意你的情绪，感受你的情绪，词语来描述它。说说看，你现在体验到什么情绪？（待求助者回答后）这种情绪的强度是多少，如果用 0 ~ 10 分描述的话，你会给几分呢？（待求助者回答）

接下来，你的任务就是关注这个情绪，就像关注温度计一样，注意情绪强度的变化，每当情绪强度上升或下降时就报告给我，如果我问你情绪强度分数是多少，你就回答多少分。在关注情绪的过程中，你可能会发现有新情绪产生，如果有，请向我报告情绪的名称和强度。

在观察情绪的过程中，你会发现自己试图降低或消除情绪，这种想法很正常，但请不要这样做，你只需要继续观察情绪，让自己的情绪继续呈现，继续向我描述情绪的变化。你可以提醒自己这一波情绪会过去的，就像人生中的无数悲欢离合一样。

如果在这个过程中你的头脑中出现了对自己或他人的想法，你注意到它但不要去处理它。如果你对自己的情绪产生了看法，也不用去处理它，只需要注意到它即可。

继续注意情绪，对于情绪的变化不要干预，只需要保持关注即可，就像我们站在海滩上看着海浪的起伏一样。

继续关注情绪，直到情绪减弱或转变。

接下来，我们做几分钟呼吸练习，一边数呼吸的次数，一边专注于每一次呼吸的感觉。

5.2.2　安全岛

现在社会上多数人的生活压力都很大，感到自己无处可逃，这时如果能够在心中建筑一个能够给自己带来安全和放松的地方，就可以有喘息的时间和机会，恢复精力和能量，以应对生活中的各种挑战。

安全岛[①]就是一种减压放松练习方式，它让求助者在头脑中构建一个宁静、放松的场景，在那里，我们的身心得到放松，心灵得到抚慰。

安全岛属于冥想放松练习，求助者需要找一个安静不被打扰的地方进行练习，练习的时候关闭手机，如果周围有人活动，提醒他们不要打扰你。

在进行安全岛冥想练习之前，咨询师要与求助者确定能够让求助者感到安全的地方是哪里？这个地方可以是真实的地方，如海滩、公园、田野、教室、卧室、卫生间、衣橱，也可以是想象的地方，如空中飘浮的白云、坐在弯弯的月亮上等。不论选择什么地方，这个地方都应该带来安全和放松的感觉。下面是指导语。

请舒适地坐在椅子上，闭上双眼，做几次深呼吸，轻轻地吸气，慢慢地呼气。呼吸的时候注意腹部起落的变化。（暂停）

现在，想象你已经进入你的安全区，你扫视整个环境，你都能看到什么？这是一个什么地方，什么样的环境，里面有些什么样的东西，有没有人和动物？把注意力停留在让你感到放松的地方，看着它。

接着，用耳朵来感受这个空间，你能听见什么声音？是什么发出的声音，人的说话声，动物的叫声，还是风声雨声？……在这些声音中，什么声音让你

---

① 马修·麦克凯 等.辩证行为疗法：掌握正念、改善人际效能、调节情绪和承受痛苦的技巧 [M].王鹏飞，等译.重庆：重庆大学出版社,2009：28-30.

感到最舒服？找到它，把注意力停留在这个声音上，让它给你放松和宁静。

现在，请你用嗅觉来感受这个地方，你能闻到什么气味。你在四周搜索看看，这些气味是从什么东西中散发出来的。选择一些令你感到平静的气味去闻一闻，注意体验这个气味给你带来的平静和放松。

接下来，请你用触觉来感受这个地方，想象你伸手触摸周围的物品，找到那个摸起来让你感到非常舒服的物品，摸一摸它，体会它给你带来的舒服的感受，注意触摸这个物品给你带来的感受，你可以多触摸它一会儿。

最后，调动你的味觉，在这个场景中，你正在吃着什么东西吗？如果没有，你可以选择吃点什么东西，想象自己正在吃东西时的情景。吃东西给你带来的舒适感受。

现在，再用一点儿时间，调动你的视觉、听觉、嗅觉、触觉和味觉来感受这个地方给你带来的安全和放松。当你想要获得这种感觉时，记住你可以随时随意地回到这里。当你感到悲伤、愤怒、烦躁或痛苦时，你也可以回到这里。最后再感受一下吧，记住这个地方的样子。

现在，请把注意力放回呼吸上，缓慢地做几次深呼吸，回到现实中来，请睁开双眼。

5.2.3 分心与再聚焦

从认知行为疗法的观点来看，求助者的各种情绪体验是由特定的情境所引发的，如果求助者不能通过处理认知的方式来缓解消极情绪，那么可以通过改变问题情境的方式来缓解焦虑情绪。具体来说，就是引导求助者的注意指向，把注意力从引发消极情绪的情境中转移指向那些不引发消极情绪的情境，求助者情绪体验就可以获得好转。操作方法有分心和再聚焦两种。

1. 分心

分心是把注意力从当下应当注意的对象转移，聚焦到无关的对象上。在咨询过程中，咨询师可以利用分心把求助者从负性情绪陷阱中拯救出来。当求助者陷入问题情境中，体验到持久而严重的消极情绪时，咨询师可以引导求助者把注意力从当前情境中转移到其他事情上，这些事情可以激发求助者的积极情绪（或者是心情平静的结果）。

比如，当求助者与人发生争执感到愤怒时，他可以脱离这个让自己愤怒的情境，去做一些其他事情。比如，与人说话，检查孩子作业，看电视、刷手机等。如果一个人遭受沉重的打击，情绪处于低落状态，建议他去旅游散心，这其实是分心的具体应用。

2. 再聚焦

在工作、学习或者做其他事时，实际上这些事情本不会引发消极负面的情绪，求助者有时会分心，突然想起让自己糟心的事情，比如，对过去事情的追悔，对未来事情的担忧等。一旦求助者把注意力从当下转移到消极事件时，就会产生失望、后悔、焦虑等情绪。

这时我们也可以通过转移求助者注意力的方式来处理。鉴于当前工作生活上的事情不会引发消极负面情绪，咨询师可以让求助者把注意力从当下引发负性情绪的情境转移到当前的工作和生活上。由于求助者的注意力是从当前事务中转移出去的，现在把注意力重新转回当前事务中，它是注意力的回归，所以我们把它叫作再聚焦技术。

一名学生正在做数学试卷，突然头脑中冒出一个想法"今年高考考砸了怎么办？自己就对不起父母的辛苦和付出……"这样的想法让他感到焦虑、内疚和自责。这时应用认知行为技术来纠正认知并非当务之急，当下要做的事情是停止分心，不要再想"今年高考考砸了怎么办"的问题，回到正事——做数学试卷上。这时他可以做一次深呼吸，整理心情，重新聚焦试题，继续做数学题。

5.2.4　增强正面情绪

在生活中，我们会不可避免地体验到焦虑、抑郁、沮丧等负面情绪，但我们不要让这些情绪主宰生活，要让自己的生活有些积极的色彩。一方面，我们可以留意生活中的人和事带给自己的开心快乐或者放松平静的时刻，不要任由选择性的负面关注而引导我们注意生活中不如意的事情和时刻。另一方面，我们不能被消极情绪主宰，要主宰自己的情绪和生活，可以采取行为让自己的心情得到改善。

我们可以再次尝试曾经让自己感到放松或快乐的活动，也可以尝试自己曾经想做但没有做的活动，看看这些活动能否让自己开心快乐起来。当你尝试做时，请你把它当作检验或筛选试验，看看你所尝试的这些活动能够带给你多少快乐或放松，经过你的检验和筛选，最终找到 5 个以上的快乐或放松活动。每当你希望让自己放松或快乐的时候，你就从事这些活动。

当你进行快乐活动尝试或筛选时，你可以把有关内容和结果填写在快乐活动试验记录表（见表 5-1）中。每个活动完成后，你都要评定该活动带来的情绪感受，并用 0 ~ 10 分的情绪标尺说明情绪强度，最后说明自己是否会再次愿意从事这样的活动。

表 5-1　快乐活动试验记录表

时期时间	做了什么	感受及其强度	再次尝试意愿
周三晚上	洗热水澡	放松 8 分	愿意
周五晚上	和男友共进晚餐	兴奋、快乐 7 分	愿意
周六上午	阅读小说	烦躁 3 分	不确定

下面这些活动 [1] 供你参考，启发你找到一些可行的行为进行尝试。

- 和朋友在电话里聊天
- 加入当地的影剧社
- 吃巧克力或其他你喜爱的食品
- 外出拜访朋友
- 开车兜风或坐公交车到处逛
- 制作一本图片剪贴簿
- 在家里招待朋友
- 举重
- 做美容
- 给朋友发短信
- 组织一次聚会
- 外出就餐
- 锻炼

- 头发换染一种颜色
- 做瑜伽
- 打太极
- 去购物中心或公园观察别人，琢磨他们在想什么
- 去书店看书
- 染手指甲
- 练肌肉
- 去公园散步
- 唱歌或学唱
- 慢跑
- 骑自行车
- 游泳

---

① 马修·麦克凯 等.辩证行为疗法：掌握正念、改善人际效能、调节情绪和承受痛苦的技巧 [M]. 王鹏飞，等译.重庆：重庆大学出版社，2009：13-15.

- 听欢快的音乐
- 做刺激的事情，如蹦极、冲浪、跳伞
- 去球场加入比赛或观看比赛
- 如果周围没有人，就一个人玩，如篮球、桌球、保龄球等
- 做按摩
- 走出家门，哪怕只是在外面坐一会儿
- 去没有去过的地方
- 旅游
- 睡觉或打盹
- 去图书馆
- 去喜欢的咖啡厅喝咖啡
- 参观博物馆或画廊
- 给很久没有联系的亲人打个电话
- 学习一门外语
- 徒步旅行
- 玩乐器或学习怎么玩
- 写一首歌
- 给亲人和朋友写信
- 在房间里随着强劲音乐起舞
- 回忆最爱的电影中的台词
- 用摄像机或手机拍摄一段录像
- 照相
- 加入公共讨论组织，写一篇演讲稿
- 加入当地合唱团
- 到外面打工
- 做编织、针织、缝纫活或者学着做
- 洗泡泡浴或淋浴
- 维修卡车或自行车
- 做一顿饭
- 尝试做一道新菜
- 参加烹饪班

- 去户外看云
- 外出遛狗
- 给宠物洗澡
- 外出看鸟或其他动物
- 到电影院随便看部电影
- 观看一场体育比赛
- 玩接龙游戏
- 给曾经在生活中帮助你的人写信
- 网上聊天
- 浏览最喜欢的网站
- 建立个人网站
- 心情好时列出 10 件自己最擅长的事或自己的优点，伤心的时候看
- 网上写文章
- 把不用的东西拿到网上售卖
- 网上购物
- 做拼图游戏
- 打心理热线电话，和别人聊天
- 去商场购物
- 写一个你曾经经历过的最疯狂、最搞笑的事
- 去理发，可以换个发型
- 阅读喜欢的书、杂志或诗歌
- 随便读一本名人传记
- 心情好的时候给自己写封情书，伤心的时候看
- 在你的肖像画或照片背面写上你喜欢的关于自己的事
- 写关于自己或别人生活的诗歌、故事或剧本
- 列出你最想交朋友的 10 个名人并说明理由

- 在日记本里写下今天所发生的事
- 画幅画
- 用毛笔或手指画画
- 看电视
- 列出一份你崇拜并想模仿的任务名单,

说明理由
- 玩电脑游戏
- 和朋友打球赛
- 想一些你自己认为快乐的事

5.2.5　情感启动法

焦虑和抑郁患者有一个共同的认知歪曲——情感推理,他们常常根据自己的焦虑或抑郁的情绪体验而对事情做出歪曲的评价。比如,一位求助者每到晚上就会害怕有危险发生。在咨询师的引导下,她其实知道没有什么危险。她之所以担心晚上有危险会发生,实际上是害怕情绪造成的,她感到害怕就认为一定存在什么危险。

对于求助者存在的情绪影响思维的情感推理问题,咨询师可以通过心理教育让求助者理解这一点,同时采用情感启动的方法改善求助者的情绪,待求助者情绪改善后再次面对相同的情境,求助者的想法也就改变了。

情感启动[①]是让求助者想象一个积极和放松的情境,在这个情境中再试着想象一些产生积极情绪的词汇,如放松、清醒、冷静、温暖、和蔼和安全等。当求助者的头脑中形成积极的场景,并体验到相应的情绪或感受后,便会重新看待当下的情景。

咨询师:你说对即将乘坐飞机感到非常紧张,你能说一说这种感受吗?

求助者:心慌、出虚汗,一想到要乘坐飞机,头脑中就会出现一个画面:飞机翅膀断掉,从高空坠下,机毁人亡。

咨询师:回顾一下,你是先体验到紧张,还是头脑中先出现机毁人亡的画面?

求助者:应该是先体验到紧张。

咨询师:在你即将要乘坐飞机的一周里,想必也有不紧张的时候。在你不

---

①　罗伯特·莱希.认知治疗技术从业者指南[M].张黎黎,等译.北京:中国轻工业出版社,2005:182-184.

紧张的时候，你头脑中曾经有出现过机毁人亡的画面吗？

求助者：没有。

咨询师：当你感到紧张时，你会觉得一定预示着有什么危险，接着你想到了机毁人亡的画面，这个画面其实也是自动思维的一种表现形式，它的意思是乘坐飞机很危险。这种因为某个情绪（如紧张、焦虑、恐惧、抑郁）体验而产生某种自动思维的现象被称为情绪推理。你觉得头脑中机毁人亡的画面是因为紧张情绪引发的，对吗？

求助者：这样说很有道理。

咨询师：如果情绪体验不同，你对乘坐飞机这件事的想法也会发生改变。

求助者：是吗？

咨询师：是的，我刚才问你紧不紧张的时候，你回答我没有想到这个画面就说明了这一点。不过，我们可以做一个情感启动试验来证明情绪不同，看法就不同，这个观点。你愿意试一试吗？

求助者：好的。

咨询师：在尝试之前，我想问你有什么场景能让你感到放松和安全吗？

求助者：家里，自己的房间。

咨询师：好的。我们将通过冥想的方式让你待在自己的房间里，体验积极的情绪。你准备好了吗？

求助者：准备好了。

咨询师：我们现在就开始。请闭上双眼，以一个舒服的姿势坐好，做几次深呼吸，让自己平静下来。（暂停）现在请想象能够让你感到放松和安全的地方——家里，自己的房间，请你尽量想象得清晰一些，就像你真的在自己的房间里一样，你可以把看到的房间里的一切报告给我（暂停）。体验你待在这里放松和安全的感受（暂停）。现在请你想象"温暖"这个词，你可以在内心里一遍又一遍地默念"温暖"，想象与温暖有关的人、事或者场景，你持续想下去。当你感受到温暖时，伸出食指示意。（待回应后继续）现在请你想象一周后乘坐飞机这件事，你想到什么了吗？

求助者：和同事一起乘坐飞机出差很难得。

咨询师：你可以多说一些吗？

求助者：公司里很少有机会外出，这次能够和同事一起出去，我们还可以趁此机会玩玩。

咨询师：好的。现在我们结束冥想，请把注意力集中在呼吸上，做几次深呼吸，然后睁开双眼。（待求助者睁开眼睛）在刚才的冥想中，当你感受到温暖时，你对于乘坐飞机有了不同的想法，是吗？

求助者：是的。

咨询师：我们以前也讨论过，乘坐飞机并没有那么危险。你对乘坐飞机的危险认知实际上是紧张情绪产生的，如果你感到温暖的话，就不是这样的感觉了，你觉得呢？

求助者：说得有道理。

第**6**章
体验表达

有些人偏向理性，擅长语言和逻辑思维，有些人则偏向感性，擅长意象和形象思维。对于理性的求助者，咨询师可以应用常规的认知行为技术来改变其认知、情绪和行为，但对于感性的求助者，这种方法就可能有难度。

感性的求助者，他们的自动思维常常是图像式的，他们的情绪体验附着在这些图像上。仅仅通过语言"讨论"他们的问题，很难干预他们的问题。对于这种情况，我们需要采用一些体验的技术来帮助求助者，用意象或活动的形式来处理求助者的感性认识和情绪表达。心理剧疗法创始人莫雷诺认为，谈论改变并非真正的改变，谈论情绪并非经历情绪，我们应该以体验和行为来经历生命而不是谈论生命。

体验表达的技术方法有很多，包括绘画治疗、音乐治疗、舞动治疗、游戏治疗、沙盘治疗和心理剧等形式。在众多的技术方法中，能够与认知行为疗法有比较好结合的技术方法有两类：一类是以意象为干预路径的方法，另一类是以角色扮演为主要形式的方法。本章我们重点选取了几种典型的意象处理和角色扮演的技术方法，用以充实认知行为疗法的方法库，拓展认知行为疗法的适用对象，提高咨询效果。

6.1 意象处理

意象（Images）是个体内心世界呈现的图像，是个体对外部世界信息的表示方式。比如，你可能把"中国"当作一个词来理解，它是指我们的祖国；你可以把它当作一个图像来认识，它是这两个字构成的字形；但更多的时候你可能会想到中国地图，或者是其他与中国有关的图像。

凡是我们看过或经历过的事物，我们都可能以意象的形式来存储，也可能通过意象的形式来表达。比如，让你回想小时候过年时的情形，或者让你想象父母是怎样对待你的，这时在你头脑中呈现出来的就是意象，它可能是静止的画面，也可能是流动的视频。

凡是能给我们留下深刻印象的东西，都附着某种情感。从心理咨询的角度来看，有关问题情境的自动思维可能会用意象形式呈现。有些求助者偏理性和言语，常常用词汇或句子来表现自动思维；有些求助者偏感性和意象，他们常常用画面的形式来表现自动思维。当求助者以意象形式表现自动思维，咨询师就可以直接针对意象进行干预。在这里给大家介绍了针对自动思维意象干预可以应用的一些方法，它们是意象完成、意象替代、意象改变和意象应对。

童年创伤或成长过程中的经历也可能通过意象的形式存储下来，这些意象的存在支持了求助者的负性核心信念，如果咨询师要修复这些涉及过去的意象，咨询师就需要一些处理这些意象的技术方法。图式治疗[①]作为认知行为学派中的一种疗法，提出了应用意象来处理童年创伤的三种方法，这三种方法实际上是图式治疗处理童年创伤和修正求助者补偿策略相互关联的三个环节：**明确童年意象与现在意象**、**情绪表达意象对话**和**再抚育意象对话**。

6.1.1　意象完成

在现实生活中，求助者遭遇一些困难，如失业、升学失败、失恋、离婚、身患重病等，对于这些问题，求助者内心充满焦虑、绝望，在头脑中有一种日子过不下去，或者说未来越来越糟糕的意象。

事实上，无论怎么艰难，求助者最终都能够渡过这段困难时期，一旦求助者渡过这段困难时期，他们对这个时期自然就有了不同的认识。为了帮助求助者认识到困难局面可以过去，以及当我们战胜困难局面后对当前问题的认识会有不同，咨询师可以采用意象完成的方法。

---

① 杰弗里·杨 等.图式治疗：实践指南 [M]. 崔丽霞，等译 . 北京：世界图书出版公司，2010.

意象完成方法 [①] 就是要求求助者在头脑中出现自己对于困难局面的意象，当然这个意象是糟糕的，咨询师指示求助者继续想象，求助者发现随着时间的推移，问题最终得到解决，事情开始变好。通过这样的意象过程，求助者就会认识到问题终究可以解决，也就树立了面对问题的信心，愿意想办法来面对问题。

咨询师：公司面临重组给你带来了压力，你担心失业，是吧？

求助者：是的。失业的话，我就没钱还房贷了，家里需要花钱的地方也多，孩子的学费、老婆的美容保健的花销，等等。

咨询师：看起来失业没有收入的确是一个很大的问题。我们来做一个意象完成练习，帮助你看到如果你真的失业的话，会发生什么，什么时候能够变好。经历这样的过程你会有新的启发和思路。你看可以吗？

求助者：可以。

咨询师：先闭上双眼，做几次深呼吸，让自己平静下来。现在请你想象自己已经收到公司通知，被正式辞退的场景，想得清晰一些，想到了然后告诉我。

求助者：我被组长通知到 HR 部门，在 HR 部门里，副总监找我谈话，告诉我因为公司业务重组，我所在的整个部门都被裁撤，递给我辞退通知让我在上面签字。

咨询师：请你注意你在这个时候的想法和感受，告诉我你的想法和感受都是什么？

求助者：感到非常沮丧，我们怎么这么倒霉，裁撤的是我们部门。虽然补偿 5 个月的工资，要是自己不能在 5 个月内找到工作的话，家里就没法过日子了。

咨询师：接下来，我们进入第二个情景。回家后，你告诉老婆自己失业了。当时她是什么反应呢？

---

① 朱迪斯·贝克．认知行为疗法：基础与应用：第二版 [M]．张怡，等译．北京：中国轻工业出版社，2013：316-321.

求助者：她感到惊讶，也很生气，抱怨说为什么裁撤的是我们部门，然后又指责我没本事，说她一人负担不起房贷，还说万一我找不到工作怎么办，等等。

咨询师：她这么说的时候，你的想法和感受是什么？

求助者：我觉得她在指责我无能，不能撑起这个家，我感到压抑和愤怒。

咨询师：好的，我们结束这个场景，进入第三个场景——找工作的场景。你能想象自己找工作是什么场景吗？

求助者：我把孩子送到学校后，就上招聘网站和同行机构的公司网站查看招聘信息，找到几家中意的机构，按照人家的要求把简历发过去。

咨询师：好的，我们继续想象简历投出去以后的日子，有没有面试的机会？

求助者：有的公司安排我面试。

咨询师：面试结果怎么样？你满意吗？如果不满意的话，你每天的生活又是什么场景？

求助者：面试结果不满意，不是工资低就是对方要求高，总之就是没有谈成。我每天的时间就是查看招聘信息，发求职简历，参加公司面试。

咨询师：在求职过程中，你的想法和感受是什么呢？

求助者：我可能高估了自己，现在就业不景气，可能找不到原来那样好的工作了。我心里的感受就是焦虑和失落，有时有些绝望。

咨询师：找工作的日子还在继续，到什么时候终于有转机呢？你能想象那个场景吗？

求助者：我刚好看到一个招聘信息，深圳一家 IT 界大公司要来我们这里开设分公司，正好需要我的专业，我去参加他们的面试，他们挺满意我，也给出了比较高的待遇，我接受了他们开出的条件。

咨询师：这时你的想法和感受是什么呢？

求助者：我还是有能力的人，还是有人识货，知道我有本事。心情很愉快，过去几个月以来的焦虑、失落烟消云散了。

咨询师：你回顾一下，从被辞职到你找到新工作，这中间经历了多长时间？

求助者：3个多月。

咨询师：好的，我们将结束意象练习，请你把注意力集中在呼吸上，做几次深呼吸，让自己平静下来，然后睁开双眼。（待求助者睁开双眼）通过意象练习，你经历了被辞职、找工作和最后找到工作的过程。这个过程给你什么启发呢？

求助者：失业不可怕，失业了我也能找到工作，只是可能工资稍低一些。经过努力，相信在新公司也有升职加薪的机会。另外，找工作需要耗费时间，如果我现在做相关准备就能在更短的时间内找到工作，反正公司也要给几个月的补偿，我用不着这么忧虑。

在意象完成的过程中，正常情况是求助者发现随着时间的推移，问题有所好转，局面得以改善。在实施过程中，随着时间的推移，意象也可能会变得越来越糟糕，这时继续意象就不是明智的做法。咨询师可以跳过这段越来越糟糕的时期，直接进入问题得到解决或控制、正常生活或美好生活重新回来的意象。这个时候，咨询师就可以直接告诉求助者：**"我们跳过这段糟糕的时期，终于迎来了改变的契机，状态有所好转。你能告诉我：这是什么时间、什么场景吗？"**

6.1.2　意象替代

求助者的消极负面意象引发焦虑、绝望、沮丧等负面情绪，意象完成方法是随着时间的推移，峰回路转苦尽甘来，负面意象被获得对生活掌控的正面意象所替代。

意象完成方法的最后结果是正面意象替代原来的负面意象。有些咨询师喜欢走捷径，他们直接用正面意象来替代负面意象。具体做法就是，每当求助者头脑中出现负面意象时，求助者就会主动想象正面意象，在头脑中正面意象就取代了负面意象，就像播放电视剧的时候插播广告一样，一旦电视屏幕被广告所替代，电视剧画面就不见了。

意象替代方法根据其替代内容的不同主要有两种形式：一种是用能够引起

放松平静或开心快乐的意象替代，这个意象与原来的意象没有关系；另一种是用事情得到解决后的美好未来的意象来替代，这个意象与原来的负面意象内容有关联，时间上有先后关系。比如，在上一节意象完成练习中的求助者当他头脑中出现失业意象，我们就可以用"找到新工作在新公司上班"的意象来替代。

下面我们介绍第一种意象替代练习。

咨询师：头脑中经常出现与亲人性爱的画面让你非常痛苦，这样的场景你并不希望发生，自己也无法排除，你对此感到很挫败，是吗？

求助者：是的，我非常痛苦，我不想这样，我觉得连想都不应该想，这让我觉得自己的人品有问题。

咨询师：想象这样的画面并非你的本意，你也没有去做，你不用担心人品问题。下面我们可以做意象替代练习，让你更少陷入这样的画面中。

求助者：这是什么样的练习呢？

咨询师：这个练习帮助你在头脑中出现不好的画面时，就让自己想象其他的画面来替代，从而停止对不好画面的想象。你愿意试试吗？

求助者：可以的。

咨询师：在你的经验中，什么地方或什么场合让你感到非常放松和舒服？

求助者：我记得当年读高中的时候，学校后面有一个山坡，山坡上有一大片草地，躺在草地上非常舒服和放松，我经常一个人跑到那里躺着看天上的云。

咨询师：好的，我们现在就练习意象替代。你调整好坐姿，让自己坐得舒适些，闭上双眼，做几次深呼吸，让自己放松和平静下来。（暂停）现在你主动去想象与亲人性爱的场景和画面，想象得真切些，当你想到了就伸出左手或右手食指示意我。（待回应后继续）现在请你想象自己躺在母校高中后面的山坡草地上的情境，想到了就伸出食指示意我。（待回应后继续）请你说说这是什么情境，有其他人和你在一起吗？

求助者：这是在我们学校后山的山坡上，有一大片草地，草长得不高，10 厘米的样子，光脚踩上去十分柔软，比踩在地毯上还舒服，躺在上面是难得的放松，可以把一切都忘掉。周围没有其他人，我喜欢一个人来这里寻找这种感觉。

咨询师：现在你看看天空，那是什么景象呢？

求助者：天空是那种暴雨洗刷后的天空，天是非常纯净的蓝，没有一点杂质。天空中飘浮着不同形状的白云，有的像绵羊，有的像高山，有的像堆积的棉花。

咨询师：请你感受躺在地上青草带给你的柔软和舒适，感受天上白云的变化，欣赏白云的姿态万千。（暂停）你现在是什么感受和心情呢？

求助者：心情很舒畅。

咨询师：请保持这种感觉，直到我告诉你结束为止。（暂停数分钟）现在我们结束意象替代练习，请你把注意力集中到呼吸上，做几次深呼吸，然后睁开双眼。（等待完成）我们刚才想象了两个画面，这两个画面分别给你带来了什么感受呢？

求助者：第一个乱伦的画面让我感到焦虑和不安，当我进入躺在草地看白云的画面后心情很舒畅，原先的焦虑和不安就没有了。

咨询师：你的体验很对。这就像我们看电视剧的时候插播广告一样，看到不同内容，心情自然也不一样。以后你可以多做意象完成练习。一旦出现乱伦画面，你就想象躺在草地上看白云的画面。这样你就可以停止对乱伦画面的想象了，也就不再为它的持续感到焦虑和不安了。

求助者：我试试看。

如果有必要，求助者可以在头脑中出现替代画面后，增加自我暗示语言。比如，在上面的意象练习中，当求助者躺在草地上看着天上白云，说一些与求助者担心自己人品有问题的想法相反的暗示语：“我就是一个纯粹的人、一个纯洁的人，犹如大地的青草，也像天空的白云，我有着被人喜爱的人品。”

6.1.3　意象改变

对负面意象的干预，我们希望传递一个信息，那就是随着时间的推移，事情能够得到好转，但在实际的意象完成的过程中，求助者可能无法让事情好转。这个时候，我们可以通过询问求助者希望发生什么的方式，也就是我们引入一些外部力量或奇迹因素，使得事情发生改变，有所好转。

咨询师：对于高考，你感到非常担忧，担心高考时没有考好，上不了好大学，无法报答父母，是吧？

求助者：是的，高考失败就完了。

咨询师：我们可以来做一个意象练习，看看事情是不是你想象得那样糟糕。你看可以吗？

求助者：可以。

咨询师：请你调整坐姿，让自己坐得舒服些，闭上双眼，做几次深呼吸，让自己平静下来。（暂停）请你想象到这次模拟考试成绩不理想的情境，想到了就告诉我那是什么情境？

求助者：教室外的走廊上，一路并排贴满了全年级所有同学的总分和排名，足足有20多米长。我站在有自己名字的那张纸前，看到自己的名次在全校300名之外。

咨询师：你在想什么？有什么感受呢？

求助者：自己又没考好，用尽力气，成绩也没有改善，非常难过，有一种想哭的感觉。

咨询师：你们下一次模拟考试是什么时候呢？

求助者：就是这个月的22~24日。

咨询师：我们继续想象，22~24日的模拟考试结束了，你又一次站在成绩榜前，你的成绩怎么样呢？

求助者：我的成绩往下掉了一些，没有起色。

咨询师：现在我们直接跳到高考结束时的场景，你在网上查询高考分数的情境，你告诉我结果怎么样？

求助者：成绩很差，400多分。

咨询师：这样的分数接下来是什么样的情形呢？

求助者：只能读一所私立大学，学费一年都得三四万元，四年下来花了家里十五六万元，毕业后也找不到好工作。

咨询师：我们让时间继续流动，后来你的日子怎么样？结婚没？父母过得如何？

求助者：像我这样的情况，很难有人愿意嫁给我，父母的日子也没有什么好转。

咨询师：现在我们重新回到第一个场景，你站在成绩榜前，你发现自己名次在全校300名之外。看到了就告诉我。

求助者：看到了。

咨询师：在你考试排300名的情况下，到22日模拟考试之前，在你学习上出现什么奇迹或发生什么样的事情能够使你的成绩显著提升呢？

求助者：我找到一本好的复习资料，这些资料给了我很大帮助。

咨询师：想象你找到复习资料，并且给你很大帮助的情形。（暂停）现在我们再切换到22~24日模拟考试结束后你站在成绩榜前的情形，你发现自己是多少名呢？

求助者：进步不少，排在第220名。

咨询师：很好，现在离高考还有50多天。在这段时间里，如果你得到上天眷顾，上天指派其他人给你帮助，让你遇到对你有用的资料和试题。现在请你想象你得到帮助的场景。告诉我那是什么情形？

求助者：老师和同学乐于回答我的问题，好朋友会告诉我好的学习方法，对于考试做错的题复习之后印象深刻。

咨询师：现在我们来到高考后查考试成绩的场景，你发现自己的考试分数是多少？

求助者：650多分。

咨询师：这个分数对你来说意味着什么呢？

求助者：我可以上一所重点大学，学费也不高，毕业后也可以找到一份好工作了。

咨询师：你的未来怎么样？

求助者：未来很好。

咨询师：我们即将结束意象练习。现在请你把注意力集中在呼吸上，做几次深呼吸，让自己情绪平静下来，然后睁开双眼。（等待求助者完成）经过刚才的意象练习，你发现高考还是可以有不同结果的，只是你需要做一些改变，从刚才的意象练习中，你觉得可以做哪些改变呢？

求助者：我要找到好的复习资料，请教老师和同学。

咨询师：这的确是一个思路，你可以试试。

求助者：好的。

6.1.4　意象应对

在意象练习的过程中，求助者呈现出遭遇困境的意象，这时我们有几个选择：一是把意象进行下去直到好转（意象完成技术）；二是让奇迹发生引入积极因素，让事情好转（意象改变技术）；三是不处理这个困难意象，而是用新的、正面的意象替代（意象替代技术）；四是咨询师引导求助者面对困难，在意象练习过程中（而不是在现实生活中）找到解决问题的办法，这种方法被称为意象应对技术。

意象应对技术是指在意象练习过程中，求助者遭遇困难，就像求助者在现实生活中遭遇困难一样，咨询师引导求助者想办法解决当前问题，在意象练习中，求助者尝试各种办法直到最终解决问题。

谈到意象应对，大家可能会想到想象暴露技术，它们之间有何区别呢？虽然二者都是通过想象或意象来完成相应的练习，但它们有着本质区别：意象应对是在意象练习过程中寻找问题解决办法，当然这个办法可以成为现实生活中解决问题的参考，更重要的是求助者可以增强在现实生活中解决问题的信心；想象暴露是让求助者面临困难情境，在这个情境中，求助者忍受焦虑情绪，直到焦虑情绪下降。想象暴露的目的是降低焦虑情绪，使得求助者面临真实情境时，能够忍受焦虑情绪，有助于阻止仪式行为（或安全行为）。

咨询师：你很难抗拒他人的要求，对拒绝他人感到很为难，担心拒绝他人
　　　　会导致对方不满意，影响同学关系，是吗？

求助者：是的。

咨询师：我们接下来做个意象应对练习，看看我们能不能从中找到拒绝他
　　　　人也不影响同学关系的办法，你愿意试试吗？

求助者：可以试试。

咨询师：好的。现在请你调整坐姿，以舒服的姿势坐好，做几次深呼吸，
　　　　让自己放松平静下来。（暂停）你想象一个比较典型的场景，有
　　　　人给你提出要求的场景。你想想看那是什么场景，想到了后对我
　　　　描绘这个场景。

求助者：这是一节自习课，同学们都在自习，做着自己的事情。我正在做
　　　　物理题，一位同学从后排走过来问我一道数学题怎么做。

咨询师：这时你在想什么？是什么心情呢？你会怎么做呢？

求助者：给他讲题，就会耽误我做作业的时间。如果不给他讲题，就会让
　　　　他扫兴，他就会对我有意见，以后就不理我了。我的内心其实很
　　　　不高兴。为了同学间的友谊，我只能放下自己的事情给他讲题。

咨询师：如果是这样的话，事情发展下去会是什么情形呢？

求助者：我给他讲题花费了我很多时间，他高兴地离开了，而我却耽误了
　　　　自己的事，复习计划没法完成了。也许没过多久，又会有同学来
　　　　找我问数学题该怎么做了。

咨询师：看起来你同意对方的请求，给对方讲题，耽误了自己学习。我们
　　　　重新回到开头，同学求助你数学题怎么做的场景，看有没有其他
　　　　解决办法。

求助者：好的。

咨询师：请你再次想象同学从后排走过来问你数学题该怎么做。因为你需
　　　　要优先完成自己的任务，你需要拒绝他，你想象自己可以怎样拒
　　　　绝他呢？

求助者：我告诉他自己还有物理作业要做，现在没法去帮助他。

咨询师：他是什么反应？

求助者：不高兴，很失望。

咨询师：你对这个结果满意吗？如果不满意，你希望的结果是什么呢？

求助者：不满意。我希望他没有不高兴，我也能做自己的事情。

咨询师：那在你说明拒绝他的理由的时候，如果你能给他提供一些建议，比如，让他换个时间再来找你，先把这道题跳过去，或者如果他着急的话，可以问问其他同学。你会怎样对他说呢？

求助者：我对他说，我正在做模拟卷需要限时完成，我可以课后给他讲这道题。

咨询师：你这么跟他说了，他的反应又是什么呢？你对他的反应满意吗？

求助者：他说我不打扰你了，我还是去问别人吧。看着他离开时脸上没有不高兴的表情，我对这个结果感到满意。

咨询师：这种拒绝方法好不好？

求助者：挺好的。

咨询师：你演练了一种成功的拒绝方法，既没有违背自己的心愿，同时也没有得罪对方。你可以在他人求助的情况下多应用"拒绝＋建议"的方式。

求助者：是的。

咨询师：现在，请你把注意力集中在呼吸上，做几次深呼吸，待心情平静后睁开双眼，结束意象应对练习。

6.1.5　连接童年与现在的意象对话

求助者当下行为模式是在成长过程中形成和发展的，过去处理问题的方式形成并影响了现在处理问题的方式。比如，童年时期采取逆来顺受的行为模式，求助者长大以后在处理各种关系的时候，依然可能采取同样的顺从模式，这可能表现在处理职场关系，也可能表现在处理亲密关系等上面。

行为模式这个词是一个通俗的说法，如果用认知行为疗法的术语来说，它实际上指的是求助者采取的"补偿策略"；如果用杰弗里·杨的图式治疗术语来说，就是指求助者在童年时期形成的有缺陷的图式。无论我们用什么术语来称呼它，它实际表达的意思就是童年时期经验对成年时期为人处事的方式所产生的巨大影响。

为了让求助者认识到童年时期行为模式与当下行为模式的联系，我们可以让求助者回忆童年时期其是怎样处理问题的，成年后又是如何处理问题的。把这两个时期处理问题的方式联系起来，求助者就能发现这二者的关联。在求助者意识到这种关联后，咨询师可以应用认知行为疗法的知识对其中的联系做出解释，帮助求助者理解过去和现在的联系。如果从认知行为疗法三阶段（自动思维、中间信念和核心信念）来看，比较适合放在中间信念心理教育阶段实施。

对于童年时期的行为模式与当下行为模式的联系，我们可以通过意象对话的方式来实现。连接童年与现在的意象对话包含四个步骤①。

第一步，基础练习。求助者通过意象完成进入和退出安全地带。安全地带是求助者感到安全和放松的意象，在这里，求助者感到安全和放松，每当求助者面临有威胁或创伤的意象，无法忍受而希望逃离时，就可以回到安全地带。

第二步，童年意象对话。咨询师让求助者回到童年时期，简单的指导求助者描绘童年时期痛苦经历的画面。咨询师只需要提示求助者回想童年时期令自己感到痛苦的事件（或情景）即可，这个引发求助者痛苦的事件可能与父母有关，可能与老师有关，也可能与同龄人（同胞、同学）有关，也可能是来自陌生人的伤害，等等。咨询师只需要等待，随着时间的推移，一些痛苦的意象就会自然浮现出来。在求助者描述童年时期的痛苦经历的时候，咨询师需要指导求助者描述场景，说明自己的想法、情绪和身体感受，表达自己受到的伤害或大声表达自己的愿望等内容。

第三步，现在意象对话。回到现在，咨询师要求求助者回忆一次当前或成年时期与这次童年意象对话相似的意象。在这里，只是人或事变了，求助者的想法和情绪感受等都与过去非常相似。咨询师同样要求求助者描述场景，说明自己的想法、情绪和感受，表达自己的想法或愿望等内容。

---

① 杰弗里·杨 等.图式治疗：实践指南[M].崔丽霞，等译.北京：世界图书出版公司，2010：115-128.

第四步，意象对话讨论。结束童年意象和现在意象练习后，咨询师和求助者来回顾这里两个意象的关联，求助者最终认识到自己现在处理问题的行为模式（现在意象）与童年时期的处理问题模式（童年意象）是相同的，意识到自己依然在应用童年的模式处理问题，这也会让求助者产生改变的愿望——学习处理问题的新方式。

咨询师：我们接下来进行连接童年与现在意象的对话，可以吗？

求助者：好的。

咨询师：请闭上双眼，做几次深呼吸，让自己放松平静下来。（暂停片刻）现在请想象自己进入安全地带的画面①，想象自己像两岁的孩子一样，姥姥把你抱在怀里，姥姥的双臂围绕着你，你感到非常舒服和安全，当你感受到，就告诉我"想象到了"。

求助者：想象到了。

咨询师：现在让想象带你回到过去，回到小时候你和妈妈之间的一个情景②。你不用刻意去想它，你只需要等待一个有关你和妈妈之间互动的场景出现。当你想象到这个场景，就告诉我"想象到了"。

求助者：想象到了。

咨询师：现在请你描述一下这个场景，你都看到了什么？听到了什么？

求助者：这是一个吃饭的情景。全家人坐在一起吃饭，有妈妈、爸爸、弟弟和我四个人，桌子上有一个带肉的菜和另外两种蔬菜，大家都埋头吃饭不吭声。

咨询师：继续想象下去，这个情景发生了什么？

求助者：我正在往自己的碗里夹肉，妈妈以最快的速度伸出筷子敲打我的筷子，把我筷子上的肉打掉了，接着厉声指责我肉吃得太多，接着就是一番有关我吃肉太多、身体太胖的指责。

咨询师：这个时候，你爸爸和弟弟又是什么反应呢？

---

① 安全地带意象内容事先讨论确定，并且进行过单独的进入安全地带和退出安全地带的练习。

② 求助者说小时候她妈妈对她极度控制造成了她现在的心理问题，因此选取了与母亲互动的场景作为探索内容。

求助者：爸爸劝妈妈两声，被妈妈骂了回去，爸爸不再说话。弟弟没有说话，吃自己的，他想吃什么就吃什么，妈妈没有拦着他。

咨询师：这时你的想法是什么呢？有什么感受？

求助者：凭什么弟弟吃什么都可以，我吃就不可以。她就是想管着我，不想让我如愿，上天派她来当我妈妈就是来伤害我的。我的心情就是愤怒，但是迫于她的淫威，我只能用眼睛狠狠地盯着她。接下来，她又指责我看她的眼神不对。

咨询师：现在把意象画面停留在这里，你可以告诉妈妈自己的真实想法，而不是像以前那样不吭声。你想对妈妈说些什么呢？你可以大声说出自己的想法或心愿。

求助者：我只是吃了一块肉而已，我吃了这么多的蔬菜，吃点肉不应该吗？弟弟吃这么多的肉，你都没有说他，却只跟我过不去。我长得胖，又不是吃肉吃的，我从小长得就胖些；而且姥姥说我身材正合适，就你老说我胖。

咨询师：你希望妈妈做出什么样的改变呢？告诉她！

求助者：我希望你对待我和对待弟弟一样，要公平。你怎么要求他，就怎么要求我。

咨询师：很好。你很好地说出了自己的心愿和希望。现在我们从童年意象中走出来，回想你最近生活中与前夫互动中的类似场景①。请把注意力转回最近与前夫的互动经历中，等待一个与前夫产生冲突的场景自然冒出来。当你想象到，就告诉我"想象到了"。

求助者：想象到了。

咨询师：请你描述一下这是个什么场景，周围环境都是什么样的，有什么人，你都看到了什么，听到了什么？

求助者：这是一个咖啡馆，环境很安静，没有多少客人，我带着女儿和前夫在这里碰头。前夫看到女儿吃的冰淇淋就指责我说，冰淇淋吃多了不健康。对于他的指责，我没有搭理他，忍了下来。

---

① 求助者自述婚姻生活受到父母干涉，导致婚姻破裂。5年前，他们办理了离婚，因为有一个共同的女儿，两人平时有往来。两人因为孩子教育问题经常发生争执，这是求助者前来求助的原因之一。

咨询师：接下来发生了什么？

求助者：没多久就聊到女儿上课外辅导班的事情，他说我给女儿报的班太多，培训费用太高，孩子学习时间太长，没有休息时间，孩子的天性被磨灭了。

咨询师：他这么说，你的想法和感受是什么呢？又有怎样的反应呢？

求助者：我感到非常愤怒，他凭什么指责我，我们已经离婚了。我的女儿，我做的这一切都是为她好，他不懂要怎样培养女孩。我觉得跟他说不通，也没有必要跟他说这些，我就当没听见，转过身来嘱咐了女儿几句。

咨询师：继续想象下去。

求助者：他见我没有接他的话茬儿，又重复他的话。这次我忍不了了，我说了一句不要他管，然后带着女儿离开了，把他一人留在那里。

咨询师：我们把画面切回前夫重复他的话的时候，在这种情况下，如果你可以自由且安全地说出任何话，你会说什么呢？想象自己对他说了哪些话。

求助者：女儿是我在带，你又没有带孩子，只知道在这里指手画脚。我做这一切都是为了女儿好，我这么辛苦，你不为我分担一些，周末也是我送女儿参加培训班，还来指责我，你有资格指责我吗？

咨询师：想象他认真倾听你的想法，如果你有什么心愿可以说给他听。

求助者：如果你真的是为女儿好，就应该尽一个做父亲的责任，多抽出一些时间来陪伴女儿，比如，周末送她去参加培训班。这样你们父女俩之间也能加深感情，我也不用这么辛苦，我还有很多事情要忙。

咨询师：你在说完这些话后，是什么感受呢？

求助者：心情好多了。

咨询师：好的，现在结束这个画面的意象对话。回到安全地带的意象，想象自己像两岁的孩子一样，姥姥把你抱在怀里，姥姥的双臂围绕着你，你感到非常舒服和安全，你感受到以后就伸出左手或右手食指提示我。（待求助者回应）请停留在这里继续感受舒服和安全的感觉。（暂停几秒）现在请把注意力集中在呼吸上，让意识

　　　　回到咨询室来，睁开双眼看着我。

求助者：（睁开双眼。）

咨询师：我们花点时间回顾意象对话中的两个场景，童年场景中你妈妈不
　　　　让你吃太多的肉，你的反应是用眼睛狠狠地盯着她，没有表达自
　　　　己的心愿；现在场景中，前夫指责你不该让女儿吃冰淇淋和不应
　　　　该给女儿报太多的培训班，你的反应是不跟他多说转身离开了。
　　　　你发现这两个场景中你的反应是相似的吗？

求助者：相似，都是没有表达我的想法，缺少表达和沟通。

咨询师：是的。现在你能发现与前夫无法沟通是因为什么吗？

求助者：难道是我一直以来就不会与人沟通？

咨询师：是的，在童年经历中你就不会与人沟通，与妈妈相处就是这样，
　　　　这样的方式一直延续下来，到今天你与前夫的沟通方式也没有变
　　　　化，造成了与前夫的沟通存在问题。

求助者：哦。

6.1.6　情绪表达意象对话

　　童年时期的痛苦经验成为支持其负性核心信念的重要证据。童年时求助者
由于自身的弱小（或者认为自己很弱小），在与重要他人（如父母、老师等）
或者其他人（如同龄人、陌生人等）的互动中，很难坚持自己的意见、声张自
己的权利、满足自己的愿望，如此一来，求助者与他人互动时就被牺牲掉了，
这样的经验就构成了痛苦经验或创伤性经历。曾经有一位初中生在电视节目中
抱怨父母不爱自己，她的理由是鸡腿给妹妹吃了，没有给她吃，妈妈说自己把
除鸡腿外剩下的鸡肉都给她了，但她认为鸡腿和鸡肉不一样，自己想要吃鸡腿
而不是吃鸡肉。在这里，女孩的愿望没有得到满足，因为妈妈比她强大，她不
得不屈从妈妈的意志，她想吃鸡腿的权利被剥夺了，愿望也被否定了。

　　杰弗里·杨认为，求助者要改变有缺陷的图式（即原来的行为模式或补偿
策略），求助者向给自己造成痛苦记忆的当事人表达愤怒是必要的。求助者经
历"表达愤怒"这个过程就意味着求助者与过去行为模式告别，开启学习新行

为模式的过程。在表达愤怒的过程中，让求助者对童年经历表达悲伤也是非常重要的。悲伤和愤怒总是联系在一起的，愤怒是指向他人的，而悲伤是自己指向自己的。就像上面那位没有吃到鸡腿的女孩，她的悲伤指向自己，因为自己的愿望没有实现；愤怒指向妈妈，因为妈妈造成了这一切。

情绪表达意象对话让求助者进入一个自己意愿或权利被漠视，遭受痛苦情绪的场景，在这个场景中，求助者表达自己的愿望，主张自己的权利，表达自己的愤怒，进而得到自己所期望的结果。

情绪表达意象对话可以应用在两种场合中：第一种场合是应用在求助者最近发生事件的意象对话中，求助者表达自己的情绪，主张自己的权利，通过做出行为改变来解决自己的问题。第二种场合是针对童年时期痛苦经验的情绪表达，在这里，求助者通过意象呈现相关场景，在这个场景中表达自己的痛苦情绪，使得附着童年经历上的情绪得到缓解。

我们以上一节求助者的童年经历是妈妈不让她吃太多肉的场景为例，来说明如何对童年时期的痛苦经验进行情绪表达意象对话。这里省略了意象对话开始和结束的呼吸调整和安全地带环节，只给大家呈现情绪表达意象对话环节中的内容。

咨询师：现在你回到小时候一家人吃饭的场景中，妈妈敲打你的筷子不让你吃肉的。想象到后，就给我描述一下这个场景。

求助者：我们一家四口人，妈妈、爸爸、弟弟和我一起吃饭，我夹了一块肉正要吃，妈妈用筷子打掉了我筷子上夹着的肉，肉掉在了桌子上。接着，妈妈就数落我肉吃太多、身体太胖。

咨询师：这时你的想法是什么呢？有什么感受？

求助者：她就是想管着我，不想让我开心，我感到非常愤怒。

咨询师：你向她表达自己的想法和感受了吗？

求助者：没有，我只是狠狠地盯着她。

咨询师：现在给你一个机会，向妈妈表达你自己的想法和感受，看看她会怎样回应你。你就想象自己是童年时的自己，和你妈妈说话。

求助者（向着妈妈说话）：我就想吃块肉，你却不让我吃，我又不胖，姥姥都说我不胖，你就是想管着我，不希望看到我开心。我很生气。

咨询师：现在你想象母亲的反应，你模仿她的语气做出回应。

求助者（学着妈妈的语气）：丫头，我这是为你好，女孩子胖了不好看，你姥姥是安慰你的，多吃肉就是容易长胖的。

咨询师：你继续回应妈妈。

求助者：你就是想管着我，让我一切都听你的，我吃什么、穿什么、和什么人玩、什么时候写作业、什么时候起床、什么时候睡觉都要按照你的要求来，我一点自由都没有。

咨询师：请你模仿母亲的语气做出回应。

求助者：我都是为你好，小孩子什么都不懂，由着自己的性子来。

咨询师：请你回应母亲的话。

求助者：你整天都让我不高兴，一点都不开心，还说是为我好，你是为了自己。

咨询师：请你模仿母亲的语气做出回应。

求助者：我太伤心了，我为你好，你还反过来指责我。

咨询师：你还有什么想对妈妈说的吗？请继续对妈妈说。

求助者：你伤心，不应该吗？你管着我、控制我，不让我开心，你伤心就是活该！

咨询师：你和妈妈都表达了自己的想法和感受之后，现在是什么心情呢？

求助者：好多了。

6.1.7　再抚育意象对话

求助者童年时期的痛苦经验，如果能够得到抚平，不再成为支持负性核心信念的证据，负性核心信念也就失去了支持。对于修复童年痛苦经验的方法，杰弗里·杨认为可以采用意象对话的方法，在征得求助者同意的情况下，咨询师得以进入求助者的童年经验场景中，直接与童年时期的求助者对话，抚慰求助者。

"再抚育"是图式治疗中的概念，意思是咨询师给求助者提供抚育，和父母给求助者抚育相比，属于再抚育的性质。再抚育要求咨询师在咨询关系中满足求助者童年时期的愿望，给予求助者关心、呵护和温暖。再抚育意象对话是咨询师透过意象对话的形式给予童年时期的求助者呵护、关怀和温暖。

再抚育意象对话包含三个步骤：① 征得求助者的同意后进入童年的痛苦经验场景中；② 咨询师再抚育受伤的童年求助者；③ 求助者模仿咨询师，给童年期的自己提供再抚育。需要说明的是，让成年时期的求助者去抚育幼年时期的自己，在核心信念阶段进行比较合适。如果在自动思维阶段，只做前面两个步骤即可。

咨询师：请你描述一下童年时期让你感到痛苦的场景。

求助者：那个时候我住在农村远房亲戚家里，半夜起来小便，结果却发现他们一家人偷偷地在饭桌上吃东西，没有叫我一起吃。

咨询师：你想到了什么，又有什么感受呢？

求助者：他们把我当外人，嫌弃我，有好吃的东西不想让我吃，我感到很伤心。

咨询师：你还想到了什么？

求助者：妈妈不爱我，她把我托付给农村的远房亲戚，这家人也不接受我。

咨询师：接下来，你有什么反应呢？

求助者：我只好悄悄地回到床上，一个人在床上独自伤心，他们一家人在那里吃得非常开心。

咨询师：我希望能够安慰到她，你能同意我和她聊一聊吗？

求助者：可以，但是你要离她稍微远一点。

咨询师：没问题，现在请让我走进这个场景中，我站在了她期望的位置。现在你能在这个场景中看到我吗？

求助者：能看到。

咨询师：你能作为童年的自己和那个场景中的我聊天吗？告诉我你当时的想法和感受。

求助者：好的。

咨询师：小朋友，你躺在床上在想什么，有什么感受呢？

求助者：我是一个被抛弃的人，妈妈和阿姨都不要我了，我很伤心。

咨询师：你希望我做点什么，能够让你好受一些呢？

求助者：你给我讲一个故事吧？

咨询师：你有什么想听的故事吗？

求助者：你讲什么故事我都愿意听。

咨询师：那我给你讲一个《伊索寓言》里的故事吧。

（省略故事内容）

求助者：好的。

咨询师：你现在心情好些了吗？

求助者：好些了。

咨询师：我会在这里陪着你，直到你希望我离开。当你觉得我可以离开的时候，就告诉我说，谢谢阿姨，我现在感觉很好，你可以离开了。

求助者：（片刻之后）谢谢阿姨，你可以离开了。

咨询师：好的，小朋友，我现在离开了。（暂停）我现在回到咨询师身份，我们继续对话，你也回到成年时期的自己。

求助者：好的。

咨询师：接下来，我邀请你像刚才我给童年时期的你抚慰一样。可以吗？

求助者：好的。

咨询师：现在请你重新回到刚才那个场景中，你重新回到床上了，一个人在床上独自伤心。看到这个场景就告诉我。

求助者：看到了。

咨询师：你走过去，就像我刚才去安慰童年时期的你一样。你先问问她现在的想法和感受是什么。

求助者：小朋友，你现在有什么想法和感受吗？

咨询师：现在你以童年时期的身份回答。

求助者（童年）：我是一个没有人爱的人，我很伤心。

咨询师：现在你做回自己，去回应童年时期的你。

小朋友（现在）：我可以为你做一些事情，你希望让我做点什么呢？

咨询师：请你以童年时期的自己做出回应。

求助者（童年）：请你给我讲个故事吧。

咨询师：你告诉他，你愿意满足她的要求。

求助者（现在）：可以，我来给你讲一个孙悟空的故事吧。

咨询师：童年时期的你回应了这个建议。

求助者（童年）：好的，我很喜欢听你给我讲故事。

（省略讲故事的过程）

咨询师：故事讲完了，现在你问问童年时期的自己，她的心情怎么样？

求助者（现在）：现在你的心情如何呢？

咨询师：请你作为童年时期的自己做出回应。

求助者（童年）：我的心情好多了。

6.2　角色扮演

心理剧疗法创始人雅各布·莫雷诺（Jacob Moreno）认为，谈论改变并非真正的改变，谈论情绪并非经历情绪，我们应该以体验和行为来经历生命而不是谈论生命。在莫雷诺看来，在心理治疗过程中让求助者亲身经历和感受很重要，不能仅仅停留在会谈上面。

在认知行为疗法的每次会谈中，咨询师与求助者就某个议程展开讨论，应用认知行为技术改变求助者的认知、情绪和行为。这样的改变实际上停留在谈论层面，它还需要求助者在现实生活中去实践，在实际中取得预期效果后就实现从"谈论改变"到"经历改变"。

对大多数心理问题而言，认知行为疗法帮助求助者从"谈论改变"到"经历改变"，最终求助者实现预期咨询目标是没有困难的。对情绪体验丰富的求助者而言，或者对需要在人际互动中实现改变的求助者而言，仅仅谈论就显得不够了，莫雷诺所说的"经历生命"的会谈就显得很有必要。

角色扮演是 CBT 咨询会谈中一个很重要的体验表达技术。在这里，求助

者和咨询师 ① 分别扮演现实生活中的角色，呈现求助者现实生活问题的情景，在这里，咨询师可以完成认知概念化；在这里，咨询师也可以通过角色互换方式，让求助者体验到不同角色的想法和感受，从而产生新的认知，从而实现认知改变、情绪改变和行为改变；在这里，求助者还可以演练并完成新的行为方案，提高现实生活中解决问题的可能性。

心理剧是一个更大规模的角色扮演，它借鉴了舞台剧的方法，通过人物角色设定（或角色互相）和剧情推进等方法，帮助求助者去体验和表达，并在这个过程中学习并实现改变。鉴于心理剧的实施需要更多人参与并耗费更多时间，不方便在日常咨询会谈中安排，我在此就不做更多介绍了。

6.2.1 理性情绪角色扮演

在心理咨询实践过程中，咨询师经常会遇到这样的情况，求助者一方面表示这些道理他都懂，也明白这样做是正确的；另一方面却表示自己根本做不到。比如，求助者能够接受"多吃蔬菜少吃肉有利于健康"的观念，但他不愿意改变原有的观念"多吃肉少吃菜"和相关的情绪和行为方法。在这种情况下，咨询师可以采用角色扮演的方式来帮助求助者实现自我说服，促使求助者改变原有情绪和行为习惯。

理性情绪角色扮演技术把新的认知内容视为理性角色，把原有情绪和行为内容视为情绪角色。在这个过程中，咨询师首先扮演理性角色力图驳倒求助者扮演的情绪角色。然后，双方交换角色，求助者扮演理性角色试图说服咨询师的情绪角色。在互换角色的过程中，求助者和咨询师相互借鉴对方扮演角色时的说法，求助者借鉴咨询师扮演理性角色时的说法有助于接受理性观念，咨询师借鉴求助者扮演情绪角色时的说法，能够帮助求助者自我驳斥。经过多次互换角色，求助者最后会更接受新的理性观念。

求助者担心煤气阀没有关闭造成漏气，家人会中毒身亡，因此需要反复检查煤气阀门是否关闭。经过咨询，求助者理解并同意这样的担心是没有必要的，他其实不用反复检查煤气阀门是否关闭。角色扮演的第一步是求助者扮演情绪角色表达自己的担忧，咨询师扮演理性角色与求助者进行辩论。

---

① 多数情况下需要咨询师扮演某个角色。

求助者（情绪角色）：我担心自己没有检查煤气阀门而漏气的话，家人会煤气中毒的。

咨询师（理性角色）：过去你检查过很多次，你有什么证据证明你检查煤气阀门是必要的，也就是说，你去检查煤气阀门的时候，结果却发现煤气阀门没有关闭？

求助者（情绪角色）：有两三次吧。

咨询师（理性角色）：在多长时间里，发生了两三次？

求助者（情绪角色）：大概是在半年时间里。

咨询师（理性角色）：在这半年时间里，你总共检查了多少次？你估算一下，按照平均每天检查几次估算一下？

求助者（情绪角色）：可能得有400次吧。

咨询师（理性角色）：那好，在近400次的检查里，你共发现了2～3次煤气阀门没有关闭，也就是说，没有关闭煤气阀门的概率不到1%，而你在检查时发现煤气阀门已经关闭的概率是99%。这说明你检查煤气阀门的想法是不合理的。

求助者（情绪角色）：可是，要是没有关闭煤气阀门而发生煤气泄漏，家人煤气中毒就非常危险了。

咨询师（理性角色）：刚才我们讨论了你有没有检查煤气阀门的问题，接下来，我们看煤气阀门有没有漏气的问题。在这半年时间里，你检查过近400次，有发现煤气漏气吗？

求助者（情绪角色）：没有。

咨询师（理性角色）：这说明什么？

求助者（情绪角色）：这说明我的担心是多余的？

咨询师（理性角色）：是的。我们来看，万一煤气漏气的话会有什么样的结果。你觉得煤气漏气最糟糕的结果是什么？

求助者（情绪角色）：家人煤气中毒，来不及救治而身亡。

咨询师（理性角色）：最庆幸的结果是什么呢？

求助者（情绪角色）：煤气泄漏很少，浓度低，家人没有煤气中毒。

咨询师（理性角色）：你觉得最有可能的结果是什么？

求助者（情绪角色）：就是煤气泄漏被发现了，没有造成事故。

咨询师（理性角色）：万一煤气真的泄漏的话，你有什么样的预防办法？

求助者（情绪角色）：书上说厨房要保持开窗通风，晚上把厨房门关好。

咨询师（理性角色）：很好。另外，定期检查煤气是否泄漏也是一个有效的做法。因为煤气泄漏是一个由少到多的过程。在泄漏早期就被发现会更重要一些。

求助者（情绪角色）：对的。

咨询师（理性角色）：现在你还担心不用反复检查煤气阀门是否关闭，会造成家人煤气中毒吗？

求助者（情绪角色）：不担心了。

咨询师：我们现在把角色互换，我来扮演你刚才的情绪角色，你来扮演我刚才的理性角色。在这个过程中，我会试图重复你刚才对我说的话，你要想办法说服我不要担心。你可以借鉴我刚才的辩论方法，争取说服我。

求助者：好的。

咨询师：我们现在就开始？

求助者：可以。

咨询师（情绪角色）：我担心自己没有检查煤气阀门而造成煤气泄漏，家人会煤气中毒的。

求助者（理性角色）：过去你检查过很多次，你有证据证明检查煤气阀门是否关闭是有必要的吗？你在检查煤气阀门的时候，有几次发现煤气阀门没有关闭？

咨询师（情绪角色）：有两三次。

求助者（理性角色）：你估计在多长时间里发生了两三次？

咨询师（情绪角色）：半年时间。

求助者（理性角色）：在这半年时间里，你检查了多少次？你估算一下。

咨询师（情绪角色）：四五百次。

求助者（理性角色）：在四五百次的检查中，你只发现两三次自己没有关闭煤气阀门，没有关闭煤气阀门的概率不到1%，煤气阀门已经关闭的概率是99%。这说明你检查煤气阀门是否关闭的想法是不合理的。

咨询师（情绪角色）：可是，要是没有关闭煤气阀门发生煤气泄漏，家人就会煤气中毒，非常危险。

求助者（理性角色）：在这半年时间里，你检查过四五百次，有没有发现煤气泄漏？

咨询师（情绪角色）：没有。

求助者（理性角色）：这说明什么？

咨询师（情绪角色）：这说明我的担心是多余的？

求助者（理性角色）：是的。如果煤气真的泄漏的话，会有什么样的结果呢？你觉得煤气漏气最糟糕的结果是什么？

……

6.2.2　行为预演的角色扮演

在认知行为疗法的咨询实践中，角色扮演经常被用在帮助求助者演练新的行为方案上。经过咨询会谈，求助者也许能够接受新的想法（即替代思维），对于行为改变求助者可能没有信心。对求助者而言，新的行为意味着风险，同时他们也可能担心自己并不具备相应的技能，最终把事情搞砸。在这种情况下，如果能够在咨询室对行为方案做一些模拟演练，就能增强求助者行为方案付诸实施的信心，同时也可以演练相应的行为技能。

行为预演的角色扮演通过角色扮演的形式帮助求助者实践新的行为方案。在这里，求助者和咨询师分别扮演不同的角色（必要时互换角色），演练可能的情况和相应的应对技能，咨询师可以对求助者的自动思维和行为反应予以指导，最终确保行为演练取得成功。

求助者前些天过生日，老公买了生日蛋糕，却没有买生日礼物。求助者感到失望，进而指责老公小气，后悔自己当初看错了人。经过咨询会谈，求助者认识到老公很可能不了解自己的心愿，她需要把自己的心愿向老公表达出来，老公就更有可能达成自己的心愿了。当咨询师要求她回家后和老公提这件事情时，她没有信心，担心老公依然会拒绝。

咨询师：我们在这里做角色扮演，演练表达心愿让老公答应买礼物的过程，这样能够增强你完成这项任务的信心。现在我来扮演你的老公，你扮演你自己，看看你是怎么样向我提出要求的。

求助者（自己）：老公，我还是想要一个礼物，没有礼物，这个生日过得很没劲。

咨询师（扮老公）：老婆，我给你买生日蛋糕了，家里花钱的地方还很多，不要乱花钱。

求助者（自己）：我一年来辛辛苦苦，上班工作，下班还要带孩子，舍不得买名牌化妆品，要个礼物怎么啦！

咨询师（扮老公）：你辛苦，我也辛苦，你省钱，我也省钱，大家都在为家付出。

求助者（无语，不知道该怎么往下说了。）

咨询师：在刚才的对话中，你主要陈述了自己想要礼物的理由，这样的说法没有打动老公，诉诸感情也要对老公共情。现在我们互换角色，你扮演你的老公，我扮演你，重新展开对话。

求助者：好的。

咨询师（扮求助者）：老公，我这个生日过得真没劲。

求助者（扮老公）：怎么啦？

咨询师（扮求助者）：我盼了好久，希望生日能够收到你的生日礼物，结果没有收到，感到很失望。

求助者（扮老公）：我给你买了生日蛋糕。

咨询师（扮求助者）：是的，可我还是想要一个生日礼物，你给买的生日礼物。

求助者（扮老公）：老婆，家里要还房贷，花钱的地方很多，不要乱花钱。

咨询师（扮求助者）：是的，家里花钱的地方很多，可我还是想要你给我买一个礼物。

求助者（扮老公）：老婆，要懂事，不要随便乱花钱。

咨询师（扮求助者）：是的，不要乱花钱，可我还是想要你给我买一个礼物。你看这样好不好，你买一个500元的礼物就行了。

求助者（扮老公）：500 元太多了，银行卡上也没有多少钱了。下个月还
　　　　要给孩子交培训费。

咨询师（扮求助者）：是的，下个月要给孩子交培训费。我还是想要一个
　　　　礼物，450 元的礼物行不行？

求助者（扮老公）：450 元还是太多了，这样吧，买个 200 元的礼物怎
　　　　么样？

咨询师（扮求助者）：谢谢老公，我想要的那个礼物稍微贵一点，需要
　　　　350 元。

求助者（扮老公）：350 元有点贵。

咨询师（扮求助者）：是有点贵，但收到这个礼物，我会很开心，我会开
　　　　心很长时间。你希望我开心吗？

求助者（扮老公）：我当然希望你开心。好吧，给你买！

咨询师：在刚才的角色扮演中，你学到什么了呢？

求助者：不要和对方讲道理，认同他的说法，反复提出自己的要求。

咨询师：是的，认同对方就避免了争执，反复表达心愿让对方意识到这件
　　　　事对你很重要，沟通过程中妥协也是必要的。接下来，我们再次
　　　　互换角色，你扮演你自己，我扮演你老公，把你学到的技巧应用
　　　　起来，看看能不能说服老公给你买礼物。

求助者：好的。

……

6.2.3　新旧信念空椅子对话

图式治疗创始人杰弗里·杨为了能让求助者改变原有的认知信念，提出了
一个图式方和健康方进行对话的方法[①]。在那里，图式方代表求助者原有的认知
信念，在童年时期形成的旧的中间信念和核心信念，健康方代表的是求助者需
要发展和形成的新的认知信念。通过空椅子技术，让求助者的新旧信念（即图

---

① 杰弗里·杨 等.图式治疗：实践指南 [M].崔丽霞，等译.北京：世界图书出版公司，2010：105-
109.

式方和健康方）进行对话，在咨询师的指导下，让求助者形成新的认知观念。

由于图式方和健康方对话用语比较难懂，我们把它命名为新旧信念空椅子对话。在这个过程中，放置两把椅子，一把椅子代表求助者旧信念（即图式方），另一把椅子代表新信念（即健康方）；求助者交替坐在这两把椅子上，分别代表旧信念和新信念表达自己的想法，让两种信念交锋，在咨询师的指导下，直到新信念取得胜利。

在杰弗里·杨的实践中，咨询初期就采用这种对话方式，这时健康方的力量比较薄弱，咨询师强力介入提供指导就很有必要。另外，这样的对话也需要数月时间的练习，求助者的健康方才能占据主导地位。在认知行为疗法三阶段咨询（自动思维、中间信念和核心信念）规划中，提出新信念后再应用新旧信念空椅子对话的效果更好些，求助者实现转变需要的时间也更短。

咨询师：我们来做空椅子对话练习，帮助你来处理朋友向你借钱两周多还没有归还的这个议程。这里有两把椅子，上面分别贴有"新信念"和"旧信念"的字条。当你坐在贴有"旧信念"字条的椅子上时，就按照旧信念"我要是计较，她就会离我而去"来思考和对话；当你坐在贴有"新信念"字条的椅子上时，就按照新信念"如果能够澄清想法，表达感受，对人友善，人际关系就能变好"来思考和对话。明白了吗？

求助者：明白了。

咨询师：好的，现在请你坐在"旧信念"的椅子上。（待求助者坐好后继续）我们现在来讨论朋友借钱两周尚未归还这个议程。对于这个事情，你是怎么想的呢？

求助者（旧信念）：时间都过去两周了，她都没有归还的表示，她应该是不想归还了。

咨询师：既然如此，你想做什么呢？

求助者（旧信念）：我想问她要，但是担心她会不高兴，反过来还说我小气。

咨询师：现在请你坐到"新信念"椅子上，对"旧信念"的说法做出回应。

求助者（新信念）：你怎么知道她会不高兴，会指责你小气呢？

咨询师：现在请你坐回"旧信念"的椅子上，回应新信念的质疑。

求助者（旧信念）：我只是担心。

咨询师（指导求助者）：在你过去的经验中，你的这位朋友或者你周围的人有这样做过吗？比如，问她还钱她反而会不高兴还指责别人。

求助者（旧信念）：有的，上个月班上一位同学就是这样的。

咨询师：现在请你坐回新信念的椅子上，回应旧信念的说法。

求助者（新信念）：你说的事情的确有可能发生。但你和她是朋友，她不会生气也不会指责你。

咨询师（指导求助者）：这样的安慰不会有太大的力度，你可以从发散思维的角度引导她。比如，朋友为什么不还钱，对方被问还钱感到不高兴有哪些解释。

求助者（新信念）：朋友两周没有还钱可能是不想归还，还有可能是忘记了，也可能是现在手里没钱。另外，当一个人被要求还钱感到不高兴也有多种可能情况，比如，当众被要求还钱让自己没面子，也可能觉得对方质疑自己的人品等。

咨询师：现在请你坐回旧信念的椅子上，回应新信念的说法。

求助者（旧信念）：你说的可能性都存在。我怎么知道是什么情况呢？

咨询师（示意求助者交换座位）。

求助者（新信念）：你可以了解对方为什么没有还钱，忘记了还是有别的原因。

求助者（旧信念）：怎么问呢？

求助者（新信念）：你可以直接问，两周前咱们聚餐的费用，你那部分钱还没有给我，你是忘记了吗？

咨询师（指导求助者）：可以这样表达，"咱们聚会已经过去两周了，那次大家都玩得很开心，要是我没有记错的话，你那份钱还没有给我，如果你着急用钱的话，等你有钱了再给我。"

求助者（新信念）：咱们聚会已经过去两周了，那次大家都玩得很开心，要是我没有记错的话，你那份钱还没有给我，如果你着急用钱的话，等你有钱了再给我。

求助者（旧信念）：她不给我怎么办？

咨询师（指导求助者）：可以这样表达，"咱们聚会已经过去两周了，那次大家都玩得很开心，要是我没有记错的话，你那份钱还没有还给我，我现在急需用钱，你什么时候能给我呢？"

求助者（新信念）：咱们聚会已经过去两周了，那次大家都玩得很开心，要是我没有记错的话，你的那份钱还没有给我，我现在急需用钱，你什么时候能给我呢？

求助者（旧信念）：要是对方说现在没钱，怎么办？

求助者（新信念）：那就说明朋友不是不想还钱，而是因为缺钱了。

求助者（旧信念）：那要是她有钱故意不想归还呢？

求助者（新信念）：你和她交往那么久，你觉得她是那样的人吗？

求助者（旧信念）：当然不是。

求助者（新信念）：所以，你现在知道该怎么办了吗？

求助者（旧信念）：明白了，我问问她就可以了。

第 **7** 章
成长经验修复

　　求助者的负性核心信念源自童年时期的生活经验，并在成长过程中得到巩固和发展，由于求助者选择负面关注、低估正面证据等认知歪曲，使得求助者的负性核心信念得到巩固。为了修正求助者的负性核心信念，我们要从现在和过去两个方面入手。认知行为疗法认为，干预策略应当是从现在到过去，因此，我们首先需要通过求助者当下的正面经验和证据来重建新的核心信念——正性核心信念。然后，在处理童年和成长时期的负面经验时，对这些经验的处理，不仅要抚平求助者童年的创伤，而且要削弱这些经验对于负性核心信念的支持。

　　本章给大家介绍两部分内容，一是基于现在经验的核心信念重建，这部分内容主要通过纠正求助者的认知歪曲让更多的正面经验进入记忆中，让正性经验占据主导地位，从而确定正性核心信念；二是对童年经历中的经验（特别是负性经验）的梳理，抚平创伤的同时削弱其对负性核心信念的支持，并从成长经验中挖掘对正性核心信念的支持证据。

7.1　核心信念重建

　　在生活和心理咨询实践中，我们经常会遇到自卑的人。他们认为自己能力不行，不招人喜欢，其行为往往退缩，不仅学习工作不努力，而且在人际交往上敏感、多疑、退缩。他们的这些表现实际上是核心信念有问题，也就是他们的核心信念是负性的。要修正求助者的负性核心信念，根据认知行为疗法的干预策略，我们应该从自动思维阶段入手，然后是中间信念阶段，最后是核心信念阶段。我们在核心信念阶段来处理这个问题。

认知行为疗法之所以在核心信念阶段直接处理无能、不可爱和没有价值等这样的核心信念问题，这是因为求助者正性核心信念的建立需要支持证据，也就是求助者的生活要变好——学习进步、工作提升和人际关系改善。有了这些证据，我们就可以通过监控核心信念运作来纠正核心信念的维护机制——选择性负面关注等认知歪曲，在积累充分证据的基础上提出正性核心信念，通过核心信念作业表来巩固正性核心信念。

7.1.1 监控核心信念运作

为了纠正求助者的负性核心信念，咨询师首先需要破解负性核心信念的维护机制。这些机制是为了维护负性核心信念而产生的，如果不能破解这些维护机制，就没有办法纠正负性核心信念。

负性核心信念的维护机制主要体现为四种认知歪曲：**选择性负面关注**、**低估正面证据**、**否认正面证据**和**拒绝相反假设**。纠正这四种认知歪曲或破解负性核心信念的维护机制主要靠监控核心信念运作来实现，具体形式为填写每日生活事件表（见表 7-1 和表 7-2）。求助者记录发生在每天生活中的所有事情，包括积极事件、消极事件和中性事件。

因为求助者存在选择性负面关注，他们往往会注意到消极事件而忽视积极事件，求助者更容易填写消极事件而更难填写积极事件；由于求助者存在低估或否定正面证据等认知歪曲，也就可能把积极事件视为中性事件或消极事件。为了纠正求助者的认知歪曲，咨询师需要在求助者填写"每日生活事件表"的基础上，与求助者讨论每个事件的重新归属——基本思想就是纠正求助者的认知歪曲，把消极事件变成中性事件或积极事件，把中性事件变成积极事件。在确定事件重新归属的过程中，如果求助者不同意，咨询师不要强求。

表 7-1 是一位中学生填写的每日生活事件表，内容涉及学习和人际关系等方面。在 11 月 23 日至 24 日的两天里，积极事件有 3 个、中性事件有 6 个、消极事件有 4 个。经过与咨询师的讨论，积极事件变成 8 个、中性事件变成 2 个、消极事件变成 2 个（见表 7-2）。咨询师与求助者重新确定事件归属时的主要考虑：这些事件是否说明求助者的能力、可爱和有价值，如果是，就归到积极事件中，如"我帮助老师把作业本从办公室抱出来发给同学们"这件事说明

自己得到了老师的喜欢或认可，故此认定为积极事件。如果生活事件不涉及个人因素（如能力等），或者是外部因素造成的，这时可以认定为中性事件，如"乘坐公交车时他人指责我踩到了他的脚，车上人多拥挤，无法避免。"

表 7-1　每日生活事件表（示例）

日期	积极事件（＋）	中性事件（〇）	消极事件（－）
11月23日	• 化学期中考试成绩排在班级前 10 名	• 我帮助老师把作业本从办公室里抱出来发给同学们 • 数学课上，老师让我在黑板上做练习题 • 课间，和同学们争论国际时事	• 让室友帮助我把书带回宿舍，他没有同意 • 生物期中考试没有考好
11月24日	• 英语作文被老师当作范文在班上朗读 • 爷爷来我家，给我带了喜欢吃的食物	• 语文老师让我在班上背诵课文 • 同桌向我请教化学实验大题怎么做 • 轩轩同学表示希望和我组成英语互助小组，大家一起背单词、练口语	• 乘坐公交车时，他人指责我踩到他的脚了 • 妈妈指责我说，今天没有扔垃圾

表 7-2　每日生活事件表（修正后）

日期	积极事件（＋）	中性事件（〇）	消极事件（－）
11月23日	• 化学期中考试成绩排在班级前 10 名 • 我帮助老师把作业本从办公室抱出来发给同学们 • 数学课上，老师让我在黑板上做练习题，我做对了 • 课间，和同学们争论国际时事，气氛热烈	• 生物期中考试没有考好，整体成绩在班上的名次稳定	• 让室友帮助我把书带回宿舍，他没有同意
11月24日	• 英语作文被老师当作范文在班级上朗读 • 爷爷来我家，给我带了喜欢吃的食物 • 语文老师让我在班上背诵课文 • 同桌向我请教化学实验大题怎么做 • 轩轩同学表示希望和我组成英语互助小组，大家一起背单词、练口语	• 乘坐公交车时，他人指责我踩到他的脚了，车上人多拥挤，无法避免	• 妈妈指责我说今天没有扔垃圾

7.1.2　核心信念作业表

提出正性核心信念后，咨询师还需要继续巩固求助者的正性核心信念。具体方法就是继续让求助者关注生活中每天发生的事情，把每天发生的事情填写在核心信念作业表中。

核心信念作业表要求求助者填写每天生活中发生的支持新信念或反驳旧信念的证据和支持旧信念的证据并对其重新解释（见表 7-3）。求助者经历监控核心信念运作练习后，选择性负面关注、低估或否认正面证据之类的认知歪曲得到修正，能够更多注意自己生活中积极、正面的事情，把这些正面的事情填写在"支持新信念 / 反驳旧信念的证据"一栏中。至于求助者生活中出现的消极事件，这些事情看起来是支持原有核心信念的，只要求助者能够应用前期自动思维阶段会谈中所学到的认知行为技术，就可以做出合理的重新解释而不必危及新的核心信念。

表 7-3　核心信念作业表（示例）

日期	新的核心信念	我是有能力的也是有用的人	旧的核心信念	我不是好人
		支持新信念 / 反驳旧信念的证据		支持旧信念的证据及其重新解释
12月18日		• 伟豪同学加入我们的英语互动小组 • 我被同学们推举为英语课代表 • 我主动举手回答化学老师在课堂上提出的问题 • 妈妈有事着急出门，我帮助妈妈收拾厨房 • 今天晚上 10 点前，我完成了全部家庭作业		• 与前桌女同学开玩笑，对方说我"讨厌"（自己说话没掌握好分寸，她感到不高兴，她说讨厌只是表达对我说话方式的不高兴，并非指我这个人是令人讨厌的）

7.1.3　积极自我陈述记录

如果求助者在生活中并没有太多的积极正面事件，特别是咨询师打算在咨询会谈初期就希望在处理自动思维的同时，也干预求助者的核心信念。比如，无能、不可爱、没有价值这类信念。这个时候，我们可以采用积极的自我陈述记录方法。

在心理咨询实践中，许多心理咨询师都喜欢让求助者说出自己或他人的20个优点或品质，他们觉得求助者能够说出这些优点就能肯定自己或他人。咨询师可能会发现，当求助者说出自己或他人的20个优点时，他们自己感到非常惊讶，对自己的看法有所改变；但随着时间的推移，他们又回到老样子，没有长期效果。之所以会出现这样的情况，一方面，是因为一个人的优点和品质是静态的，如善良，一旦拥有这个品质，求助者不需要做什么来使得自己保持善良；另一方面，尽管存在这些优点，但他们的问题依然存在。

从认知行为疗法来看，我们与其让求助者罗列出自己或他人的20个优点，不如让求助者说出自己所做的良好行为，因为行为是可以重复的。比如，帮助他人这个行为，求助者就可以经常去帮助他人。每当求助者表现出良好行为时，就会得到肯定，只要他坚持做出良好行为，得到的肯定就越多。这样就带来两个结果：一是自我评价提高，另一个是良好行为往往带来问题解决或生存状态好转。

积极自我陈述记录表要求求助者填写每天生活中发生的积极、正面的事件，这些事件包括自己做的良好行为，也包括发生在自己身上的好事。它和监控核心信念运作的每日生活事件表和核心信念作业表的不同之处在于，这里不要求填写消极事件或中性事件，只要求填写积极事件。这样安排的原因是求助者生活中消极事件多于积极事件，如果都填写的话，会打击求助者的信心；另外，求助者原先存在的选择性负面关注，在这里我们只让求助填写积极事件，就是训练他选择性正面关注，起着纠偏的作用。

表 7-4　积极自我陈述记录表（示例）

日期	新的核心信念	我能力还好，人际关系也不错
		支持新信念的证据
12 月 6 日		1. 我给姥姥准备了礼物，视频里告诉她这个消息，她非常高兴 2. ACT 模考成绩有提高，特别是阅读部分 3. 收到耶鲁发来的信息，告诉我三天后安排一个视频面试 4. 在历史课小组辩论赛上，我们组赢了 5. 一位老人被歹人欺负，我勇敢上前帮助了老人，那歹人悻悻而去

7.2　成长经验重构

在求助者的成长经验中，由于自身能力的局限及重要他人（如父母、老师等）的局限，求助者的心愿没有办法得到很好的满足，求助者与重要他人的互动过程中不可避免地形成一些负面经验（甚至是创伤经验），这些负面经验上面附着消极情感，也支持着负性核心信念。

一旦正性核心信念得到巩固，我们就可以与求助者一起回顾这些成长经验。一方面，处理附着在负面经验上的情感，另一方面，就是削弱这些经验对负性核心信念的支持，最终的目的是让成长经验也能支持正性核心信念。

7.2.1　发现早期记忆

求助者的负性核心信念（如无能的、不可爱的），或者是某种负面自我评价（如我不会说话），或是某种情绪体验（如自卑感、无能感）都与童年成长经验有关。这些成长经验可能会因为刻骨铭心，求助者对这些事情印象深刻；也可能会因为求助者不想面对或岁月变迁，求助者对此无法回忆。

如果求助者不能回忆起与负性核心信念、负面自我评价和消极情绪体验相关的早期记忆，咨询师就无法对这个部分的成长经验进行修复。因此，当求助者无法回忆这些早期记忆时，咨询师可以通过采用冥想的方法让求助者回忆起相关经历。

发现早期记忆可以这样操作：让求助者闭上双眼，做几次深呼吸，让求助者放松平静下来。然后让求助者将注意力集中在某个想法（如我不会说话）或某种感受（被人歧视）上，在头脑中重复这个想法或体验这种感受，等待头脑中相关的早期记忆冒出来即可。如果求助者头脑中没有相关早期记忆出现，可以换个时间重新进行发现早期记忆的活动。

咨询师：你的核心信念是"我很差劲"，现在我们来探索这个核心信念是怎么来的，有些什么样早期记忆使得你形成这样的信念。可以吗？

求助者：可以。

咨询师：闭上双眼，做几次深呼吸，让自己放松平静下来。（暂停）请把注意力集中在"我很差劲"这个想法上，你想到自己是很差劲的，等待头脑中早年相关记忆的出现。一旦出现了，你就告诉我"有了"。

求助者：有了。

咨询师：那是一个什么情境，你可以说得详细些，那个时候你多大，是什么样子？

求助者：幼儿园庆祝六一儿童节，我和班上的部分同学参加了节目表演，妈妈和其他家长观看了节目表演。表演结束后，我高兴地扑向妈妈，结果妈妈一边给我零食，一边批评我的节目表演得不好，说我的动作和表演与其他的同学不一样，还说我的表现差劲、丢人。我那个时候在读幼儿园中班，也就是 5 岁。

咨询师：现在请继续把注意力集中在"我很差劲"这个想法上，想到自己很差劲，看看还有没有其他的早期记忆出现，如果出现了，你就告诉我"有了"。

7.2.2 传记分析技术

撰写个人传记是求助者重新审视成长经历的最好途径和方式。通过撰写个人传记，求助者得以回顾成长过程中的事情，以及这些事情对自己的影响。当然，传记的内容既有童年时期的负面经验或创伤经历，也有正面的、积极的内容，诸如个人成功的时刻，来自父母的爱与呵护，等等。

传记分析技术就是邀请来访者撰写从出生至今的传记，通过求助者撰写传记、丰富传记，和咨询师讨论传记，以及修改和定稿传记过程，个人传记就变成了抚平童年伤痛和支持新的正性核心信念的证据。

传记分析技术包括如下三个步骤。

第一步，安排求助者撰写传记。在撰写过程中，求助者可以把相关内容按照人生时期区分不同章节，可以给每个章节命名。在这个阶段，咨询师在指导求助者描述每个生活事件时，要充分认知概念化相关内容（如情境、自动思维、情绪和行为）。

第二步，**充实正面经验记忆内容**。这些内容因为不符合原有负性核心信念，容易忽略或遗忘，求助者需要刻意去寻找。

第三步，**重新解释传记中的负性事件**。这是传记工作的重要部分，也是咨询师与求助者咨询会谈的重要议程。咨询师和求助者可以应用自动思维阶段的技术来具体分析这个痛苦经验和创伤经历的真相，抚平痛苦情绪和削弱对旧信念的支持。

在这里，给大家说明重新解释传记中负性事件的方法。首先是求助者撰写传记，内容中有相关负性事件，如：

> 小学三年级的寒假，快过年了，妈妈从外地回家。其实她回的是外婆家，我在外婆家住，也算作是回家了。过年前几天，外婆、妈妈、舅舅等都在准备过年的吃的喝的，我和舅舅的孩子在堂屋里跑来跑去。我爬到桌子上拿一个玩具时不小心碰倒了暖水瓶，水瓶里的开水洒出来把我的皮肤烫伤了。妈妈带我去医院，因为看病要花钱，她在护士面前数落我。

咨询师指导求助者补充横向认知概念化（即情境、自动思维、情绪和行为）的相关内容后，得到这样的文本：

> 小学三年级的寒假，快过年了，妈妈从外地回家。其实她回的是外婆家，我在外婆家住，也算作是回家了。过年前几天，外婆、妈妈、舅舅等都在准备过年的吃的喝的，我和舅舅的孩子在堂屋里跑来跑去。我爬到桌子上拿一个玩具时不小心碰倒了暖水瓶，水瓶里的开水洒出来把我的皮肤烫伤了。妈妈带我去医院，因为看病要花钱，她在护士面前数落我。**妈妈不爱我，不关心我，心疼钱不想花钱给我治病，不想为我付出，在我身上花钱花时间她非常不情愿。想到这些，我就会感到心情压抑，十分沉重。**

概念化之后，咨询师就可以应用认知行为技术讨论。在这段文本中，求助者在咨询师的引导下，加之求助者现在已经是成年人，她最终成功地理解了母亲当时的心情和表现，与自己是否值得爱无关，母亲的表现与"我是不可爱的"这个核心信念无关。

> 小学三年级的寒假，快过年了，妈妈从外地回家。其实她回的是外婆家，

我在外婆家住，也算作是回家了。过年前几天，外婆、妈妈、舅舅等都在准备过年的吃的喝的，我和舅舅的孩子在堂屋里跑来跑去。我爬到桌子上拿一个玩具时不小心碰倒了暖水瓶，水瓶里的开水洒出来把我的皮肤烫伤了。妈妈带我去医院，因为看病要花钱，她在护士面前数落我。爸爸和妈妈离婚后，妈妈要养家糊口，生活压力很大。妈妈是爱孩子的，把孩子托付给老人抚养也是迫不得已，难得过年回家想着家人团聚，自己却被烫伤给他们添乱，自然不高兴。妈妈数落我的时候，比较好的方式是让她数落几句宣泄她的情绪，回家后准备些好吃的东西给妈妈，表示对她的爱和关心，改善和她的关系。

7.2.3　童年意象对话

在杰弗里·杨的图式治疗里，意象对话被视为疗愈童年创伤的重要手段。心理咨询师让求助者通过意象的方式回到过去，让过去的创伤经验自然的浮现出来，被求助者"看见""经历"和"体验"。一旦创伤经验得到重现，就可以疗愈它。

疗愈童年创伤的意象对话包括如下三个步骤。

第一步，在意象中重现童年创伤经验场景（相关内容参见 6.1.5 节连接童年与现在的意象对话的相关部分）。

第二步，创伤经验的情绪表达。在创伤经验中，求助者通常有两个方面的情绪，一是针对加害者（通常是重要他人）的愤怒，二是对自己受到伤害感到的悲伤。当求助者通过意象再次置身于创伤现场，咨询师要鼓励并指导幼年的求助者向加害者表达愤怒，诉说自己受到的伤害，主张自己的权利。咨询师要指导求助者通过现在的我对幼年的我的悲伤情绪进行抚慰。（前者参见 6.1.6 节情绪表达意象对话，后者参见 7.2.4 节两个我对话技术）。

第三步，再抚育意象对话。咨询师得到求助者的同意后，进入求助者的创伤现场，给予求助者抚慰，呵护受伤的心灵，为求助者提供安全感等。接下来，咨询师让求助者（即现在的我）模仿咨询师的做法，向意象中幼年的我进行抚慰。

求助者童年时期的痛苦经验或创伤经历，通过意象对话的形式再次呈现出来，呈现出来也就有了处理的机会。杰弗里·杨认为处理这些经验时先要指导求助者情绪表达，让其宣泄压抑多年的愤怒和悲伤，情绪的宣泄会使得负面情绪得到释放。在情绪得到释放后，再做心理建设工作，也就是提供再抚育的意象对话，经过这样的过程，求助者的童年创伤得到了疗愈。

需要说明的是，有关童年意象对话疗愈童年痛苦经验和创伤经历的技术方法内容在前面已经介绍过了，在这里只对操作流程和思路进行说明，具体对话示例就不再呈现，大家可以阅读相关章节（6.1.5 节至 6.1.7 节）。

7.2.4 两个我对话技术

两个我对话也是一种通过意象对话的方式来修复童年经验的技术方法，不过两个对话与杰弗里·杨的图式治疗的做法（参见 7.2.3 节童年意象对话）有两个重要的不同：其一，两个我的意象对话是两个我的对话（现在的我与过去的我之间对话），咨询师并不进入求助者的意象中；其二，对话的内容体现认知行为疗法的特色，对话的过程包括认知概念化、评估情绪强度和自动思维相信程度，以及认知行为技术改变认知和行为等内容。

两个我对话技术应用步骤如下：

第一步，进入安全地带，冥想给自己带来平静和安全的情景；

第二步，负性情绪事件的情境重现，体验情绪感受、觉察认知；

第三步，认知概念化和评估自动思维相信程度和情绪强度；

第四步，引入现在的我，展开与童年的我对话，对话中应用认知技术干预；

第五步，认知改变，情绪改善；

第六步，行为改变，结局改变。

求助者回忆说，9 岁那年学校大扫除，每个同学都要自带工具，他照例从家里拿了一把笤帚。放学后，他到一位同学家里玩，结果把笤帚遗忘在同学家里了。妈妈下班回家，发现笤帚不见了，不禁大发雷霆，打了他两巴掌后，把他赶出了家门："找笤帚去，找不到就别回来！"求助者哭着离开了家。此时夜幕已经降临，同学的家在山脚下，求助者不敢独自一人走那么远的路，他伤心极了，天慢慢黑透了，他躲到了离家不远的桥下。

咨询师让求助者闭上双眼，做几次深呼吸，进入安全地带[①]，然后再现求助者躲在大桥下的情境，明确了求助者此时的自动思维是"妈妈觉得我笨，总是丢三落四，妈妈不要我了"，情绪体验是沮丧和绝望。评估自动思维的相信程度为100%，情绪强度为70%。完成这些内容后，进入童年经验的认知干预环节。

咨询师：现在我们让成年的菲菲通过时空隧道来到现场，你希望她坐在什么地方？

求助者：坐在我旁边吧。

咨询师：好的，现在你能想象到成年的菲菲坐在童年的菲菲旁边吗？（待求助者回应后）现在你扮演成年的菲菲对场景中童年的菲菲说话，询问她怎么啦？

求助者（成年的菲菲）：你待在这里，发生了什么事？

咨询师：现在你扮演童年的菲菲，回答成年的菲菲的询问。

求助者（童年的菲菲）：我把扫帚遗落在同学家，妈妈说找不到扫帚就不让我回家。妈妈不要我了。

咨询师：现在你扮演成年的菲菲，对童年的菲菲的话做出回应。

求助者（成年的菲菲）：妈妈只是很生气，她没有不要你的意思。她和你说了很多遍，结果你还是丢三落四的，她感到非常挫败，想让你长点记性而已。

咨询师：现在你扮演童年的菲菲，对成年的菲菲的话做出回应。

求助者（童年的菲菲）：是吗？

咨询师：你扮演成年的菲菲，继续与童年的菲菲对话。

求助者（童年的菲菲）：你还记得妈妈也曾因为其他的事情对你非常生气，但她还是给你吃饭，给你衣服穿，也还是关心你的健康，也会给你买玩具！

咨询师：你扮演童年的菲菲，继续与成年的菲菲对话。

---

① 安全地带练习方法参见6.1.5节连接童年与现在的意象对话中的相关内容。

求助者（童年的菲菲）：你说得对，妈妈的确只是生气，不会不要我，这样我就放心了。

咨询师：现在你扮演成年的菲菲，指导她解决当前的问题。

求助者（成年的菲菲）：天晚了，明天再拿回扫帚吧。回去给妈妈说自己知道错了，明天一定记得把扫帚拿回来。

咨询师：你扮演童年的菲菲，继续与成年的菲菲对话。

求助者（童年的菲菲）：要是妈妈不同意怎么办呢？

咨询师：你现在扮演成年的菲菲。

求助者（成年的菲菲）：妈妈会同意的。你可以站在家门口说，如果妈妈原谅你，就会让你进门，不原谅你，你就站在家门口。在家门口总比在大桥下安全些。

咨询师：你扮演童年的菲菲，继续与成年的菲菲对话。

求助者（童年的菲菲）：这样可以，天太黑了，很吓人。妈妈不同意，我就站在家门口也是一个办法。

咨询师：童年的菲菲，请问你现在沮丧和绝望的情绪还有多少呢？

求助者（童年的菲菲）：20%吧。

咨询师：你对妈妈不要你这个想法的相信程度还有多少呢？

求助者（童年的菲菲）：40%。

通过两个我的对话，求助者的自动思维和情绪得到改善，咨询师让求助者从童年情境退回到安全地带，然后通过注意呼吸回到咨询现场，结束整个对话练习活动。

7.2.5 写剧本技术

写剧本技术是通过文学作品（即剧本）的形式，对早年的经历（特别是那些支持负性核心信念的经历）进行重新叙述，通过增加人物角色来重新演绎当年故事，消解早年经历对核心信念的支持性作用，为求助者放弃负性核心信念而选择正性核心信念打下坚实基础。和传记分析技术及两个我对话技术相比，写心理剧本重在通过想象故事情景并用文字形式来呈现，形式上有所不同，效果上区别不大。

剧本的写作内容包括时间、场景、人物和对话等。写剧本要求求助者首先描述早年所经历的事情的具体情形：什么时间、具体情景，有哪些人在场，他们都说了些什么话等。在心理咨询师的指导下，让求助者对当年的场景有一个新理解，然后增加"成年的我"这个角色到原来场景中，通过"成年的我"与"童年的我"进行对话，矫正"童年的我"对当时事件的认知歪曲。最后通过剧本的形式把这个过程记录下来。

时间：*初秋的傍晚*

地点：*南方/童年/我的农村老家*

人物：*童年的我、妈妈、爸爸、成年的我*

天色已晚，童年的我与四五个小伙伴从村口池塘里爬出来，各自穿上衣服，相互告别之后回家去。刚要进门，妈妈就从厨房里冲了出来，一幅怒气冲冲的样子。童年的我从来没有看到过妈妈这样的表情，心里暗自叫苦："坏了，坏了，我怎么惹妈妈生气了，难道在池塘洗澡的事情被她知道了？"

妈妈冲过来，像老鹰抓小鸡似地抓着我，往她怀里一拉，童年的我的屁股就暴露在妈妈面前。妈妈一边打童年的我，一边说："我让你洗，我让你洗，今天不好好揍你，你就不长记性！"我哭了起来，妈妈听到童年的我的哭声，反而更加生气了。

过了一会儿，家里开饭了。爸爸和妈妈坐在饭桌前吃饭。爸爸问妈妈："叫孩子来吃饭吧？"妈妈说："今晚饿他一顿，让他长记性，要不然以后还不知道做出多少危险的事情来。"爸爸没有再说什么了。在房间里的童年的我闻到饭香，最终也没有吃上饭。

（现在轮到成年的我出场。）

成年的我来到我童年时我的房间，用手温暖地拍着童年的我的肩膀，对童年的我说："妈妈这么狠心地揍你，你一定感到疼痛和难过吧？"

童年的我：我感到很疼，也很伤心，妈妈不仅狠狠地打我，还不让我吃饭。

成年的我：妈妈为什么这么狠心，又是打你又不让你吃饭？

童年的我：我身体不好，容易生病，有几次差点死去。妈妈打我不让我吃饭是要我注意保护自己，不要把命都丢了。

成年的我：那你的生命是脆弱的吗？

童年的我：应该是吧？

成年的我：其实不是这样的。你只是比别人早产两周而已。你说的几场差点死去的情形，结果都是有惊无险，你并没有死去。这说明什么呢？这说明你命大，说明你的生命并不是脆弱的。你说是吗？

童年的我：嗯，你说得有道理。可是妈妈为什么那么生气呢？

成年的我：妈妈生气不是因为你身体脆弱，生命有危险；而是因为妈妈觉得你身体脆弱，需要为你多操心，她有些担心过度了。

童年的我：有道理。其实村口那个池塘水并不深，很多像我这么大的孩子都在里面洗澡，也没有见淹死过人，妈妈怕水淹死我的确有些过。

成年的我：你能明白这些很好。接着说……

童年的我：我明白了，我的生命是强壮的，不是脆弱的；妈妈的担心过度了，可能是她的性格使然。

成年的我：你现在应该怎么办呢？

童年的我：尽管我的生命是强壮的，还是不要惹妈妈生气，让她担心。

成年的我：你这么想就对了。我也该走了，拜拜！

童年的我把成年的我送出房间，看见成年的我飘向空中，消失得无影无踪。

7.2.6 隐喻技术

隐喻是比喻的一种。从心理学意义上看，比喻是"看起来像"的意思，它往往指在某个侧面或者某种意义上讲的。例如，"叶子像亭亭舞女的裙"，这里表达的叶子的外形看起来像裙子。隐喻关注的方面则更为深刻一些，表达了本体对于喻体的认同。比如，"母亲是荷叶，我是红莲。"在这个隐喻中，用荷叶和红莲的关系来表达我与母亲的关系和情感，把母亲看作荷叶，把自己看作红莲，把自己对母亲的关系认同为红莲和荷叶的关系。

在心理咨询中，隐喻的重要作用在于重组求助者的成长经验。在求助者的成长经验中，有一些负面或消极的事件或经验，它们使得求助者形成了负性核心信念。如果我们能够提出一个隐喻形象，这个形象看起来是负面的但本质是正面的，这样的隐喻形象既能整合求助者的负面经验，也能树立正性核心信念，增强求助者改变的信心。

比如，灰姑娘的隐喻。当我们把某个女孩隐喻为灰姑娘时，我们就是把她在成长经历中的默默无闻和遭受的不幸都整合到灰姑娘这个隐喻中了。一旦求助者认同自己就是灰姑娘，她就能发现自己是善良的、勤勉的，但同时会有神仙教母来帮助自己，也会有白马王子的出现，自己未来的生活也会变得更加美好。其他如《阿甘正传》中的阿甘，《龟兔赛跑》中的乌龟，等等，很多寓言故事、文学作品的人物形象都可以用来做隐喻。

一位求助者是初中生，咨询师通过对她的经历的了解，发现《龟兔赛跑》故事中的兔子这个形象特别适合她。咨询师就让她讲"龟兔赛跑"这个故事，然后询问龟和兔谁的能力强，谁取得了胜利，如果再来一次比赛，并且兔子汲取教训的话，谁会取得胜利，为什么，等等。接着，咨询师启发她："你有没有发现你特别像故事中的兔子，能力特别强，但成绩却很糟糕，原因是别人努力的时候，你没有把时间精力放在学习上。"咨询师停顿了一下，然后接着说："我觉得你其实就是那只打盹儿的兔子。"把她隐喻为打盹儿的兔子，她深以为然，也接受了"我就是那只打盹儿的兔子"的隐喻。

为什么"我是那只打盹儿的兔子"这个隐喻符合她呢？求助者小学时成绩特别好，经常受到老师的夸奖，上初一的时候成绩也很不错。她的成绩在初二时发生了转折；初二时，家长疏于辅导，求助者也没有养成独立学习的习惯，作业经常完不成，很自然地，考试成绩也就渐渐下滑了，她的负性核心信念"我是无能的"被激活了。求助者原来表现好而现在表现不好，这与龟兔赛跑过程中的兔子的表现相同。这个隐喻最重要的一点是"打盹儿的兔子"暗含求助者是有能力的，这种隐喻就对抗了她原来的核心信念，也起到了纠正核心信念的作用。

当我们把她隐喻为"打盹儿的兔子"也说明如果她不自暴自弃而是奋起直追的话，她是可以改变目前的局面的，这样的隐喻也能增强求助者改变的信心。

7.2.7 给始作俑者写信

写作可以是一种表达自己的观点、态度，抒发情感的方式，有人还发明了以写作为主要形式的心理咨询方法。尽管认知行为疗法主要是以口头语言交流为主的治疗方法，我们也可以应用写作来帮助求助者，给始作俑者写信就是用写作来疗愈求助者的具体方法。

给始作俑者写信可以用在不同时期。在咨询前期，咨询师让求助者给始作俑者写信[①]的目的是让求助者可以宣泄对于重要他人（始作俑者）的愤怒，为自己辩驳，否定对自己的指责。这个时候，写信既纾解了求助者压抑的对重要他人的负面情绪，也在驳斥的过程中巩固了自己的正性信念。

无能的爸爸：

你总认为自己都是对的，实际上经常信口开河，错误百出；你总是纠正我的错误，在你的眼里，我做的事情都是错的。我做的任何事情都没有得到你的认可，你对我的成绩和表现良好视而不见。你经常拿别人家的孩子说事，别人家的孩子有那么好，自家的孩子那么差。贬低自己的孩子是一位好父亲应该干的事情吗？！

你经常在我面前吹嘘自己当年读书如何如何，多么伟大！你把儿子培养成这个样子，难道不是你的无能吗？你既辅导不好孩子学习，也没有搞好父子关系，你就是一位失败的父亲、无能的父亲，一个外强中干的父亲。在我眼里，你除了有一个父亲的称号，其余的什么都不是！

我没有你认为的那么差，我其实是好的！班上老师都喜欢我，同学也喜欢我，我的作业经常得到表扬，期中、期末成绩也常常排在年级前 5 名。我有你说得那么不堪吗？我是最棒的！我才不要被你的身份吓倒，乖乖地接受你对我的评价。

我要大声地告诉你：你是无能的父亲，我不会接受一个无能的人对我的评价，我很棒，我是一个被大家喜欢的人！

你真诚的儿子：鼎鼎

2021 年 11 月 15 日

---

① 罗伯特·莱希.认知治疗技术从业者指南[M].张黎黎，等译.北京：中国轻工业出版社，2005：249-251.

在咨询后期，作为心理咨询结束的仪式，求助者给始作俑者写信，讲述自己是如何受到父母的不当教育方式的影响的，这样的影响让自己形成了负性核心信念，负性信念给自己的生活带来了什么样的影响；通过心理咨询，自己认识到这些，也愿意原谅父母的过失，自己将要抛弃这些消极的东西，要开始自己新的人生。

　　这个时期写信的内容与前期有所不同，一是情绪方面，前期写信主要是抒发求助者对于重要他人的不满或愤怒，后期写信的侧重点是宽恕，一方面表达重要他人对自己的伤害，另一方面也能认识到他们对于自己的呵护；二是前期写信的认知内容是反驳重要他人的否定或负面评价，后期写信时求助者已经建立了新的核心信念，不需要反驳重要他人了，只需说明自己的核心信念和未来规划即可。

［1］大卫·韦斯特布鲁克 等.认知行为疗法：技术与应用 [M].方双虎，等译.北京：中国人民大学出版社，2014.

［2］戴维·伯恩斯.新情绪疗法 [M].李亚萍，译.北京：科学技术文献出版社，2014.

［3］戴维·伯恩斯.新情绪疗法Ⅱ [M].李亚萍，译.北京：科学技术文献出版社，2017.

［4］德宝法师.观呼吸：平静的第一堂课 [M].赖隆彦，译.海口：海南出版社，2009.

［5］郭召良.认知行为疗法入门 [M].北京：人民邮电出版社，2020.

［6］郭召良.认知行为疗法进阶 [M].北京：人民邮电出版社，2020.

［7］郭召良.认知行为疗法咨询方案：10 大心理障碍 [M].北京：人民邮电出版社，2021.

［8］郭召良.认知行为疗法咨询方案：7 大心理问题 [M].北京：人民邮电出版社，2021.

［9］杰弗里·杨 等.图式治疗：实践指南 [M].崔丽霞，等译.北京：世界图书出版公司，2010.

［10］乔·卡巴金.正念：此刻是一枝花 [M].王俊兰，译.北京：机械工业出版社，2015.

［11］迈克尔·科萨 等.战胜强迫症：治疗师指南 / 自助手册 [M].孙宏伟，译.北京：中国人民大学出版社，2010.

［12］迈克尔·斯宾格勒 等.当代行为疗法（第五版）[M].胡彦玮，译.上海：上海社会科学院出版社，2017.

［13］阿尔伯特·艾利斯 等.理情行为治疗 [M].刘小箐，译.成都：四川

大学出版社，2012.

[14] 斯蒂芬·霍夫曼. 认知行为治疗：心理健康问题的应对之道 [M]. 王觅，等译. 北京：电子工业出版社，2014.

[15] 张亚林. 行为疗法 [M]. 贵阳：贵州教育出版社，1999.

[16] 大卫·巴洛 等. 情绪障碍跨诊断治疗的统一方案：自助手册 [M]. 武春艳，译. 北京：中国轻工业出版社，2013.

[17] 杰西·怀特 等. 学习认知行为治疗图解指南 [M]. 武春燕，等译. 北京：人民卫生出版社，2010.

[18] 约翰·赫什菲尔德 等. 强迫症的正念治疗手册 [M]. 聂晶，译. 北京：中国轻工业出版社，2015.

[19] 朱迪斯·贝克. 认知行为疗法：基础与应用（第二版）[M]. 张怡，等译. 北京：中国轻工业出版社，2013.

[20] 朱迪斯·贝克. 认知行为疗法：进阶与挑战 [M]. 陶璇，等译. 北京：中国轻工业出版社，2014.

[21] 马修·麦克凯 等. 辩证行为疗法：掌握正念、改善人际效能、调节情绪和承受痛苦的技巧 [M]. 王鹏飞，等译. 重庆：重庆大学出版社，2009.

[22] 罗伯特·莱希. 认知治疗技术从业者指南 [M]. 张黎黎，等译. 北京：中国轻工业出版社，2005.

[23] 雷蒙愿·米尔腾伯格. 行为矫正：原理和方法：第 5 版 [M]. 石林，等译. 北京：中国轻工业出版社，2018.

[24] 沙玛什·阿里迪纳. 正念冥想：遇见更好的自己 [M]. 赵经纬，等译. 北京：人民邮电出版社，2014：78-79.